男科疾病

针灸治疗撷萃

袁少英 编著

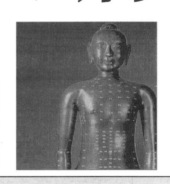

人民卫生出版社

图书在版编目(CIP)数据

男科疾病针灸治疗撷萃/袁少英编著.—北京:人民
卫生出版社,2017

ISBN 978-7-117-24088-8

Ⅰ.①男… Ⅱ.①袁… Ⅲ.①男性生殖器疾病-针灸
疗法 Ⅳ.①R246.9

中国版本图书馆 CIP 数据核字(2017)第 027434 号

人卫智网	www.ipmph.com	医学教育、学术、考试、健康, 购书智慧智能综合服务平台
人卫官网	www.pmph.com	人卫官方资讯发布平台

男科疾病针灸治疗撷萃

编　　著:袁少英

出版发行:人民卫生出版社 (中继线 010-59780011)

地　　址:北京市朝阳区潘家园南里 19 号

邮　　编:100021

E - mail:pmph @ pmph.com

购书热线:010-59787592　010-59787584　010-65264830

印　　刷:三河市博文印刷有限公司

经　　销:新华书店

开　　本:710×1000　1/16　印张:13

字　　数:240 千字

版　　次:2017 年 4 月第 1 版　2024 年 2 月第 1 版第 4 次印刷

标准书号:ISBN 978-7-117-24088-8/R · 24089

定　　价:38.00 元

戚 序

    中医男科是祖国医学的重要组成部分,运用针灸疗法治疗男科疾病,历代医家不断丰富其内容,积累了不少经验,为保障男性健康、防治男科疾病做出了巨大贡献。商周时代《山海经·中山经》《山海经·西山经》就对"种子""绝育"有一定认识。春秋时代的《五十二病方》,就已经有对男科疾病诊断与治疗的描述,所列治疗癃闭的药物,如石韦、葵种还一直沿用至今。奠定中医学基础的《黄帝内经》一书中就已经有不少男子生理与病理的论述。针灸是该书的主要内容,对经络、腧穴、刺灸、治疗养生均有详细的论述,其经络学说奠定了男科疾病针灸临床的理论基础。此外,《针灸甲乙经》《针灸资生经》《针灸摘英集》也记载了多种男科疾病。

    本人作为中国中医男科学会创始人之一,近三十年来,不断努力,辛勤耕耘。男科学者茁壮成长,中医药大学毕业的中医男科硕士、博士研究生,甚至博士后不断涌现,成为中医男科事业的新生力量。广东省中医院珠海医院袁少英医师于 1989 年跟随本人学习男科以来,至今已取得了较大成就,但仍兢兢业业,勤求古训,求知若渴,全面掌握传统中医男科学,对于现代男科学也有较深的造诣,更加突出的是较全面掌握与运用针灸治疗男科疾病,并善于把三者有机结合起来,疗效斐然,在中医男科独树一帜,其带领的男科团队主攻精索静脉曲张不育症,运用中药、针挑疗法、传统手法针刺、西药、直至显微技术精索静脉结扎术,为患者提供了系列而全面的治疗手段。

    欣闻袁少英主任医师在繁忙的工作研究之余总结了自己 30 年的临床经验,撰写了《男科疾病针灸治疗撷萃》一书,求序于余。笔者拜读初稿,袁君将古代针灸学家诊治的男科经验进行了梳理,并把自己 30 多年针灸治疗男科疾病的经验毫无保留地贡献出来,对中医男科的学术发展颇有裨益。笔者作为现代最早参与中医男科临床与研究者之一,责无旁贷,率撰如上,是以为序。

中华中医药学会男科分会名誉主任委员
上海中医药大学附属岳阳中西医结合医院主任医师
戚广崇
2016 年于上海

符　序

　　针灸学是世界上最具特色的传统医学,历史悠久,有着深厚的历史文化传承、理论支撑和丰富的临床实践,为中国人民以至世界人民的健康事业做出了伟大的贡献。

　　创立中医学理论体系的《黄帝内经》论述中医病症很多,对经络、腧穴、刺灸、治疗均有详细的论述,其经络学说奠定了男科疾病针灸临床的理论基础。历代针灸专著如《针灸甲乙经》《针灸资生经》《针灸摘英集》《针灸大成》《针灸聚英》《金针梅花诗钞》等记载了十多种男科疾病的病因病机和针灸方法,现代针灸学名家司徒铃、靳瑞、张家维、程莘农、裘沛然等对男科疾病也留下了丰富的治疗经验,为男科病患者带来极大的福音,但由于现在中医院分科越来越细,针灸科医生接触男科疾病较少,许多理论与经验得不到传承与发挥。

　　袁少英主任医师是我大学同学,20 世纪 80 年代共同在广州中医学院求学期间,袁主任求知欲强,有幸跟随针灸大家司徒玲、靳瑞、张家维及其他针灸名家刻苦学习,打下坚实的中医针灸学基础,博采众长,吸取了众多名家治疗男科疾病的经验,努力挖掘前人的经验,全面掌握与运用针灸治疗男科疾病的技法。袁主任担任广东省针灸学会生殖泌尿专业委员会主任委员,在泌尿男科推广针灸等传统疗法,搭建起针灸科与生殖泌尿等相关专科的桥梁。

　　在繁忙工作中,袁主任总结了自己近 30 年的临床经验,写成了《男科疾病针灸治疗发挥》一书,融汇古今,聚集精华,把古代针灸技术与现代中医男科结合,丰富了针灸学的内容,具有较高的学术性与实用性,尤其是在辨治释义中,重点而详细地阐述了选用穴位的所属经络、穴性、功效、配伍原则与技巧,弥足珍贵,是其他针灸专著所欠缺的。相信该书出版将对广大医务工作者尤其是针灸科与男科医生极有裨益,故欣然作序。

中国针灸学会常务理事

广东省针灸学会会长

符文彬

2016 年于成都

·✦ 前 言 ✦·

中医男科学是运用中医药理论来认识和研究男性泌尿、生殖系统的解剖、生理、病因、病机、诊断治疗规律、预防、护理及养生保健规律的一门中医临床学科,近 30 年来,其研究的重点疾病如男性不育症、男性性功能障碍、生殖系统感染与炎症疾病、性传播疾病与男性生殖健康相关疾病都有重大的进展。但是,由于中医男科学作为一门完全独立的学科出现是近 30 余年的事,很多男科疾病的发病机制尚未完全被认识,治疗手段比较单一,其防治的系统化、规范化有待加强。因此,在临床实践中,有些男科疾病被医师或患者所忽视,疗效也不尽如人意,甚至有时面对男科疾病无从下手,男科疾病的误诊误治也屡见不鲜。

历史上中医男科学一直没有形成较为完善的理论体系,但中国的男科学临床历史悠久、源远流长,中医学的文献蕴藏了大量男科疾病诊疗方面的内容,应用于男科疾病的中药方剂一直沿用至今而历验不衰,运用针灸疗法治疗男科疾病,也具有悠长的历史。从奠定了男科疾病针灸临床理论基础的《黄帝内经》开始,历代针灸专著如《针灸甲乙经》《针灸资生经》《针经摘英集》《针灸大全》《针灸大成》《针灸问对》《针灸聚英》等详尽记述多种男科疾病的病因病机和针灸方法,现代针灸学名家司徒玲、靳瑞、程莘农、裘沛然等所编著的著作及针灸临床实践也有不少内容涉及男科疾病,疗效斐然。但由于现在中医院分科越来越细,疗效确切的针灸等传统疗法在高歌猛进的专科西化中日渐式微,针灸科医生很少能接触男科疾病,男科医生也因学科设置的原因基本不能接触到针灸疗法。因而传承针灸精华,发挥针灸特色,在男科推广针灸等传统疗法,为针灸科与生殖泌尿等相关专科架起桥梁,进一步提高男科的临床疗效,将有助于现代中医男科学的发展。

为此,笔者总结了自己 30 年男科临床实践经验,结合对历代中医、针灸与男科学医籍精读之心得,撰写了这本《男科疾病针灸治疗撷萃》。全书分为总论、各论和附录三部分。总论部分包括中医男科学的概述、男科疾病的常见症状、诊断与辨证、体格检查与辅助检查、临床特点、诊断的流程与临床思维方法、常用的针灸与物理治疗方法及操作规范。各论为临床篇,主要包括常见男科疾病的概述、病因病机、治疗、临证指要与医经撷萃等。其中治疗部分分为首选针灸疗法、其他针灸疗法、外治与物理疗法、中药经验用药、西医常用疗法等。首选针灸疗法详细介绍辨证取穴与操作、辨治释义。辨治释义为针灸处方所取穴位的穴性和配伍解。西医常用疗法为男科疾病疗效明确或必须结合使用的西医治疗方法。临证指要为笔者诊疗本病的决策与心得体会。附录为笔者经验方、部分经方与主要参考书目。笔者自始至终本着简而明、精而专的原则，力求把对男科疾病行之有效的针灸疗法全面介绍，冀以对男科临床、教学及科研人员有所裨益，为更多男科疾病患者带来福音。

本书在撰写的几年中，得到了中华中医药学会男科分会名誉主任委员戚广崇老师、广东省中医院副院长陈志强老师、广州中医药大学第一附属医院名老中医崔学教老师、广东省针灸学会会长符文彬教授的鼓励与指导，在此表示衷心的感谢！同时感谢为本书的文字处理做出巨大辛劳的郑进福医生、何超拔医生及广东省中医院珠海医院男科全体同仁！

由于水平有限，临床工作繁重，书中谬误、不足之处恳请同道不吝赐教、批评指正，以使本书日臻完善，为男性健康、家庭和谐及男科事业做出更大贡献。

袁少英

2015 年 9 月于珠海

目 录

第一篇 总 论

第二篇 各 论

第一篇　总　　论

第一章　中医男科学概述

　　中医男科学是运用中医药理论来认识和研究男性泌尿、生殖系统的解剖、生理、病因、病机、诊断治疗规律、预防、护理及养生保健规律的一门中医临床学科，是一门基础和临床相结合、多学科、多领域相互渗透、相互交叉的学科，它的研究对象是男性，研究重点是男性生殖泌尿系统疾病、男性性功能障碍、男性不育症、性传播疾病、男性更年期及与男性生殖健康相关的疾病。中医男科学虽是一门独立的中医临床学科，但源于中医学理论，并与内、外、妇、儿等临床学科以及社会学、心理学等学科密切联系，因而研究中医男科学不仅要掌握本学科的专门知识和操作技能，同时还要掌握与运用其他中医学科以及西医男性学的有关理论知识和技术。

　　历史上中医男科学一直没有形成较为完善的理论体系，作为一门完全独立的学科出现是近30余年的事，但中国的男科学临床历史悠久，源远流长，内容丰富，中医学的文献蕴藏了大量男科治疗的理论与治法。据现存文献资料，商周时代《山海经·中山经》《山海经·西山经》就对"种子""绝育"有一定认识。我国目前发现最早的医学文献，春秋时代的《五十二病方》，就已经有对男科疾病诊断与治疗的描述，所列治疗癃闭的药物，如石韦、葵种还一直沿用至今。随着战国时期《黄帝内经》的问世，提出了以"肾"为主轴的男科理论，为中医男科的发展奠定了坚实的理论基础，此后历代的医学著作如《伤寒杂病论》有关劳复、失精、阴阳易等均对男科疾病做了精湛的论述，真武汤、肾气丸等历经千年仍在使用，《褚氏遗书》中列有"求嗣"门，出现类似优生、节欲、晚婚、节育等的论述，《诸病源候论》全书涉及生殖泌尿系统疾病达200候，唐代《千金要方》《千金翼方》也提出了优生理论，《太平惠民和剂局方》《丹溪心法》《济阳纲目》《医家金鉴》《外科全生集》等都对男科种子、遗精、赤白浊、淋、阳痿、阳强不倒、疝气、偏坠、肾子痛等疾病的病因病机、治法方药有详尽的记载，其中八正散、五淋散、龙胆泻肝丸、地黄丸、肾气丸、龟龄集、大补阴丸、左归丸、右归丸、左归饮、右归饮、金锁固精丸、三才封髓丹、萆薢分清丸等名方更是现代男科临床必用的基础方剂,《霉疮秘录》是我国第一部论述梅毒的专著,清代《傅青主男科》更是我国以"男科"命名的第一部著作,对男科疾病的诊断和治疗具有重要的参考价值。

运用针灸疗法治疗男科疾病,具有悠长的历史。创立中医学理论体系、为中医学的发展奠定基础的《黄帝内经》论述中医病证很多,但应用药物者寥寥无几,针灸是其主要内容,对经络、腧穴、刺灸法、治疗及养生均有详细的论述,其经络学说奠定了男科疾病针灸临床的理论基础。晋代皇甫谧《针灸甲乙经》,详尽记述㿗疝、茎中痛、窍中热、阴痿、卒阴跳、阴上入腹中(阴缩)、阴下纵、阴挺长(阴器弛纵)、两丸骞痛、阴暴痛、阴暴痒等的针灸疗法。宋代王执中《针灸资生经》记载了肾虚、阴痿缩、阴挺出、阴茎疼、阴汗、阴肿阴疮、淋癃、小便难、梦遗、失精、白浊、小便不禁、遗尿的针灸治疗方法。元代杜思敬著《针经摘英集》记载了转脬小便不通、肾虚腰痛、膀胱、肾余疝气、男子卒疝等疾病的针灸取穴与针法。杨继洲集明代以前针灸学术精华之《针灸大成·卷之八》记载了疝瘕、卒疝、偏坠、阴疝、阴肾偏大、阴肿、阴茎痛、阴汗、转胞不溺、遗精白浊、梦遗、失精、淋癃、小便赤如血、遗溺、阴痿、丸骞、阴挺出,在小儿门中记载了卒疝、肾胀偏坠,在《针灸大成·卷之九》记载了淋闭的针灸治疗取穴方法。明代高武纂集的《针灸聚英》记载了阴寒、囊入腹中、小水不禁、梦遗、淋闭等疾病的病因病机和针灸方法,其中卷之四收录的各类针灸歌赋中,包含了多种男科疾病的针灸取穴。清代周树东《金针梅花诗钞》列举十四经要穴,并详述了其取穴方法与功效主治,涉及尿失禁、阳痿、遗尿、小便癃、阴挺、遗精、淋癃、阴结缩、丸骞、失精、癃闭、早泄、胯痛、不育、肾败、下元亏等男科疾病。现代针灸学名家司徒玲、靳瑞、程莘农、裘沛然等所编著的著作也有不少涉及男科疾病的内容。但是,男科疾病的针灸学专著极少,源于针灸科医生很少能接触男科疾病,男科医生也因学科设置的原因基本不能全面掌握针灸疗法,导致许多疗效确切的治疗男科疾病的针灸疗法不能传承下来,因此,挖掘古代医家治疗男科疾病的经验并进一步推广,对现代中医男科学的发展将有所裨益。

第二章　男科疾病的常见症状

一、排尿异常

1. 尿频　指排尿次数较正常增多。一般来说，白天成人 4～5 次，夜间 0～1 次，每次尿量约 300ml。若成人超过以上次数，皆可称为尿频。尿频可由于总尿量增多（每次尿量不减少）或膀胱容量减少（每次尿量亦减少）所引起，前者常见于糖尿病、尿崩症、急性肾衰竭的多尿期等。尿频仅见于夜间者为夜尿症，仅见于白昼，或夜间入睡前者多属精神因素。若 24 小时均见尿频，多见于前列腺增生症、膀胱过度活动综合征（OAB）等。尿频而尿量减少者，多见于热淋，如急性膀胱炎、尿道炎（包括淋病、非淋病性尿道炎等）、小儿龟头包皮炎等。男性年逾 50 岁而夜尿增多者，多见于前列腺增生症，中医属于精癃病。

2. 尿急　指病人突然尿意强烈不能控制、等待而需立即排尿。尿急伴有尿频，常见于前列腺炎，若伴有尿痛者多见于尿路感染、急性前列腺炎、尿道结石等，亦可与精神因素有关。如仅有尿急而无尿痛者，多属精神因素，每因迫不及待而出现尿失禁，往往伴有尿频，分散注意力后或入睡则不出现。

3. 尿痛　指病人排尿时膀胱区及尿道疼痛，或可放射至大腿内侧或腰部，尿痛多属实证，由火热或湿热之邪流注精室下窍或砂石阻塞尿道所致。火热重则灼痛，常见于尿道炎、膀胱炎、淋病、非淋菌性尿道炎等，如热淋，伴血尿如血淋；气滞湿重则胀痛，如气淋；伴有尿道掣痛、腰部疼痛甚至痛引腹部及会阴部者往往由于尿路沙石所致，如石淋。尿痛也见于虚证，如膏淋、劳淋等，往往由劳倦过度所致，尿后空痛，其痛隐隐。

4. 排尿困难、尿潴留　前者指排尿不畅，轻者尿前等待、排尿无力、射程短；重者尿线变细或淋沥不尽，努挣而出，为"癃"；膀胱胀满而尿点滴全无为"闭"，常合称"癃闭"。多见于前列腺增生症，也可见于尿道损伤和狭窄、后尿道瓣膜、急性前列腺炎、膀胱或前列腺肿瘤等。本证往往虚实夹杂，虚证可见于肾阳虚衰、肾阴亏损、中气不足，实证有湿热蕴结、肺热气壅、肝郁气滞、尿路瘀阻等。

5. 余沥不尽　指尿后点滴不尽，淋漓不绝，如精癃病、精浊病、OAB 等，多见于肾虚不固。

6. 尿失禁　如精癃病之急迫性尿失禁、充盈性尿失禁,指不能随意控制而自遗,多因肾气不足,下元不固,阳虚火衰,膀胱虚寒所致。

二、尿液的异常

1. 血尿　指尿中带血,出血量多时肉眼可见,称为肉眼血尿;出血量少时,肉眼看不出血色,仅在显微镜下检查时发现红细胞超出正常范围,称为镜下血尿。实证多见于下焦热盛、跌扑损伤、砂石瘀阻,虚证可见于阴虚火炽、脾虚不摄、肾虚不固等。

2. 脓尿　指尿中带有脓细胞。如非特异性感染包括膀胱炎、尿道炎、肾盂肾炎;特异性感染如结核病、淋病等,在男科常见于淋病。多为湿热下注、火热下炽膀胱精室所致。

3. 菌尿　尿中存在细菌,但需鉴别尿中细菌是感染还是污染,应做尿细菌定量培养。对于前列腺炎,四杯法或二杯法可应用于鉴别是否细菌性前列腺炎,或可找到淋菌,或真菌、或滴虫等特异性感染。

三、尿道分泌物

1. 脓性分泌物　一般见于尿路感染、淋病性尿道炎及急性前列腺炎,镜检可见大量白细胞及脓细胞,多见于湿热下注或火热炽盛证。

2. 血性分泌物　血性分泌物为尿道出血或血精。多见于尿道损伤、尿路结石感染等,多为湿热瘀阻证。

3. 黏液性分泌物　量少混浊,多见于非淋菌性尿道炎、慢性尿路感染,常见于下焦湿热等;乳白而黏稠,常于大便时从尿道溢出或随尿而出,多见于前列腺炎,属于精室湿热或肝肾阴虚或湿浊下注;性兴奋时尿道有分泌液溢出,为尿道球腺液,属正常生理现象。

四、精液异常

1. 无精子症　性交后能射精,精液检查找不到精子。有两类原因,一类为睾丸有正常生精功能,由于输精管道梗阻所致,称为梗阻性无精子症,另一类为睾丸生精功能衰竭所致。性交时有射精节律性收缩及快感,但无精液排出,多为逆行射精,往往是糖尿病的并发症。

2. 血精　正常的精液肉眼观察为乳白或灰白色,当精液可见血红色、咖啡色或混有血丝或显微镜检查时发现有红细胞称为血精,为精囊炎的特征之一,其他如前列腺结核、精囊结石、精囊囊肿、精囊肿瘤也可见血精。血色鲜红,伴有射精疼痛,多见于精室湿热或阴虚火旺证;精液粉红,多见于肾阴亏虚证;精色黯红或瘀黑,伴会阴疼痛,多见于瘀血阻滞证。血精症虽与机体一些重要器官并无直接关联,但它可能是某些严重疾病的信号。

3. 精液不液化　精液一般在排精后 5～30 分钟液化。若精液液化时间超过 1 小时,或黏稠度太高不能完全液化,称为精液不液化或者液化不全。常见于前列腺或精囊腺发生炎症时,出现于湿热瘀阻或阴虚证。

五、疼痛

主要为排尿痛和生殖器疼痛。尿痛常伴排尿异常,生殖器官疼痛多见于阴囊、阴茎、下腹部、会阴部、腹股沟及大腿内侧。疼痛可发生在病变的所在之处,也可以是放射性痛。疼痛的发生是由感受内、外邪气引起局部经络阻塞,气血凝滞所致。刺痛多属于瘀血证,胀痛多属气滞证,冷痛多属于寒凝或虚寒证,隐痛多属于正虚,重痛多属于湿重。一般可分为以下几种:

1. 感染性疼痛　如睾丸、附睾、精索、前列腺、精囊的感染等。阴囊红肿疼痛,伴发热,属附睾炎、睾丸炎或阴囊皮肤感染,多见肝经湿热证,若继发于痄腮后,多见于睾丸炎。前列腺炎疼痛常伴有尿频、尿急以及会阴、肛周、下腹部、耻骨部、腰骶疼痛等。为多种原因导致的气滞血瘀,脉络阻滞不通所致。

2. 外伤性疼痛　跌仆撞伤,或开放性损伤(刺伤、枪伤、裂伤、撕脱伤等)。多属于气滞血瘀证。

3. 肿瘤性疼痛　睾丸肿瘤发展至一定程度会出现刺痛。多属于瘀血内阻、邪实正虚所致。

4. 睾丸鞘膜积液　平素阴囊胀坠不适,严重的有时会伴疼痛。多属于阳虚水停证。

5. 精索静脉曲张　部分患者可有下坠、疼痛感。多属于瘀血证。

6. 腹股沟疝　可有坠胀感和胀痛,腹压加大时加重,嵌顿性疝可有剧痛。多属于气滞血瘀证。

7. 输精管结扎术后的阴囊疼痛　多因痛性结节或附睾瘀积所致,性交后可加重。多属于湿热蕴结、瘀血阻滞证。

8. 精囊炎　射精疼痛或伴血精。多属于阴虚火旺或相火炽盛证。

9. 泌尿系结石　多为突发性绞痛,发生在腰部或中下腹部,可放射到阴囊或大腿内侧。多属于气滞血瘀证。

六、瘙痒

瘙痒是发生在表皮的一种犹如虫虱游行的不适感觉。痒的发生与湿、风、热、血虚、虫有关。常见于阴囊湿疹、疥疮、阴虱病、滴虫病、生殖器过敏性疾病、念珠菌病等。

1. 虫淫作痒　奇痒尤甚、黄水淋漓,如虫蚀皮中,浸淫漫延,彻夜难眠,多发于生殖器,肛门周围或皮肤皱褶处,传染性强。如股癣、疥疮等。

2. 风胜作痒 常走窜四注,遍体作痒,痒无定处,抓破血溢,随破随收,皮损干性。如牛皮癣、瘾疹等。"风为百病之长",常夹热、夹湿、夹寒。夹热则疹色焮红,兼有灼热疼痛;夹湿则皮疹抓破,血与水相渗而溢;夹寒则疹色白或淡红,遇冷而发或加重。

3. 热胜作痒 皮肤隐疹,焮红灼热,痒痛相兼,得热尤甚,皮损或见化脓及脓性结痂。

4. 湿胜作痒 痒感较剧,浸淫四窜,易沿表皮蚀烂,黄水淋漓,水过糜烂,越腐越痒,病好发于下部,病程迁延反复。如阴囊湿疮等。

5. 血虚作痒 病症日久,瘙痒不甚,痹痒相兼,皮肤变厚、干燥脱屑,甚少糜烂脓水,如阴囊湿疹皮肤损害的后期。

七、肿块

肿块在男科疾病常见,多因炎症、肿瘤、结核、积液所引起。阴囊常见肿块为疝、鞘膜积液、附睾结节、精液囊肿、精索静脉曲张、睾丸肿瘤等;阴茎头部硬性肿块,甚或糜烂或呈菜花状,多为阴茎癌;阴茎体部硬性肿块多为阴茎海绵体硬结症;肛门指检时见前列腺常见的肿块有前列腺增生、前列腺结核、前列腺癌、前列腺结石;精囊硬性肿块多见于结核,软性肿块多见于囊肿;肿势高突、焮热、灼痛,遇冷则舒,多为火热证;肿块漫肿如棉,局部不红不热,常为痰湿证。由感染引起的肿块分为以下两种:

1. 急性感染 包块有明显压痛,皮肤有红肿热痛,并易化脓和全身寒战等。见于湿热下注、淫毒内传的阴囊感染、急性睾丸附睾炎、精索炎等。

2. 慢性感染 包块质地中等、轻度疼痛和压痛,无明显全身症状。见于血滞痰凝,如附睾头部结节,多为慢性附睾炎;或水湿停聚阴囊、而睾丸无疼痛,透光试验阳性者,多为鞘膜积液。

八、赘生物

男科疾病常见的赘生物包括尖锐湿疣和传染性软疣、扁平湿疣(二期梅毒疹)。性病疣的发生多因不洁性交,淫毒下传所致,秽浊缠绵。其特点为出现疣状赘生物,形态不甚规则,发病部位以肛门、生殖器部的皮肤、黏膜交界处为多。

1. 尖锐湿疣 皮损表面呈丘疹或乳头状、蕈状或菜花状、基底小、表面见刺状颗粒,少数呈乳头瘤样增殖形成巨大型尖锐湿疣,淡红色、灰白色或灰褐色,易出血。多发于生殖器、会阴或肛门周围,偶见口腔、乳房等处。

2. 扁平湿疣 皮损表现为扁平、片状隆起,常见于梅毒。

3. 传染性软疣　皮损表现为圆形丘疹,表面光滑,中央有脐窝,颜色似皮色,可挤出白色渣状物。好发于会阴部或颜面、躯干或四肢部。

九、性功能改变

性功能改变包括性欲、勃起、性交、射精、性高潮以及性的满足等环节的改变。具体表现为性欲减退或亢进、阳痿、早泄、遗精、不射精等。男子性功能由血管、神经、内分泌、生殖器官等系统参与,是一个复杂的反射过程。除器质性原因外,应特别注意精神因素的影响,如性欲亢进、性欲低下,性厌恶等。此外,不射精、逆行射精、异常勃起等也很常见。实证多见于湿热下注、肝气郁结、血瘀痰凝等证;虚证可见肾阳亏虚、脾肾亏虚、气血两虚、心胆气虚、肝肾阴虚等证。

第三章　男科疾病诊断与辨证

男性生理与女子不甚相同,反映在病因病机等方面有其特殊性,临证时应该从错综复杂的症状中探求病因、病位、病性,以明确诊断,同时需借助现代医学的诊断手段,以补中医之不足。

一、望诊

1. 望神　可了解患者机体精气的盛衰和病情的轻重,如精神充沛,目光明亮,神志清晰,反应敏锐,气色明润,活动自如,则正气未伤;若萎靡气弱,目光晦暗,神色灰蒙,反应迟滞,色泽枯槁,活动受限者,多属病重正气已伤。

2. 望色　颜色反映了血的盛衰和运行情况,色诊在临床中具有重要意义,红黄隐现,含蓄明润,为脏腑精气旺盛而外荣之象。色泽枯槁常为气血虚衰。黄色主脾虚与湿证,常见于脾虚之阳痿、不育。白色主虚证、寒证,常见于肾阳亏虚之不育、早泄、阳痿、阴缩。红色主热证,满脸通红为实热,见于急性前列腺炎、睾丸炎、附睾炎、性病急性期。两颧潮红为虚热,常见于久病体虚,虚火上炎之早泄、结核病、晚期前列腺癌或放疗、化疗后。青色主寒证、剧痛、血瘀证、气滞证,如睾丸扭转、肾绞痛、急性附睾炎痛甚时、疝气嵌顿等。黑色主寒证、痛证及血瘀证、肾虚证。如久病阳痿,前列腺增生后期伴肾功能损害、肾积水等正虚邪实证候。

3. 望容貌、形态　要注意患者的体型、毛发分布与疏密程度、皮肤、骨骼肌肉发育、肥胖程度及异常的脂肪分布,以及喉结、男性乳房发育等第二性征发育情况。正常成年男性肌肉结实,皮肤较粗,肩宽胸平,臀部较窄,口周、颏下有胡须,颌下颈前有喉结。在 10 岁前出现第二性征及阴茎等发育,则可能为性早熟。若超过 18 岁仍未见上述特征,则可能为性成熟延迟或性腺发育不全,男性阴毛分布呈菱形,若男性女性化阴毛呈三角形,提示可能有内分泌异常。若超过 18 岁无男子第二性征外现,伴声音尖细、乳房发育、皮肤细腻、皮下脂肪丰满及胡须、腋毛、阴毛稀疏,臀部肥大,常见于内分泌异常。甚或手距大于身高,下半身比上半身长等体征者可能为染色体异常,属先天不足、肾精亏虚证。形瘦颧红,皮肤干燥伴遗精频繁者,多属于阴虚火旺证。体胖食少,伴有阳痿者,多属痰浊内阻证。面色黧黑、肌肤甲错多属瘀血内阻证。

4. 望目　五脏六腑之精气皆上注于目,精气旺盛则双目炯炯有神。若精气内夺则目陷无光,艾滋病及梅毒晚期可见之。目眦淡白,属气血不足。目周边晦暗无光,属肾阳虚弱,可见于房室过度、酒色之徒。目赤眦肿,为肝火上炎,若目赤,伴有口疮,及生殖器溃疡,要考虑白塞氏病;若见目赤充血,并见大量的脓性分泌物,常为淋球菌性结膜炎,多为不洁性交、淫毒内传,或误受污染所致,除了淋球菌性结膜炎外。其他的性病病原体也可见眼部异常,如支原体、衣原体、梅毒螺旋体感染等。

5. 望舌　在男科疾病的诊断及治疗上有重要的意义,包括望舌体和舌苔两部分。舌体包括舌的颜色、形质和动态,主要反映脏腑虚实,气血盛衰。望舌苔包括观察苔质和苔色,主要反映病位的深浅、病变的性质、邪正的消长。

(1)望舌色:正常舌色为淡红润泽,白中透红。舌质淡白为气血两虚、阳虚,多见于气血两虚型不育、阳痿、迟发型性腺功能减退症等。舌红多为血热或阴虚火旺,多见于急性前列腺炎、睾丸炎、附睾炎、早泄、附睾结核等。舌红绛,多为热盛之急性疾病。舌黯或有瘀斑、瘀点为气滞血瘀证,多见于精索静脉曲张、慢性附睾炎、前列腺炎、前列腺增生症等。舌青为寒凝血瘀重症。舌红少津为阴虚火旺,多见于阴虚型不育、早泄、遗精等。

(2)望舌苔:薄白苔多见于正常或病轻者。苔少或剥,甚或光剥无苔为阴虚火旺,如早泄、前列腺癌长期应用内分泌治疗者。苔白腻滞而滑者属痰浊凝结、寒湿内阻,常见如慢性附睾炎。苔黄腻为湿热,若伴质瘀斑,瘀点多为湿热瘀阻,最常见为前列腺炎、尿路感染等。黑苔滑润为肾虚有寒,见于前列腺增生晚期伴肾功能损害者、前列腺癌晚期等。

6. 望二阴

(1)望前阴:望男性前阴应注意观察阴毛的分布状况,阴茎、阴囊,有无畸形、阴茎的发育情况、阴囊是否肿大、一侧或两侧阴囊皮肤有无炎症改变。

1)望阴茎:有无尿道上、下裂;包皮是否过长,有无包茎或嵌顿;阴茎的发育是否与年龄相符;尿道口有否黏液或脓液、粘连、狭窄或囊肿;阴茎及周围有无溃疡及赘生物,并注意其颜色、形状,以便及时发现性传播疾病。溃疡焮红、肿大者属阳属实属热;色黯干塌者属阴属虚属寒;渗液浸淫,淋沥流注,为湿重;青紫肿痛或有色淡隆起为瘀血或痰凝。成年人或青春后期阴茎短小可为隐匿型阴茎、先天性发育不全、垂体功能减退、染色体病(如克氏征)。尿道口红肿伴大量黄色脓性分泌物,多为淋病;只见少量稀薄分泌物,多为非淋炎;阴囊阴茎拘急挛缩伴疼痛,称为"阴缩",多因外感寒邪,寒凝血滞,肝脉拘急收引所致。会阴部生疮,或有硬结破溃,皮腐肉烂,流脓出血者,称为"阴疮",多因湿热下注,阻滞经脉,或梅毒感染所致。阴茎见菜花状赘生物,多为尖锐湿疣。若阴茎菜花状物,伴溃烂脓血渗出,则多为阴茎癌症。若见丛集小水疱,晶莹剔透,多为生殖器疱疹。龟头红疹,伴见白色豆腐渣样物,多为真菌感染,常见包茎或包皮过长者。

2)望阴囊:观察阴囊皮肤有无红肿、增厚,阴囊有无畸形。会阴型尿道下裂可将阴囊纵行分开。丝虫病者可见阴囊象皮肿。阴囊上缩者属寒,松弛者为热。阴囊皮肤青筋暴露,甚或如蚯蚓结团,下坠疼痛者为筋瘤(精索静脉曲张),属瘀阻血脉证。阴囊肿大、状若水晶亮、透光试验阳性者多为水疝(鞘膜积液),属水湿内停。阴囊偏坠、肿物卧则入腹、立则入囊者为斜疝。阴囊瘙痒,黄水淋沥,浸淫溃烂,焮热疼痛者,称为"肾囊风"或称"绣球风",多由湿热蕴结而发,若日久阴囊皮肤粗糙变厚,则多为阴虚血燥之证。

(2)望后阴:主要望肛门及周围皮肤,应注意肛门及其周围是否有红肿、脓疱。见有丛集小水疱,多为生殖器疱疹。肛周或肛管内见有菜花状赘生物,常见于尖锐湿疣。肛周焮红奇痒,为湿疹。肛周局部红肿疼痛,状如桃李,甚则重坠刺痛,破溃流脓者,为肛痈,多因于外感邪毒或火热内生,常见湿热下注证、火毒热盛证。

7. 望排泄物

(1)望小便:小便清长属虚证寒证,短小赤涩为湿热证。尿中带血,多因湿热蕴结膀胱,热伤血络。尿有砂石,见于石淋,多因湿热内蕴,熬液成石所致。小便浑浊如米泔脂膏,见于尿浊、膏淋,多因脾肾两虚,或湿热下注,清浊不分,常见于慢性前列腺炎。小便困难,余沥不尽,伴有血尿,痛者要考虑泌尿系结石、感染。无痛者,要考虑前列腺增生症、前列腺或泌尿系其他部位肿瘤。

(2)望大便:大便溏泄,多属寒湿泄泻或脾虚有湿。若暴注下迫,呈黄褐水样,多属湿热泄泻。大便溏薄为虚为寒。大便干结为实热或阴虚。大便燥结,属肠道津亏。大便清稀,完谷不化,多属脾肾阳虚或食滞。大便先干后溏为肝郁犯脾。大便稀薄难禁,腹胀肛坠,属中气下陷。

8. 望精液

正常精液呈乳白或灰白色,可含有不液化胶冻状颗粒,禁欲时间较长者,可呈淡黄色,质均匀,室温下 5～30 分钟内液化,若超过 1 小时不液化或不完全液化,多源于慢性前列腺炎,可能导致生育问题。血精多考虑精囊炎,偶见于生殖道肿瘤或其他出血性疾病。当生殖系感染严重时可呈黄色脓性。无精症的精液往往清澈而量少。

二、闻诊

1. 听声音　声高气足,洪亮有力,动而多言为阳证、实证、热;声低气短,细弱无力,静而少言者为阴证、虚证、寒证;喜太息多为肝气郁结;气短息促,动则尤甚,为中气不足;男声以粗重为主,若超过 18 岁声音尖细,男子第二性征不明显,多为内分泌异常,甚为染色体疾病,少数属于发育迟缓。

2. 闻气味 口气臭秽为脾胃湿热证或胃火内炽证;口酸腐气重,常为宿食停滞证;小便臊臭多见膀胱湿热证;大便臭如败卵为食积证或下焦湿热上炽;龟头部有秽臭的分泌物,可见于真菌感染,伴有溃烂甚至见血性分泌物,甚见菜花状赘生物,多为阴茎癌;阴囊部臊臭者,见于阴囊湿疹、股癣,为湿热下注证;若阴囊溃破,为囊痈,为火毒内炽证,日久可致气血两虚证。

三、问诊

男科疾病的问诊很重要,因涉及生育、性生活及其他个人隐私,要创造一个能使患者心态平静、高度信任医者的就诊环境,根据病情需要尊重患者的隐私权,可单独与患者或其妻子或其家人一同交谈。询问病史应亲切和蔼、诚恳耐心,以获得患者的信任,巧妙引导,启发提问,既要注重局部症状,又要注重其与机体其他系统的关联性,既要注重患者个人情况,又要注重患者家庭、群体、甚至社会关系的状况,以获取对诊断有价值的资料,了解疾病的本质。

1. 一般情况 包括姓名、性别、年龄、职业、籍贯、现住址等。其中男科疾病与年龄关系密切,青春期肾气初盛,常见包茎、包皮过长、龟头包皮炎、遗精、青春期综合征及因过度手淫或对手淫的不正确认识引起的症状。青壮年期易出现精神性阳痿、早泄、不射精等性功能障碍症、不育症、前列腺炎、性传播疾病等。老年易发生前列腺增生、更年期综合征、阳痿、前列腺癌等症。

2. 主诉 男科病人就诊时往往述诉一大堆症状,零乱混杂不分主次;或者由于各种原因,绕了很大圈子,才把主诉说出来。因此问诊时注意抓准主诉,一般只有一个或两三个,并将主诉所述症状的部位、性质、程度、时间等查问清楚。

3. 现病史 现病史采集主要详细了解患者从起病到本次就诊时疾病的发生、发展和变化以及治疗的经过。应从发病情况、发病过程、治疗经过以及疗效等进行询问。发病情况包括发病时间的新久、可能的病因、初期的症状及其性质、部位,曾经的处理及治疗结果。对于久病患者,以往的诊疗情况对本次诊断与治疗具有重要参考价值。

4. 既往史 又称过去病史,是指除主诉所述疾病以外的患病或健康情况。过去的健康和患病情况,往往与现患疾病有一定的关联性,也是辨证分析时的重要依据。如不育症患者,应详细了解各种慢性感染、性活动、性心理及幼年时的疾病,因为精子的发生可受麻疹、肺炎、伤寒、结核、腮腺炎等疾病的影响,患病近期的高热、持续发热及使用的部分药物可能影响精子的发生与质量,不洁性行为可导致慢性感染影响精子的活动力及活动率。患有糖尿病、甲状腺疾病、高泌乳素血症与性功能密切相关。患病时的年龄也很重要,如睾丸萎缩者,可能由于腮腺炎并发睾丸炎所致,儿童期前发生的睾丸炎引起的睾丸损害,常为可逆性,青春期后发生的损害则往往导致永久性损害。此外,有无生殖器官的损伤史,是否做过隐睾下降术、精索静脉高位结扎术、疝修补术、鞘膜积液手术、输精管结扎术或可干扰射精的交感神经切除术、腹膜后淋巴清扫术、膀胱颈手术、前列腺手术等,都可能影响生育、性功能。性病患者现在是否痊愈,如生殖器疱疹也可能是痊愈多年后复发,若其传染给对方,可导致流产、胎儿畸形,梅毒传染可导致胎传梅毒等。

5. 个人生活史

(1)性生活及婚姻史:包括青春期发育、性欲、性交频率、勃起能力、射精时间以及是否能在阴道内射精。以往有否流产及生育,有否采用避孕措施及采用什么避孕方法,女方健康状况,是否做过有关不育的正确检查等。如紧张、恐惧、缺乏信心、过度兴奋及夫妇间关系不协调,均可引起性功能障碍。不育、前列腺炎等慢性病,由于病程长久治不愈,也会引起精神抑郁导致性功能障碍。

(2)个人生活史:有否抽烟酗酒嗜辣及肥甘厚味,是否经常穿紧身裤子及热水浴,有否食用过粗制棉籽油,有否接触放射线、化学品、颜料、油漆,或长期从事高温作业等这些因素,均可影响性功能与不育。

6. 药物史 有无引起男性病的各种药物的服药史,如雷公藤片、某些抗癌药及激素会引起不育等症,某些降压药、胃病药会引起性功能障碍,某些药物可导致龟头固定性药疹,前列腺增生症患者服用 a 受体兴奋剂药物可致急性尿潴留。糖尿病患者易得龟头包皮感染且较难控制,包皮环切术后伤口难以愈合及易并发感染。

7. 家族史 由于某些遗传性疾病,常与血缘关系密切。询问病人父母、兄弟姐妹、爱人、子女等的健康和患病情况尤为重要。

四、切诊

切诊包括脉诊与按诊两部分。

1. 脉诊 男科病门诊一般来说就诊的年轻人较多,较少涉及重大的脏腑疾病,因而疾病脉象种类相对于内科疾病来说较少,常见有以下数种。

(1)常脉:一息四至,脉象和缓有力、从容有节、不沉不浮,不大不小,不快不慢,并随生理活动和气候环境的不同而有相应的正常变化。许多男科疾病患者没有明显病态脉。

(2)实脉:三部脉举按皆来去俱盛有力,幅幅应指。正常人之实脉为实而和缓。病态实脉一般主实证,正邪相搏,脉道坚满,脉实而偏浮数为实热证,实而偏沉迟为寒实证。

（3）虚脉：三部脉举按皆无力，隐隐蠕动于指下，应指松软，是无力脉的总称。气不足以运其血，则脉来无力，血不足以养其气，则脉体空虚，此脉主气血两虚，或阴阳不足。迟而无力多阳虚，数而无力多阴虚，多见于虚证阳痿、不育、前列腺增生、迟发型性腺功能减退症等。阳不足以振其火，则脉沉下难现，阴不足以益其水，则脉行虚数。

（4）数脉：一息脉来五至以上。数而有力为实热证，如急性附睾睾丸炎、急性前列腺炎等发热尤明显；数而无力为虚热证或气血不足证，如早泄、遗精、迟发型性腺功能减退症、前列腺癌化疗后等。

（5）迟脉：脉来迟缓，一息不足四至。主寒证，迟而有力为实寒、冷积，迟而无力为阳虚。邪热结聚，经隧阻滞的里实证，也可以出现迟脉。运动员或体力活动为主之人，在静息状态下脉来迟而缓和。正常人入睡后，脉率亦可见迟，皆属生理性迟脉。虚空迟脉见于老年性阳痿、前列腺增生症、晚期前列腺癌等。

（6）滑脉：滑而和缓之脉为青壮年的常脉。指下往来流利，如盘走珠，应指圆滑，往来之间有一种回旋前进的感觉，主痰饮、食积、实热湿热等，常见前列腺炎、不育症之痰浊内阻等证。

（7）涩脉：形细而行迟，脉来艰涩不畅、应指如轻刀刮竹。主气滞血瘀，精伤、血少、痰食内停之证。为痰食胶固、血瘀郁阻、癥瘕阻隧所致，如精索静脉曲张、前列腺癌、前列腺增生症。涩而有力为实证；涩而无力为虚证。

（8）细脉：脉来如线，但应指明显、细直而软，按之不绝。主气血两虚、诸虚劳损、痛甚及湿邪为患。气血无力鼓动，血虚无以充盈，湿浊黏滞脉管所致，常见于各种虚证、湿证男科疾病。

（9）洪脉：夏令阳气亢盛，脉象稍现洪大，为夏令之平脉。脉体阔大、充实有力，来盛去衰，应指浮大而有力，滔滔满指，呈波涛汹涌之势。或主邪热亢盛、内热积盛，但男科疾病少见，可见于急性热性男科疾病。

（10）弦脉：弦而平缓，亦为常人之脉。端直以长，如按琴弦，切脉应指有挺直和劲急感。主痛证、痰饮等。如结石之绞痛期、睾丸扭转、急性附睾睾丸炎等男科疾病实证常见脉象。

（11）沉脉：轻取不应，重按始得。其脉搏显现的部位较深。主里证，有力为里实，无力为里虚。若脏腑虚弱，正气不足，阳虚气陷不能升举，则脉沉无力，男科久病虚证尤常见。

（12）濡脉：浮而细软，应指少力，如絮浮水，轻手即得，重按不显，又称软脉。主湿邪内困与各种虚证。多见于虚劳失精、精血亏损或湿困脾胃，阳气阻遏之症。

(13)紧脉:脉形紧急,如牵绳转索,或按之左右弹指。主寒证多见于实寒证、痛证等。如急性附睾睾丸炎痛甚、睾丸扭转、肾绞痛等。

(14)缓脉:一息四至(每分钟 60～70 次),来去怠缓,生理缓脉脉来和缓,见于正常人,是有胃气的一种表现。病理缓脉可见脉势纵缓,缓怠无力。多主脾虚,气血不足,或湿郁内困证等。

2. **按诊** 主要是外生殖器的检查。

(1)阴茎:触摸阴茎海绵体及尿道可发现有无硬结或压痛,质地较硬者常见阴茎硬结症,质地稍硬如软骨并发溃疡无痛者常为硬下疳。通过挤压特定部位可获取分泌物用于检查,如淋病、非淋炎等。

(2)睾丸、附睾和精索:睾丸的检查应测定其大小、质地,有无硬节、鞘膜积液及肿块。睾丸大小的测定有:①睾丸测量板,以此测量睾丸的容积;②用已知容积的睾丸模型与睾丸比较,以测知睾丸的大小。正常中国成年男性的睾丸容积平均约 18～20ml,如小于 12ml,常表示睾丸的功能受到损害,如睾丸小于 8ml,质地软,且无精子发现,预后不良。一侧或双侧睾丸增大,阴囊红肿热痛,常见于睾丸炎,多并发于腮腺炎之后。睾丸质地软者,大多为睾丸生精功能受损。睾丸质地硬者,多为瘀阻积滞,如睾丸炎、睾丸癌等。阴囊内睾丸缺如时,应仔细检查同侧腹股沟内外环处有无隐睾。附睾分头、体、尾 3 个部分,应分别检查,注意大小、质地、有无结节和压痛。急性炎症时肿大附睾压痛明显;慢性炎症时附睾增大轻微,压痛较轻;附睾囊肿时可触及边缘清楚之硬结;附睾结核时可触及串珠样结节,常可蔓延至输精管并与睾丸分界不清。输精管是否缺如或增粗,是否光滑、有无结节。精索静脉丛是否曲张,如见曲张应鉴别其重、中、轻程度。对一般不明显的精索静脉曲张,可采用 Valsalva 动作(站立控鼻屏气)能使曲张静脉更为明显。

(3)前列腺和精囊:①正常前列腺如栗子大小,检查时应注意其大小、质地、有无压痛及结节,中央沟是否存在。前列腺肿大根据其大小分为:Ⅰ级如鸡蛋大,Ⅱ级似鸭蛋大,Ⅲ级似鹅蛋大。急性前列腺炎时,前列腺肿大、压痛;脓肿发生时,可有波动感。慢性前列腺炎者体积可肿大或缩小,中央沟可变浅,若增大及质地软,常为湿热证;增大及质硬常为瘀血证,缩小而按之平坦常为阴虚证。前列腺增生者腺体增大,质地变硬,中央沟变浅或消失。若前列腺质地坚硬并触及不规则结节状,则应高度怀疑前列腺癌。②精囊一般不能触及。急性精囊炎者两侧精囊肿大、压痛,精囊结核时可触及结节。

(4)按乳房:触按乳房是否有肿块,如有则需检查肿块大小、位置、质地,是否活动,表面是否光滑,是否疼痛等,并可作相应的内分泌检查。克氏征患者往往可出现乳房肿大。

(5)按腹部:男科疾病按腹部主要是诊断膀胱、输尿管、前列腺的病症。如前列腺增生症发生急性尿潴留时,下腹部膨隆,耻骨上区触及充盈的膀胱。输尿管结石疼痛发作时可有输尿管移行区压痛,肾区叩击痛,肾积水严重时,可扣及肿大肾脏。

(6)按肌肤:皮肤糙燥多属津液不足或血虚风燥;肌肤干涩、甲错者多为瘀血内阻。触按疮疡局部的凉热、软硬,可判断证之阴阳寒热,一般来说,肿硬不热者,属寒证;肿处烫手而压痛者,属热证;患处坚硬多无脓;边硬顶软的已成脓。至于肌肉深部的脓肿,则以"应手"或"不应手"来决定有脓无脓,方法是两手分放在肿物的两侧,一手时轻时重地加以压力,一手静候深处有无波动感,若有波动感应手,即为有脓。

(7)按手足:主要为了探明寒热。一般手足俱冷的是阳虚阴盛,属寒;手足俱热的,多为阳盛或阴虚,属热;若内热炽盛,阳郁于里不能外达而见四肢厥冷,为里热实证。

第四章 男科疾病的常用辅助检查

一、实验室检查

1. 尿常规或细菌学检查　尿中存在细菌,应进一步鉴别尿中细菌是感染还是污染,在细菌性前列腺炎时,中段尿培养可发现致病菌。应做尿细菌定量培养。

2. 前列腺液常规及细菌学检查　①正常前列腺液一般呈淡乳白色,较稀薄,炎症时变黄或呈淡红色,混浊。②细胞:正常红、白细胞数一般不超过5/HP。若超过10/HP或有成堆的白细胞,有炎症的可能。红细胞常在精囊炎时出现,但因按摩过重也可人为引起。脱落细胞可用于诊断前列腺肿瘤。③卵磷脂小体:正常前列腺内卵磷脂小体几乎布满视野,圆球状,与脂滴相似,炎症时卵磷脂小体减少。④前列腺颗粒细胞:前列腺液中有许多大细胞,有的内含多量磷脂状颗粒,部分系吞噬细胞,炎症时或老年人较多。⑤寄生虫:患前列腺滴虫症时,可能找到滴虫。⑥细菌:感染时可发现葡萄球菌或大肠埃希菌等。前列腺、精囊结核时,在涂片中可能找到结核菌,必要时做细菌培养。

3. 精液检查　包括精液多参数分析、形态学、顶体酶及精浆生化检查。具体见表1。

表1　精液特性的参考值下限(第5百分位数,95%可信区间)根据《WHO人类精液及精子-宫颈黏液相互作用实验室检验手册》第5版

参数	参考值下限
精液量(ml)	1.5(1.4～1.7)
精子总数(10^6/一次射精)	39(33～46)
精子浓度(10^6/ml)	15(12～16)
总活力(PR+NP,%)	40(38～42)
前向运动(PR,%)	32(31～34)
存活率(活精子,%)	58(55～63)
精子形态学(正常形态,%)	4(3.0～4.0)

续表

参数	参考值下限
其他共识临界点	
pH 值	$\geqslant 7.2$
过氧化物酶阳性白细胞(10^6/ml)	<1.0
MAR 试验(与颗粒结合的活动精子,%)	<50
免疫珠试验(与免疫珠结合的活动精子,%)	<50
精浆锌(μmol/一次射精)	$\geqslant 2.4$
精浆果糖(μmol/一次射精)	$\geqslant 13$
精浆中性葡萄糖苷酶(mU/一次射精)	$\geqslant 20$

4. 细菌学检查　可进行淋菌、衣原体、支原体等病原体检测。

5. 生殖激素检测　常包括睾酮(T)、游离睾酮(FT)、促黄体激素(LH)、促卵泡激素(FSH)、催乳素(PRL)、雌二醇(E_2)、抑制素(INH),其他如绒毛促性腺激素(HCG)、皮质醇(Cor)等,可用于生精功能受损、性腺功能低下、性功能异常及某些肿瘤的诊断。

6. 外周血染色体核型等遗传学检查　对于有家族史、怀疑有染色体异常(如 Klinefelter's 综合征)等患者或者精液常规分析异常,特别是少、弱、畸精子症时,可以进行染色体核型分析等遗传学检测。对严重少弱精子症及无精子症患者需同时进行 Y 染色体微缺失检测,应注意实验室质控。

7. 免疫学检查　精液及血液抗精子抗体测定用于免疫性不育的诊断。前列腺液可检查到免疫球蛋白及细胞因子,可用于前列腺炎的诊断和治疗效果的判断。

8. 生殖系癌指标测定　游离前列腺特异性抗原/总前列腺特异性抗原(fPSA/tPSA)、甲胎蛋白(AFP)、绒毛膜促性腺激素(HCG)等。

9. 性交后试验　其目的是测定宫颈黏液中的活动精子数目,以及评估性交几小时后(宫颈黏液的储池作用)精子的存活和精子状态。同时也可以用于评估男性或女性配偶抗精子抗体(AsAb)阳性的意义。特别当男方手淫取精困难,无法进行精液常规检查时,可以通过性交后试验来了解精液的状况。

二、睾丸、前列腺活检

通过睾丸活检可了解睾丸生精状况。近年来采用经直肠 B 超引导穿刺活检,准确率较高,有助于前列腺良、恶性疾病的鉴别。

三、影像学检查

1. 生殖泌尿系统超声 适于前列腺、精囊与阴囊疾病,如前列腺炎、前列腺增生症、前列腺癌、结石、囊肿、隐睾、精囊炎、肿瘤、鞘膜积液、精索静脉曲张、输精管道梗阻等,阴茎异常勃起的缺血及非缺血鉴别。

2. X线检查 常用于输精管精囊造影、阴茎海绵体造影、阴茎动脉造影。

3. CT扫描 适于各类前列腺疾病。

4. 磁共振成像检查(MRI) 适于垂体、睾丸、附睾、前列腺病变,尤其是肿瘤的诊断。

四、男科专科特殊检查

1. 数字震动感觉阈值检查(VPT) 采用振幅可调的电磁震动装置,刺激阴茎干两侧和龟头,检测病人对特定震动频率和不同振幅震动产生的知觉敏感阈值,阴茎头的生物阈值测定检查重复性较好,对早泄患者的诊断和疗效参考具有一定的意义。

(1)操作方法:打开机器电源,操作者右手持手柄,按压手柄开关,显示屏电压上升,振动头振动上升到一个明显震动的状态,再按压手柄开关使升压暂停,在受试者上肢骨性突出部位试验,让受试者说出正确的震动感觉后,再次按压手柄开关,将震动头回复到不震动的状态再试验,确定受试者能够正确区分震动感觉和普通压觉之间的区别。下步开始检查震动感觉阈值检查:叮嘱受试者当其最初感到震动时,即示意告知检查者,或者按压患者控制器。检查者将手柄自重施压于被检查部位,开始升压,逐渐增大手柄探头的振幅,当受试者最初感到震动时数字显示屏显示的数值,即为受试者的震动感觉阈值。通常情况下,同一部位可以连续检测两次,取平均值作为其最终检查结果。震动感觉阈值读数的连续检测差异一般应小于10%。整个检查过程应确保流畅完成,同一部位两次连续检查结果如果差异很大,这时应让患者休息5分钟后重新开始检查。重复检查结果如果仍然差异较大,应考虑受试者认知能力是否稳定。以同样的方法检查另外的部位。检查完毕后,将振动头复位,关闭电源开关。

(2)注意事项:该仪器在检查过程中需要主观配合,没有正常认知能力的人和不能配合检查的患者禁忌使用该检查,检查前要做好充分的准备工作,确保检查中受试者能做出准确的判断,受试者应该在闭目状态下,采取静坐和平躺的舒适体位,排除周围环境的干扰。检查中需确保手柄的振动探头平衡、稳定地按垂直方向,以手柄自重施压于被检查部位,检测部位应避开皮下肌腱。检查部位:由于人体不同部位对震动感觉的敏感性是不一样的,因此我们在对比检查结果中,应掌握准确的检查部位,不同的检查部位会影响结果的可比性。为防止交叉感染,探头使用前后应进行严格的消毒,每次对一名受试者检查完后,应使用75%酒精棉签对振动探头进行消毒处理。避免检测环境中有强的磁场或电场。避免机器长时间不间断工作,不使用机器时,应及时关掉电源。

2. 阴茎血流指数检查　阴茎血流指数(penile flour index,PFI):是一种无损伤的测定阴茎供血状态的方法。以多普勒超声探头测量桡动脉、阴茎背动脉及海绵体动脉加速度计算阴茎血流指数。一般认为PFI<6,提示阴茎血管正常;若PFI>6,则血管造影可能显示病变。

(1)操作步骤:使用多普勒探头探测血管,一般探头应当与血管成60°夹角时效果最好,当听到清晰的血流声同时看到血流曲线时,缓缓移动探头寻找声音最清晰并且血管曲线最完美的位置,保持超过6秒钟,然后冻结曲线。移动箭头选择一段最理想的曲线。左右微微移动鼠标,确定坐标轴上升沿终点坐标和上升沿起点坐标。计算PFI。

(2)注意事项:检测室内环境应当安静,光线偏暗,并且应当恒温在15～30℃范围内,使用环境湿度为45%～75%RH。平时要小心轻放,防止探头跌落掉地。严禁敲打、碰撞,更不允许手抓线缆旋绕探头。为了防止交叉感染,应进行严格消毒。病员进入检查室内,要休息片刻再进行检查。操作医师应先向病员简要说明检查目的,且申明本检查无损害、无痛苦,以便消除病人的思想顾虑,排除紧张情绪。

3. 夜间阴茎勃起监测　夜间阴茎勃起监测有助于心理性ED和器质性ED的鉴别。一般情况下,心理性因素导致的ED患者夜间勃起(NPT)正常,反之,器质性ED患者夜间勃起次数减少,硬度也明显减弱。但器质性ED患者早期也许仍然会有夜间勃起,睡眠质量下降也可影响正常的夜间勃起,故临床上需要结合患者临床表现和其他相关辅助检查解释NPT结果。常见的方法包括邮票试验(Stamp test)、断裂式测量带(Snap-Gauge test)、阴茎硬度测试仪(Rigiscan)、阴茎勃起生物电测定系统(NEVA)、男性性功能监测仪等。

4. 尿流动力学检查　上尿路动力学检查有助于上尿路扩张及梗阻的诊断,下尿路动力学检查可测定充盈期及排尿期膀胱内压变化、膀胱容量、直肠内压、逼尿肌压力、尿流率、尿道压力图和肌电图,对排尿功能异常和梗阻的诊断和鉴别诊断具有很大帮助。如前列腺增生症患者常表现为尿流率下降及功能性尿道的延长;慢性前列腺炎患者后尿道压力升高的表现。

5. 其他

必要时可行阴茎肱动脉血压指数测定、勃起神经检测(海绵体肌反射潜伏时间测定、阴茎背神经-躯体感觉诱发电位)等检查。

第五章　男科疾病的临床特点

一、男科疾病普遍而多发

男科疾病诊疗具有悠久的历史,但作为一门完全独立的学科出现仅有30多年的历史,然而各种男科疾病如泌尿生殖系统感染、性功能障碍及男科杂病非常普遍,由于社会、环境因素导致不育症的发病率增多,尤其是国家开放二胎政策后,不育症门诊就诊人数大幅增加,给广大家庭,甚至社会带来严重的问题。近年来,男科疾病越来越引起社会与家庭的重视。世界卫生组织也把每年的10月28日定为"男性健康日",全国各地医疗机构相继设立男科,全方面研究男科疾病,并在教学科研方面有可喜的进展。

二、男科疾病与年龄密切相关

不同年龄男性,尤其处于不同生理期,会出现不同种类的男性生理反应与疾病。出生后至青春期前,常见的有隐睾、两性畸形、尿道下裂、疝气、鞘膜积液、包茎等,早期发现可及早治疗。部分疾病延误治疗时机可能造成终身遗憾,如尿道下裂及早治疗可避免青春期生活上的苦恼;两性畸形早期对于性别选择、抚养有重要意义,若成年后再手术,可能引起性别选择困惑或混乱;隐睾应于2岁之前手术复位,否则可能会丧失患侧睾丸的生精功能,若双侧隐睾则可能造成绝对不育,还增加发生睾丸肿瘤的可能。青春期阶段男性易发生遗精、手淫、早恋等,由于内分泌因素、先天性异常导致的男科疾病逐渐可表现出来;青年未婚男性易发生性病、生殖系统感染、包皮过长、早泄问题;中青年及婚后阶段常见前列腺炎、性病、心理性阳痿,因感染、环境、心理、家庭、社会等综合因素导致男性不育症发病率也持续上升。而进入老年期,由于年龄因素,前列腺增生症大量出现,因而出现尿潴留、尿失禁症状,由于全身其他系统疾病的影响,前列腺癌及其他生殖泌尿系统肿瘤逐渐增多,泌尿生殖系统肿瘤转移到其他器官也很常见。因此,密切关注各年龄阶段男科多发病,有的放矢,有助于诊断与治疗,避免走弯路而耽误治疗时机。

三、男科疾病与其他疾病有密切而广泛的关联

男科学脱胎于泌尿外科，又和多个学科相互交叉渗透，因而与临床各科，尤其与泌尿科、妇科、皮肤科、内分泌科、心理科的疾病密切相关，如性功能障碍的发生可能是内分泌疾病、心血管疾病的并发症，也可能是心理因素所致。不育症的疗效与女方的发病与治疗情况密切相关。逆行射精往往并发于糖尿病。前列腺增生患者使用α受体阻滞剂后可能导致慢支肺气肿病人哮喘的发生与加重，相反，患者使用肾上腺素能受体兴奋剂，如麻黄碱等可导致急性尿潴留。急性尿路感染、泌尿系统手术器械的使用，可能是前列腺炎、附睾炎发病的重要原因。男科疾病之间也可以存在错综复杂的关系，如男性不育症与射精障碍、勃起功能障碍、生殖道感染、病毒感染（如巨细胞病毒、疱疹病毒等）互相关联；主要的男科疾病（如性病、生殖系统感染）的发病、发展和诊疗与其性伴侣的相关疾病相互影响，相互关联。

四、心理因素对男科疾病影响甚大

社会心理因素与男科病的发生、发展及预后影响甚大，诸多男科疾病可归纳为"身心疾病"，目前各种社会因素、工作压力、生活环境影响巨大，如夫妻关系、家庭压力、工作环境与心理性勃起功能障碍、早泄发病密切相关。其次，众多医疗机构，鱼目混杂，良莠不齐，不恰当的治疗给众多患者的病情雪上加霜。又如不育症患者，极易受社会、家庭、心理因素的影响，使诊疗过程复杂化，缠绵难愈。如一些不正当的医疗机构夸大前列腺炎的危害，臆造一些不相关的症状，伪造检查结果，使部分前列腺炎患者反复就医，甚至造成不可控的后果。

认识到这些特点，有助于我们对面临男性患者时，建立正确的临床思维，并从中医学这个伟大的宝库中，挖掘吸取有助于男科疾病的治疗方法，进一步提高治疗水平。

第六章 男科疾病的诊断流程与思维方法

男科疾病的临床诊疗是从对患者进行详细正确的四诊开始,获取疗效的前提是必须有正确的诊断,疾病的诊断是临床医生察看、询问、检查病人,就是对病人的各种资料进行分析综合,从而对疾病发生、发展、变化情况做出的判断。中医诊断还包括"辨证",就是根据中医学理论,对病人的健康状态和病情的本质进行辨识,通过宏观辨证、局部辨证、微观辨证,对疾病病位、病因与病性等本质做出判断,并概括为完整证名的思维过程。临床上诊断的正确全面与否与主诊医生的知识水平、临床经验、责任心以及患者的个体差异、病情变化的复杂性均有明显的关系,临床逻辑思维方法正确与否直接影响诊断的准确性,是影响诊断正确与否的重要因素。

一般情况下,男科疾病的临床诊断与其他疾病的诊断流程一致。

(1)通过倾听患者诉说的全身或局部症状,搜集病史,对疾病有一个初步认识并形成概念。

(2)根据初步的概念,综合患者的自诉情况,初步考虑疾病可能累及的系统、脏腑、经络,遵循中医四诊,确定体查的重点部位与内容,从而确立初步的临床诊断。

(3)根据可能的临床诊断印象,选择各种对临床诊断有帮助的特殊检查项目。

(4)根据各种检查结果,确定临床诊断及疾病的分期及辨证分型。

(5)诊断确定后制定治则与治疗方案。

综上所述,可将正确的诊断建立过程分为:①四诊合参及理化检查(包括病史的询问、体格检查、实验室检查、影像学检查等);②分析、综合(包括对四诊所得及理化检查的分析),辨病辨证,病证结合,做出初步诊断;③在实践中验证诊断(包括治疗效果、术后诊断及病理诊断)。其中,在四诊及综合分析资料的过程中,正确的临床思维对做出正确的诊断极为重要。

男科疾病的诊疗和一般疾病的临床思维方法基本一致,但亦有其特殊性,应注意以下几点。

1. 细致、准确、深入、全面地收集临床资料

(1)明辨主诉:由于社会上有一种误解,把男科病等同于性病,很多病人害

怕社会舆论或世俗的目光,对于涉及与生殖系统、性有关的情况羞于启齿,偷偷摸摸地就诊,绕了很大圈子才把主诉说出来;或者受媒体广告影响,把所有不舒服的感觉都误以为是疾病,就诊时往往主诉繁杂零乱而主次不分。因而,医者既不能毫无重点全盘接收,也不能以偏概全,一叶障目,必须抓住主要线索。主诉一般只有一个或两三个,将主诉所述症状的部位、性质、程度、时间等询问清楚,用坚决的口吻,把一些患者误以为是疾病的某些正常反应去除,不能笼统、含糊,以免患者抓住不放,要善于抓其中的主要症结,以免耽误主症的治疗。

(2)系统的采集病史:医生了解病人的病变过程,一般可按疾病时间先后顺序进行询问。如某一阶段出现哪些症状,症状的性质、程度有何变化,何时好转或加重,何时出现新的病情,病情有无变化规律等。相对于其他科的疾病,男科病与其他因素的相关性特别突出,如密切接触个人(例如妻子、性伴侣)、其他疾病(例如内分泌疾病、神经系统疾病、心血管疾病)、其他因素(例如社会、家庭心理因素)密切相关,因此要注意全面、深入、细致、准确地收集临床资料。例如,对于阳痿患者,除了解男性生殖系统有关的病史、体检及辅助检查之外,应注意收集与其相关疾病(例如糖尿病、高泌乳素血症、心血管病、垂体疾病、染色体病变)、其他因素(与伴侣的关系、性取向、家庭居住条件)、其他疾病的治疗情况(手术史、药物史)的信息。对于不育症患者,应强调夫妇双方检查。详细了解幼年时的疾病及各种慢性疾病,儿童期由于腮腺炎导致睾丸炎引起的睾丸损害,常为可逆性;青春期后发生睾丸炎则可能导致睾丸萎缩,从而造成永久性损害。对于性病患者,必须强调与其密切接触者要同时进行诊治,有时由于合并患有某些潜伏期长的性病(如尖锐湿疣),对方发作就诊时才发现自己已有感染或潜伏性感染。

(3)重视性伴侣提供的情况:一些患者(例如性功能障碍患者)因种种原因不愿主动求医,即使就医,叙述也不全面,其妻子或性伴侣或许可提供有价值的信息。对于性病患者,医生可参考对方的患病情况,对于全面了解病情,进行彻底性治疗有非常大的帮助。

(4)强调生殖系统病史询问及体检:不少患者由于各种原因,对于涉及与性有关的症状往往难于启齿或存心隐瞒,医生应引导患者尽可能全面叙述其病史。例如某些心血管病或糖尿病因并发 ED 就诊,而病人不愿直面或不愿直视,医生应主动考虑合并 ED 等发病的可能。另一方面,医生在进行检验时,应详细做生殖系统检查及直肠指检。例如不育症的病人,多次就诊都诊断为特发性少弱精子症,转诊检查发现患者存在重度的精索静脉曲张或附睾炎。如重度少弱精症患者,转诊检查发现患者存在双侧附睾肿大成串珠状,并有结核病史,这是典型的附睾结核所致。对某些无精症患者,一直强调肾虚,疏于检查,转诊方知为输精管发育不良或使用精囊镜检查才发现由于射精管梗阻。如某些前列腺癌患者误诊为前列腺增生症,因出现腰痛,X光检查才发现是肿瘤腰椎转移所致。又如尿血患者误以为肾炎,转诊才发现尿道尖锐湿疣,这些都是由于未对相关病史作详细的询问,疏于对生殖器官做详细检查所致,最后导致误诊误治,给患者带来不必要的身体痛苦和金钱浪费。

(5)科学选择实验室及其他辅助检查:在强调系统全面收集资料的同时,应考虑这些检查(检验)的必要性。例如对于确诊性病患者,需要对其性伴侣及密切接触者进行有关病原学检查。相反,对一个诊断重度弱少精症的病人,不应马上进行睾丸活检,可初步通过性激素、精浆生化、染色体及 Y 染色体微缺失等检查判定其预后,以免对睾丸造成不必要的损伤,影响后续治疗。对于无精子症患者,若无进一步的生育目标与要求,则没有必要进行检查。同时也要注意,很多高精尖的设备,对于男科病的诊断也不一定有意义,还有可能导致过度医疗。经常有患者要求医生或医生要求病人通过 CT 或 MRI 检查来诊断前列腺癌,其实这两项检查不能作为确定前列腺癌的诊断标准,穿刺活检确诊才是诊断的最重要标准,前列腺癌确定诊断之后,CT 或 MRI 检查有助于判断肿瘤的侵犯范围和进行临床分期,从而制订合理的治疗方案。这需要医生对病人有高度责任心和通过不断的学习,提高专业水平。

2. 科学综合地分析临床资料,去芜存菁 在全面收集临床资料之后,应对其进行综合分析,去芜存菁。男科疾病之间及男科疾病与其他系统疾病关系密切。如前列腺炎患者常常有很多心理精神方面的症状,甚至以该症状为主诉而就诊,如焦虑、健忘、不寐、游走性疼痛等。阳痿患者合并有头晕、胸闷、颧红潮热、汗多、震颤等症状,因而必须考虑精神心理因素和其他系统疾病所致。另外,对病人叙述的一些症状应科学分析,例如很多年青患者诉述夜尿频数,不少人被误诊为前列腺疾病,详细询问才发现其实是仅见于睡前尿频,这往往属于精神性尿频,常常由于精神紧张所致或见于癔病患者。又如不少患者主诉阳痿,仔细询问,病人告知能达到正常勃起,性交未进入阴道或刚进即射,属于早泄样射精功能障碍,归于早泄的范畴。一些病人对身体器官正常标准模糊,许多患者主诉阴茎短小,但在体检时发现其阴茎发育正常,短小只是因和其他人比较后的结果。还有一些男科疾病的症状,例如早泄,其定义本身就是相对的,有些人道听途说要超过多长时间才是正常,因而造成重大的心理负担,同时,应考虑到性伴侣双方的因素,对方不了解性知识或者性生活不配合也是早泄的重要原因。因此,在分析临床资料时应充分考虑它们之间的相互关系,在诊断与治疗中抓住主要矛盾,避免因此而导致误诊误治。

3. 科学分析、合理解释某些辅助检查结果

男科学的很多辅助检查结果影响因素众多,结合临床资料进行科学分析、合理解释极为重要。例如雄性激素分泌呈脉冲式,不同年龄的人在不同时间里睾酮水平不同,因而对于异常的检测结果,不能轻易做出内分泌异常的诊断。又例如精液分析受实验方法、操作人员、不同品牌检测仪、不同版本的检验正常值等因素影响,即使是一个患者不同时间采取的精液标本,各项参数也有一定的波动。因而,需要在了解各项可变因素的基础上,对患者检查结果进行合理解释。又如不少患者,甚至不少医生,总是对前列腺液中的白细胞计数非常重视,就诊及判断疗效时仅仅参考此项指标,造成患者病情、医生处方下药跟着白细胞计数的不断变化而无所适从。其实,前列腺液中的白细胞数与前列腺炎的症状并不成正相关。对于细菌性前列腺炎,白细胞的数量可能和病情轻重关系较密切,但在慢性前列腺炎患者中,大部分是非细菌性的。对于非细菌性的前列腺炎患者,也有炎症型(Ⅲa)与非炎症型(Ⅲb)之分,炎症型(Ⅲa)患者若酗酒、熬夜、劳累、性生活过频或过少,会引起前列腺液中的白细胞升高。即使前列腺液化验检结果的白细胞不多,有些病人症状反而较重,这是因为当病情严重时,前列腺的腺管被堵塞,可导致前列腺指诊白细胞不能排出,因此白细胞反而查不到或仅有少量;相反,治疗后有时反而查到大量的白细胞,却意味着腺管已经通畅,病情已有好转迹象。临床上既要重视实验室检查,但更要重视疾病对躯体的影响产生的症状。还有很多男科检查项目的结果与心理精神因素有密切关系,例如阴茎夜间勃起监测试验,海绵体药物注射试验及尿动力学的一些参数均可能受精神心理因素或睡眠状态等影响,分析结果时应予科学、合理的解释。

4. 按照中医学理论进行细致深入的辨证

由于诸多历史和文化因素,男科疾病在许多患者与医者脑海都有一种定性"结论",如认为阳痿、不育必定属肾虚,前列腺炎必定属湿热,性病必定属湿热毒蕴,殊不知所有男科疾病都必须按照中医基础理论来进行综合分析判断,才有可能得出正确的诊断。例如阳痿、不育症等可有肾阴虚证、肾阳虚证,也有湿热蕴结证、肝气郁结证、痰湿阻滞证、瘀血内阻证、气虚下陷证,和心、脾、肝、胆、膀胱等脏腑密切相关;前列腺炎也有气虚、肝郁、血瘀、阴虚、阳虚的分型,不独有湿热;前列腺增生症往往认为只有肾虚血瘀证,其实还跟肺脏密切相关,如肺热壅盛证,由于肺失肃降,不能通调水道而发生癃闭。临床上正虚邪实、正虚邪恋之证也非常多见,如生殖器疱疹,初期为湿毒内侵,搏结于外阴,为实证,发病日久以后邪毒留肤,反复发作,易伤精耗气,引起肝肾阴虚、脾失健运,虚实夹杂,正虚邪恋,经久不愈。因而细致深入准确地辨证是保证疗

效的重要因素。

综上所述,临床上通过采集病史、体检及辅助检查,可初步诊断出男科疾病,但是在临床资料的收集、分析、整理和判断方面,应充分考虑到男科疾病的特殊性,正确的临床思维可以减少和避免误诊误治,并按照中医整体观念、辨证施治的基本原则,方能取得良好疗效。

第七章　男科常用治疗方法与操作规范

第一节　针灸与传统中医外治法

针灸疗法在治疗男科疾病方面具有悠久的历史,在人体一定的部位(包括经络、穴位)进行针刺或灸或药物敷贴或施予其他技术,以调节阴阳、疏通经络、调和气血、调理脏腑,达到祛除病邪治疗疾病恢复健康的目的。其中毫针刺法、灸法、耳针、针挑、穴位注射、火针、拔罐、梅花针等最为常用。

一、毫针针刺法

毫针针法主要使用毫针,刺入人体特定部位,根据病证的虚实施以相应的手法,使患者产生酸麻胀重等感觉,以激发经络脏腑之气,调节体内的营卫气血,从而达到祛邪扶正,平衡阴阳,治愈疾病的目的。

1. 针刺取穴的原则　以中医基本理论为基础,根据中医辨证进行取穴及施针,男科疾病与其他科的疾病选穴一样,有近部取穴法、循经取穴法(包括本经取穴法、异经取穴法、同名经取穴法、表里经取穴方法)、对症取穴等。要充分利用特定穴:五输穴、原络穴、俞募穴、八脉交会穴、八会穴、下合穴等。同时应注意配伍使用穴位,常用的配穴方法有:表里、上下、前后、远近、左右配穴法、本经法、单穴法等。

2. 操作方法

(1)针具的选择:选用高质量合格毫针,根据患者的体质强弱、体形胖瘦、病情虚实以及针刺部位的不同,选择适宜的针具。

(2)体位选择:选择体位应以病人肢体舒适并能持久留针、医者能方便取穴,便于操作为原则。男科临床常用的体位为仰卧位、侧卧位和俯卧位。

(3)针具消毒:与常规器械一样,严格按照规程消毒,或使用一次性针灸针,以免引起交叉感染和疾病传播,医者的手指应常规消毒。

(4)进针方法:临床常用的进针方法有指切进针法,适用于短针的进针。夹持进针法,适用于长针的进针。舒张进针法,适用于皮肤松弛或有皱褶部位(如腹部)的进针,或应用进针管进针法。

(5)行针与得气:进针后,为了使患者"得气"而行使一定的手法,称为行针。"得气"就是针刺部位产生了经气的感应,也称"针感"。《标幽赋》云:"气之至也,如鱼吞钩饵之浮沉;气未至也,如闲处幽堂之深邃"。针刺部位会出现酸、麻、胀、重感觉,部分病人尚有不同程度的感应扩散及传导。在针刺过程中,如得气较慢,甚至不得气,可采取行针催气和留针候气的方法,促使针下得气。或加用艾灸,以助经气的来复。

(6)针刺补泻:男科疾病针刺补泻与内治法相同,根据《内经》"实则泻之,虚则补之"的理论确立两种不同的治疗原则和方法。《备急千金要方》指出:"凡用针之法,以补泻为先。"凡是能鼓舞人体正气,使低下的功能恢复旺盛的叫补法;凡是能疏泄病邪,使亢进的功能恢复正常的叫泻法。

毫针补泻操作技术,自《内经》始,历代医家创造了相当多的操作手法,包括单式补泻手法和复式补泻手法,然而各家的习惯手法不同以及师徒传授等因素,导致了对同一补泻手法的不同解释和不同操作应用。现代针灸临床常用的常规补泻手法有:提插、捻转、疾徐、开阖、迎随、呼吸补泻及平补平泻等,具体见下表。此外,还有阴阳、营卫、九六、三刺等补泻法,但现代针灸临床应用较少。

主要针刺补泻手法

补泻名称	补法	泻法
提插补泻	先浅后深,重插轻提,提插幅度小,频率慢	先深后浅,轻插重提,提插幅度大,频率快
捻转补泻	捻转角度小,频率慢,用力较轻	捻转角度大,频率快,用力较重
疾徐补泻	进针慢,少捻转,出针快	进针快,多捻转,出针慢
开阖补泻	出针后揉按针孔	出针时摇大针孔
迎随补泻	针尖随着经脉循行方向,顺经而刺	针尖迎着经脉循行方向,逆经而刺
呼吸补泻	呼气时进针,吸气时出针	吸气时进针,呼气时出针
平补平泻	进针后均匀的提插、捻转,得气后出针	

复式针刺补泻手法是在《内经》论述的基础上,经后人总结,融合了提插、捻转、疾徐、开阖、九六、三刺等单式手法发展而成。《素问·针解》、窦汉卿《针经指南》中都有提及,但无具体操作手法。明代徐凤在《针灸大全》所载《金针赋》中,首推治病八法和飞经走气四法等复式针刺手法,并详细叙述了其的操作方式与功效。此后,明代汪机《针灸问对》、李梴《医学入门》、清代周树东《金针梅花诗钞》都记载了复式针刺手法,但不完全一致,各具各自的操作方法和理论依据,体现出不同流派的不同学术思想。我们以徐凤《金针赋》的治病八法和飞经走气四法为基础,结合长期的男科临床实践,化繁为简,总结出男科

复式针刺手法如下。

1）烧山火：《金针赋》："一曰烧山火,治顽麻冷痹。先浅后深,用九阳而三进三退,慢提紧按,热至,紧闭,插针,除寒之有准。"操作时,先将腧穴可刺深度分为三等分,即天、人、地,(浅、中、深三部)。针刺透皮后,在天部(应刺深度的上 1/3),用紧按慢提法,提插九次,或九的倍数次(即初阳,少阳、老阳数);再将针进入中 1/3 的人部(应刺深度的中 1/3 处),依上法紧按慢提九数,或九的倍数次;最后将针进入下 1/3 的地部(应刺深度的下 1/3 处)又紧按慢提九次,或九的倍数次。以上即为"三进"。"三退"即是紧接上法,从地部,经人部到天部,用紧按慢提法,分别在三部各行针九次或九的倍数次,即初阳,少阳,老阳数次。反复施术。出现热感后,将针深插入地部。由于操作繁杂,临床上可省略"三退",按照疾徐、提插补泻法,直接提针到天部,再重复"三进"操作。烧山火法,一般可用于沉寒痛冷,命门火衰,脏腑经络元气不足之症,男科疾病的气、血、阳虚证、寒证。

2）透天凉：《金针赋》："二曰透天凉,治肌热骨蒸,先深后浅,六阴而三出三入,紧提慢按,寒至,徐徐举针,退热之可凭。皆细细搓之。"先将腧穴可刺深度分为三等分,即天、人、地(浅、中、深三部)。针刺透皮后,直刺入地部(即深部),在地部用紧提慢按法,提插六次,或六的倍数次(即初阴、少阴、老阴数);再将针提退到中 1/3 的人部,依上法紧提慢按六次,或六的倍数次,;最后将针提退到上 1/3 的天部,在该部紧提慢按六次或六的倍数次,以上即为"三出"。"三入"即是紧接上法,从天部,经人部到地部仍用紧提慢按法,分别在三部各行针六次或六的倍数次,即初阴、少阴、老阴数次。可反复操作,出现凉感后,缓慢出针。在进针、退针、出针等过程中,可以配合轻微的搓针法(或轻轻捻转)。由于操作繁杂,临床上可省略"三入",按照疾徐、提插补泻法,直接插针到地部,再重复"三出"操作。透天凉一般常用于邪热炽盛,相火上炎,脏腑经络气火有余之证,凡属体温升高或自觉体热的患者,均可应用,如男科疾病的实热证:急性前列腺炎、急性附睾-睾丸炎等。

3）青龙摆尾：《金针赋》："青龙摆尾,如扶船舵,不进不退,一左一右慢慢拨动。"操作时,将针直刺入穴位的地部,再提至天部,沿经络指向病刺入人部,左右摇摆像摇掌舵一样,既不进也不退,既不提也不插,而是一左一右慢慢地摆动。青龙摆尾法临床以行气为主,兼能补虚,温通气血。男科疾病多用于气机郁滞、气虚、血虚、寒凝血瘀等证。

4）白虎摇头：《金针赋》："白虎摇头,似手摇铃,退方进圆,兼之摇而振之。"该法操作像手摇铃一样摇而振动。进针时,先行进圆,从天部向深部进针,按圆柱形的边缘,向右逐步盘旋,呈螺纹线,盘旋而进入地部。退方,即在退针的时候,按长方体的边缘,向左逐步盘旋呈直线横行直退。先右盘进圆,而后左盘退方,再左盘进圆,接着右盘退方。反复操作,周而复始,达到左右方向,又摇又振的效果。白虎摇头主要作用为泻法,具有清热泻火,祛风化痰之功效。男科疾病多用于实证。

5)苍龟探穴:《金针赋》:"苍龟探穴,如入土之象,一退三进,钻剔四方。"操作时直刺进针入地部得气,将针从地部一次退至穴位的天部。然后以两手指扳倒针身,按先上后下,自左而右的次序斜刺进针,更换针刺方向。在向每一方向针刺时,都必须由浅入深,分三步徐徐而进,待针刺得到新的感应时,将针一次退至穴位的浅部,改换方向,依上法再针。该法在操作中除了钻四方之外,还同时进行一个剔法。剔的操作方法,三进中,每进针一步,都要钻剔一次。如进针一步时向左剔一次,进针二步时向右剔一次,进针三步时向上和下各剔一次,成为三进四剔。剔,是用针尖剔或拨"得气"组织,以增强针感。钻和剔结合起来,故本法有如乌龟入土探穴、四方钻剔之象,称为"苍龟探穴"。苍龟探穴可催气,行气,疏通经络,加之钻剔法,兼有补虚的作用,尤适用于男科各种疼痛症状的治疗,如气滞血瘀证、肾虚血瘀证等。

6)赤凤迎源:《金针赋》:"赤凤迎源,展翅之仪,入针至地,提针至天,候针自摇,复进其原,上下左右,四围飞旋,病在上吸而退之,病在下呼而进之。"操作时是将针刺穴位分为天人地三层,首先将针直刺深入地部,得气后将针提退到天部,松手,针体稍摇动后,又刺入地部,在地部行针。通过手指的操纵,使针尖在地部及人部沿上下左右、前后不同平面行圆形轨迹的多向飞旋。如果病在上方,则在吸气时边飞旋边退针;病在下方,在呼气时边飞旋边进针。本法操作中刺激量较大,可以行气,守气,保持针刺感应,有疏通经络,行脉络之气的作用,多用于男科实证。如果使用该法减少刺激量,动作及针感缓和,有补的作用,适用于各种男科慢性疾病。

(7)留针与出针:一般病证,只要针下得气,施术完毕后,即可出针,或酌予留针10～20分钟。对一些慢性、顽固性、疼痛性、痉挛性病证,如少弱精子症、慢性盆腔疼痛综合征、附睾-睾丸炎、睾丸扭转等可适当增加留针时间,并在留针过程中间歇行针,保持一定的刺激量,以增强疗效,对于肾绞痛者可一直运针至疼痛缓解为主。出针时,补法快而速,出针后揉按针孔,以保留正气;泻法出针时摇大针孔,不按针孔,甚至放出极少量血液,以泄邪气,最后检查针数,防止遗漏。

3. 适应证　针灸疗法对于大部分男科疾病,前列腺疾病、不育症、性功能障碍、性传播疾病、男科杂病及其他内外生殖器官疾病都有独特的疗效。

4. 注意事项　针灸治疗应把握时机,争取早期治疗,防止随着病程的迁延和病情加重。某些疾病的发作具有周期性,必须抓住关键时刻针灸。治疗急性病,如肾绞痛、急性前列腺炎、急性附睾-睾丸炎等无疗程可言,可以每天针灸一次或数次,至病愈为止;至于不育症、慢性前列腺炎、性功能障碍等慢性病,应该先制订治疗方案,尽可能采用两组以上俞穴轮换使用,每天或隔数天针灸一次,以 15 次为一个疗程,疗程完毕后,休息 1 周,待穴位恢复敏感性后,再继续下个疗程,如此可以持续,收效更佳。大部分男科疾病可单独使用针灸疗法,对于一些急性、感染性疾病、肿瘤等,应以相关指南进行处理,针灸可作为一种协同或辅助疗法,治病以解决具体疾病为本,以免耽误病情。

　　针刺疗法具有安全、副作用小的优点,但是对于某些禁忌针刺的穴位,也要注意禁用与忌用。如《针灸聚英》的禁针穴歌:"禁针穴道要先明,脑户囟会及神庭,络却玉枕角孙穴,颅囟承泣随承灵,神道灵台膻中忌,水分神阙并会阴,横骨气冲手五里,箕门承筋并青灵,更加臂上三阳络,二十二穴不可针。孕妇不宜针合谷,三阴交内亦通论。石门针灸应须忌,女子终身无妊娠。外有云门并鸠尾,缺盆客主人莫深。肩井深时人闷倒,三里急补人还平。"古人囿于对人体解剖认识水平,提出以上的禁针穴位,但上述有些穴位现代临床广泛运用未见明显不良反应,但如果在操作时疏忽大意,对人体解剖部位缺乏全面的了解,或者由于针刺技术不熟练,没有掌握好针刺禁忌,也会出现一些异常情况。如遇异常情况发生,医者一定要沉着、冷静并及时处理,以免造成不良后果,常见如下:

　　(1)晕针:在针刺过程中,患者突然出现面色苍白、气短心慌、冷汗淋漓、疲倦眩晕、恶心呕吐、脉象微弱或细数,严重者会出现四肢厥冷、血压下降、二便失禁、不省人事等。这是由于患者精神紧张、疲劳饥饿、体质虚弱、体位不适以及针刺时手法过重等所致。处理时应首先将针全部取出,使患者平卧,头部稍低,注意保暖,轻者在饮用温开水或糖水后即可恢复正常,重者在上述处理的基础上,可指掐或针刺人中、内关,温灸足三里、百会、气海、关元等穴。必要时应配合其他急救措施。对于初次接受针刺治疗和精神紧张者,应先说明针刺的反应,选择能舒适持久的体位,尽可能采取卧位。取穴应少而精,手法要合适,饥饿、疲劳者不宜针刺。随时注意观察病人的神色,询问病人的感觉,在出现晕针先兆时预先处理。

　　(2)滞针:运针时,由于患者精神紧张,肌肉强烈收缩;或连续进行单向捻转,而致肌纤维缠绕针身;或因毫针刺入肌腱、所做提插捻转及出针困难。处理时应转移患者注意力,随之将针取出。精神紧张者,可留针一段时间,再出针。因单向捻转而致者,须反向捻转出针。

　　(3)弯针:进针后针身弯曲,针柄改变了刺入的方向和角度,提插捻转及出针均感困难,患者感觉疼痛,往往是由于医者手法不熟练,用力过猛,或针下碰到坚硬组织,留针中患者改变体位,滞针未处理,针柄受到外物的压迫和碰撞所致。处理时应顺着弯曲方向将针退出;如因患者体位改变而致,应帮助患者复位,再退针,切忌强行出针。

(4)断针:针身折断,残端留在患者体内。往往由于针具质量欠佳,或反复多次高温高压消毒,针身或针根有剥蚀损坏;针刺时,针身全部刺入;行针时,强力提插捻转,肌肉强烈收缩;或患者体位改变,滞针和弯针现象未及时正确地处理。发生时嘱患者不要紧张,不要乱动,以防断端向肌肉深层陷入。如断端可见,可用镊子取出,如断端与皮肤相平,可挤压针孔两旁,使断端暴露体外,用镊子取出;如针身完全陷入肌肉,应在X线下定位,外科手术取出。现代毫针质量高,并多使用一次性针具,断针极少发生。

(5)血肿:出针后,局部呈青紫色包块疼痛,往往由于针尖针刺时误伤血管或弯曲带钩使皮肉受损。微量的出血或针孔局部小块青紫,一般不必处理,可自行消退。如局部青紫肿痛较甚或活动不便者,应冷敷止血,或在局部轻轻按揉,以促使局部瘀血消散。

(6)气胸:凡刺锁骨上窝、胸骨切迹上缘以及第十一胸椎两侧、侧胸(腋中线)第八肋间、前胸(锁骨中线)第六肋间以上的俞穴,如针刺的方向、角度和深度不当,有刺穿胸腔,导致创伤性气胸可能。针刺过程中轻者感胸痛胸闷,心慌气短,重者则出现呼吸困难、心跳加快、发绀、出汗和血压下降等。体检时可见患侧胸部肋间隙增宽,触诊可有气管向健侧移位,患侧胸部叩诊呈鼓音,心浊音界缩小,肺部听诊呼吸音明显减弱或消失。X线胸部透视可进一步确诊。为了防止气胸的发生,针刺上述部位腧穴时,首先选择一个舒适及能维持长时间的体位,医者必须在针刺前先确定进针的方向、角度和深度,一旦有气胸发生,轻者可作对症处理,一般5～7天后可自行吸收痊愈。重者必须采取急诊抢救措施,如胸腔穿刺抽气、吸氧、抗休克等。相对而言,男科疾病较少使用上述部位腧穴。

二、灸法

灸法是用艾绒或结合其他药物,制成艾炷或艾条,点燃后灼烧或熏烤一定的部位,产生温热刺激,或借助于艾叶药性或垫隔的药物(如隔姜灸、隔蒜灸等)的药性进入体内,以达到温经通络、行气活血、驱寒化湿、温煦脏腑、补虚举陷、回阳救逆、强身健体的作用,从而达到治疗疾病与预防疾病的目的。

1. 灸法取穴原则　以中医基础理论为原则,根据辨证取穴实施,主穴以近部取穴多用,配穴以循经取穴为主,充分利用特定穴,与针刺取穴原则相同。

2. 操作方法

(1)艾条灸:使用清艾条或药艾条,点燃艾条一端,对准施灸部位约距1.5～3cm进行熏烤,分温和灸、雀啄灸两类。使患者局部有温热感而无灼痛,一般每处灸 3~5 分钟,至皮肤稍起红晕为度。雀啄灸:艾条燃着的一端,与施灸部位并不固定在一定的距离,而是像鸟雀啄食一样,一上一下地移动,另外,也可均匀地向左右方向移动或反复旋转施灸。

(2)艾炷灸:将纯净的艾绒用手指搓捏艾绒成圆锥状艾炷,小者如麦粒大,中等如半截枣核大,大者如半截橄榄大不等。艾炷灸又分直接灸和间接灸两类。直接灸:将艾炷直接放在皮肤上施灸;间接灸:用其他药物隔开艾绒与皮肤,如隔姜灸、隔附子灸、隔蒜灸、隔盐灸等。直接灸又分瘢痕灸和无瘢痕灸两种。可把艾炷直接放于特定部位(穴位或痛点),先将施术部位涂以少量万花油,以增加黏附作用,点燃艾炷待燃剩 2/5 左右或病人感到灼痛时,即更换艾炷再灸,一般灸 3~5 壮,以局部皮肤充血起红晕为度。因其灸后不化脓,也不留下瘢痕。瘢痕灸每壮艾炷必须燃尽,除去灰烬后,方可继续加炷施灸,一般灸 5~10 壮。因施灸时疼痛较剧,灸后产生化脓并留有瘢痕,约 1 周后,施灸部位化脓(称为"灸疮"),5~6 周左右,灸疮自行痊愈,结痂脱落,留下瘢痕。由于患者较难接受,现在有所改变,就是在病人感觉到灼痛时,取艾条的一端,用力按压,艾炷至熄灭,这样一般不留瘢痕。间接灸:将药物制成约硬币厚的薄片,中间以针刺数孔,置于施术部位,上面再放艾炷灸之。当患者感觉灼痛时,则换炷再灸,以局部皮肤红润为度。

(3)热敏灸:又称热敏悬灸,是采用点燃的艾材产生的艾热悬灸热敏态穴位,操作技术关键可用十六字来概括:探感定位、辨敏施灸、量因人异、敏消量足。热敏灸疗法操作的第一步是探查明确热敏穴位的准确位置,操作上可从粗定位到细定位二步法来探查,热敏灸疗法采用艾条悬灸的方法,可分为单点温和灸、双点温和灸、三点温和灸、接力温和灸、循经往返灸。施灸时间以热敏灸感消失为度,不拘固定的时间。

1)单点温和灸:将点燃的艾条对准一个热敏穴位,在距皮肤适应距离施行温和灸法,以患者无灼痛感为度。此种灸法有利于激发施灸部位的经气活动,发动灸性感传,开通经络。

2)双点温和灸:即同时对两个热敏穴位进行艾条悬灸操作,分单手双点温和灸和双手双点温和灸。操作手法包括回旋灸、雀啄灸、循经往返灸、温和灸。双点灸有利于传导经气,开通经络。

3)三点温和灸:包括 T 形灸和三角灸,即同时对 3 个热敏穴位进行艾条悬灸操作。操作手法包括回旋灸、雀啄灸、循经往返灸、温和灸。三点灸的适用部位为颈项部、背腰部、胸腹部,如风池(双)与大椎、肾俞(双)与腰阳关、天枢(双)与关元等。三点灸有利于接通经气,开通经络。

4)接力温和灸:在上述施灸的基础上,如热敏灸感传不能达到病所,再取一支点燃的艾条放置于感传所达部位的端点,使热敏灸感继续向前传导,这样可以延长感传的距离。

5)循经往返灸:此法既可用于探查穴位,同时也是治疗的常用的手法。是用点燃的艾条在患者体表距离皮肤 3cm 左右,沿经脉循行往返匀速移动施灸,以患者感觉施灸路线温热为度。循经往返灸有利于疏导经络,激发经气。

(4)温针灸:是针刺与艾灸相结合的一种方法。在留针过程中,可将艾绒搓成团捻裹在针柄上点燃,通过针体将热力传入穴位。针刺得气后,将毫针留在适当的深度,取约 2cm 长艾卷一节,套在针柄上,从艾卷下端点燃,直到艾条烧完为止。或在针柄上装裹如枣大的艾绒团,从下端点燃施灸。使热通过针身传入体内,达到治疗的目的。

(5)电子艾灸:采用专用多功能电子艾灸仪进行治疗,可克服艾灸燃烧冒烟、污染环境、操作不便等缺点。一般选取仰卧位或坐位,将专用隔热垫(内含艾绒)置入艾灸电极腔内按实,根据辨证取穴,男科疾病常选取腰腹部和四肢穴位,用可调式松紧缚带将灸头缚在被灸的穴位上,温和灸温度一般控制在 38~41℃,以患者耐受为宜,如需化脓灸可适当调高温度,时间控制 30 分钟至 1 小时,也可进行温针灸。

3. 适应证　《医学入门》:凡病"药之不及,针之不到,必须灸之。"灸法具有独特的作用,并可以弥补针刺之不足。《灵枢·官能》篇指出:"针所不为,灸之所宜。"艾灸在男科临床应用范围比较广泛,可用来治疗风、寒、湿邪为患的精浊病以及气血虚弱、阳气不足引起的少弱精子症、阳痿、性欲低下、缩阳症等。《本草正》指出:"艾叶,能通十二经……善于温中,逐冷,行血中之气,气中之滞。"其温补中气、回阳固脱的作用可用于治疗遗尿、房事昏厥、阴冷症、疝气等;其消瘀散结作用可于疮痈初起、瘰疬、慢性附睾炎、阴茎硬结症、阻塞性淋巴管炎、疖肿未化脓者。常灸大椎、关元、气海、足三里等腧穴,起到增强抗病能力,防病保健的作用。隔姜灸能解表散寒、温中止痛,用于寒聚肝脉之精浊病、阳痿、慢性子痈、子痰等。隔蒜灸清热、解毒、杀虫,可用于阴囊疮疡、疥疮等。附子饼灸温肾壮阳,常用于命门火衰而致的遗精、阳痿、早泄、不育症等。温针灸具有针刺和艾灸的双重作用,一般针刺和艾灸的共同适应证均可运用。

4. 注意事项　灸法比较安全,但是对于某些禁忌灸法的穴位,也要注意禁用与忌用。如《针灸聚英》禁灸穴歌:"禁灸之穴四十五,承光哑门及风府,天柱素髎临泣上,睛明攒竹迎香数,和髎颧髎丝竹空,头维下关与脊中,肩贞心俞白环俞,天牖人迎共乳中,周荣渊液并鸠尾,腹哀少商鱼际位,经渠天府及中冲,阳关阳池地五会,隐白漏谷阴陵泉,伏兔髀关委中穴,殷门申脉承扶忌。"上述有些穴位现代临床广泛运用未见明显不良反应,但古人提出以上的禁灸穴位,值得临床注意。

(1)施灸时,应注意用火安全,防止艾绒脱落,烧损皮肤或衣物,甚或发生火灾。

（2）灸法如用之不当，也可产生不良后果。凡实证及阴虚发热者，一般不宜用灸法。《伤寒论·辨太阳病脉证并治中》说："微数之脉，慎不可灸……火气虽微，内攻有力，焦骨伤筋，血难复也。"

（3）颜面五官和有大血管的部位不宜施疤痕灸。

（4）因施灸过后，局部出现小水疱，只要注意不擦破，可任其自然吸收。如水疱较大，可用消毒的毫针刺破水疱，放出水液，或用注射器抽出水液，再涂以甲紫，并以纱布包敷。

（5）施行化脓灸者，灸疮化脓期间，保持局部清洁，防止污染，可用敷料保护灸疮，待其自然愈合。并因护理不当并发感染，灸疮脓液呈黄绿色或有渗血现象者，可用抗菌消炎药膏、涂敷。

（6）使用电子艾灸时候注意用电安全，使用前注意调试温度，预防触电和烫伤。

三、挑治

挑刺技术属于古代针法中"毛刺"的范畴，挑刺使用的针具属于古代九针中的"镵针"，此法在民间广为流传，对多种病证均有良好的疗效。我们根据多年的临床实践，独创四种挑治手法：勾、提、摇、旋。勾：单纯挑动。提：上下提放。摇：平行摇动。旋：左右旋动。根据患者的具体证型选择挑治手法，虚证用勾、提法轻刺激，实证用摇、旋法强刺激。

1. 挑治法取穴原则　根据中医辨证取穴；选阳性反应点挑治；选背腧穴、夹脊穴；以痛为腧取穴；以脊髓神经节段分布取点等。

2. 操作方法

（1）挑筋法：先在穴位做个记号，常规消毒，0.5%～1%利多卡因表面麻醉，部分耐受力强且愿意不使用局部麻醉者，可不用麻醉。左手固定挑治点，右手持消毒后的专用挑刺针沿麻醉皮丘处刺入达皮下，抬高针尖并慢慢摇摆之，挑断皮下白色纤维样物数根，即将针刺入皮下后旋转勾住数根纤维样物，轻轻摆动，滑动，后再将其挑断，挑尽为止。术后用常规消毒，敷盖无菌纱布用胶布固定。一般对于实患者采用强刺激，针挑频率较高（60～80次/分），甚至可以适当少量放血；对虚证采用弱刺激，针挑频率较低（30～40次/分），挑断纤维后迅速按压挑治点。

（2）挑点法：以右手拇指和食指捏住针柄，中指扶持针体的一侧，左手中指或食指轻微按压皮肤挑刺的部位。右手操作时针体与皮肤成30°～60°角，右手小指固定部位，使拇指食指进针平稳，快速将针尖压向皮肤挑刺部位，当压出凹陷时，针尖刺入皮肤后，快速将针尖挑起。如此在所挑刺的部位连续挑刺。

3. 适应证　挑刺可常用于少、弱精症、精索静脉曲张致不育症、气滞血瘀型阳痿、慢性前列腺炎、遗尿、慢性附睾炎、盆腔疼痛综合征、慢性腰痛等。

4. 注意事项　术前术后严格消毒，术后必须保持局部清洁，3～5 日内注意消毒术口，以防感染。操作时尽量采用卧位，根据病情和患者体质选取适当的治疗量，以免晕针发生。有出血倾向和严重心、肝、肾病者忌用本法。

四、耳穴疗法

耳针疗法是通过刺激耳穴以防治疾病的一种方法。耳与经络是有密切关系的。《灵枢·经脉》篇中六条阳经的经脉分别循行到耳中和耳的周围，如《灵枢·脉度》篇有"肾气通于耳，肾和则耳能闻五音矣"。中国运用耳穴诊治疾病历史悠久，历代医学文献中也有用针、灸等方法刺激耳穴以防治男科疾病的记载。

1. 耳针的取穴原则　耳穴疗法有多种穴位选择方法，如根据中医理论选穴：根据中医脏腑经络学说及其生理病理关系选穴，如睾丸炎，选肝穴，因肝经循行"过阴器、抵小腹"；阴囊湿疹选肺穴，是根据"肺主皮毛"的理论；尿痛取小肠穴，因"心火移热于小肠"以及"心与小肠相表里"。根据病变部位选穴：根据病变的部位，在耳廓上选取相应部位的耳穴，如腰痛选肾穴；睾丸疼痛选睾丸穴；慢性盆腔疼痛综合征选精宫穴等。根据现代医学知识选穴：如更年期综合征选内分泌穴；房事昏厥、阴冷选肾上腺穴；早泄、阳痿选睾丸穴等。根据临床经验选穴：如睾丸炎、附睾炎发热选热穴、耳尖穴、屏尖穴；阴囊湿疹、包皮龟头过敏性水肿选对屏尖穴等。以上方法可单独使用，亦可两种或两种以上方法配合使用，如阳痿选肾、心、神门、内分泌、皮质下、睾丸、外生殖器；肾阴虚型少精症选神门、内分泌、睾丸、肝、肾、心、内生殖器、交感等。力求少而精，耳穴多用同侧，亦可取对侧或双侧。现将男科常用的耳穴及位置、主治分述如下。

(1)神门：在三角窝内，对耳轮上脚的下、中 1/3 交界处。可调节大脑皮层兴奋与抑制过程，有镇痛、镇静、抗过敏、消炎等功能。用于治疗疼痛性疾病，如睾丸炎、附睾炎、阴囊血肿、阴囊脓肿所致的疼痛；性功能障碍，如阳痿、早泄、不射精、遗精等；精神类疾病如失眠、多梦、烦躁等；过敏性、炎症性病变，如阴囊湿疹、股癣、过敏性包皮龟头水肿等。

(2)交感：在对耳轮下脚与耳轮内侧交界处。对自主神经系统有调节作用，解痉镇痛，可用于前列腺痛、尿道痛；对血管有舒张作用，可用于精索静脉曲张等。

(3)皮质下：在对耳屏内侧面。具有调节大脑皮层和皮层下自主神经中枢的兴奋和抑制过程的作用。可用于治疗与精神、神经系统有关的病症，如性欲下降、遗精、早泄、阳痿、失眠、多梦及疼痛性、炎症性疾病等。

（4）垂前：在耳垂正面第四区。具有镇静安神、健脑等功效。可用于性功能下降、失眠、多梦、头晕、健忘等。

（5）内分泌：在屏间切迹底部。是调节内分泌系统功能的经验穴，对生殖功能等有良好的调节作用。可用于治疗生殖系统病症，如阳痿、早泄、不射精、不育症、更年期综合征，过敏性和变态反应病症，如龟头固定性药疹、阴囊湿疹等。

（6）肾上腺：在耳屏下部外侧缘。是调节肾上腺功能的经验穴，具有增强机体应激能力、抗过敏、消炎等作用。可用于腮腺炎合并睾丸炎、房事昏厥、阴冷、缩阳症、瘾疹、阴囊湿疹等。

（7）脑点：在对耳屏尖与轮屏切迹间的中点。是调节脑垂体功能的经验穴，对人体的生长发育、生育功能等有调节作用。可用于第二性征发育迟缓、阳痿、遗精、不育症等，还可用于遗尿、房事昏厥、崩漏等。

（8）耳尖：将耳轮向耳屏对折时，耳郭上尖端处。具有消炎、退热、抗过敏、镇静醒脑、止痛等功效。可用于腮腺炎、睾丸炎、附睾炎、阴囊脓肿、急性前列腺炎等的发热期，也可用于阴囊湿疹等。

（9）肝阳：在耳轮结节处。具有平肝息风，疏肝止痛等功效。可用于肝气郁结，肝阳上亢之房事昏厥，或艾滋病后期，属肝风内动型。

（10）风溪：位于耳舟部，指、腕两穴之间。抗过敏的经验穴。可用于阴囊湿疹、包皮阴茎过敏性水肿等。

（11）屏尖：耳屏上部外侧缘。具有祛风止痒、清热解毒、泄热止痛等功效，是退热要穴。可用于腮腺炎合并睾丸炎、附睾炎、阴囊脓肿等疾病退热、疼痛性疾病及阴囊湿疹、包皮龟头过敏性水肿等。

（12）对屏尖（平喘）：对耳屏的尖端。有祛风止痒，清热解毒等功效。可用于治疗阴囊湿疹、包皮龟头过敏性水肿、睾丸炎、附睾炎等。

（13）心：在耳甲腔中心最凹陷处。有宁心安神，通脉止痛，清火退热之功效。可用于失眠、多梦、心悸、怔忡、阳痿、早泄、遗精、不射精、房事昏厥、缩阳症、不育及心血管疾病等。

（14）肺：在心穴的上、下、外三面。有宣肺通脉，疏风解表的功效。可用于阴囊湿疹、传染性软疣、湿疣、疱疹及其他皮肤病等。

（15）肝：耳甲艇的后下部，胃、十二指肠穴的后方。有疏肝理气，清肝明目，养肝益血等功效。可用于睾丸炎、附睾炎、疝气、阴囊湿疹、精索静脉曲张、血精、更年期综合征。

（16）脾：在肝穴下方，耳甲腔的外上方。具有健脾利湿，化生气血等功效。可用于血精、尿血、不育症、消化系统疾病如消化不良、腹胀、慢性腹泻、胃痛等。

(17)肾:对耳轮上、下脚分叉处下方,小肠穴直上方。具有补肾固精,滋阴壮阳,调理膀胱等功能。可用于泌尿系疾患,如尿道炎、前列腺炎、精索炎、尿失禁;生殖系疾病,如性欲低下、阳痿、早泄、遗精、滑精、阴缩、不育、精索静脉曲张;还可用于腰痛,耳鸣,失眠,眩晕,颈、腰椎骨质增生,妇科疾病等。

(18)小肠:在耳轮脚上方中 1/3 处。具有清利湿热之功。可用于尿频、尿急、尿痛、尿血及心悸心慌等症状者。

(19)膀胱:在耳轮下脚的下缘,大肠穴直上方。具有通调水道,补肾益气等功效。可用于膀胱炎、尿道炎、尿潴留、血尿、前列腺炎、遗尿症等。

(20)三焦:耳甲腔底部内分泌穴上方。具有通利水道的功能。可用于癃闭、阴囊水肿、遗尿等。

(21)精宫(子宫):在三角窝耳轮内侧缘的中点。具有补肾养肝,调理冲任等功能。可用于早泄、阳痿、遗精、滑精、不育、前列腺炎、精索静脉曲张、月经不调、白带、痛经、盆腔炎等疾病。

(22)外耳:屏上切迹前方近耳轮部。具有滋肾潜阳,泻火止痛等功效。可用于阳强。

(23)外生殖器:在对耳轮下脚上缘相平的耳轮处、与交感穴同水平。可用于阳痿,外生殖器炎症如附睾炎、睾丸炎、尿道炎等,会阴部皮肤病如包皮龟头炎、阴囊湿疹、阴茎硬结症、囊痈等。

(24)尿道:在对耳轮下脚下缘相平的耳轮处,与膀胱穴同水平。可用于尿道炎见尿频、尿急、尿痛等症状者。

(25)腹:在对耳轮上,与对耳轮下脚下缘同水平处。可用于腹腔、盆腔如前列腺炎、慢性盆底疼痛综合征、精囊炎等疾病,还可用于消化系统、妇科疾病。

(26)盆腔:在对耳轮上、下脚分叉处。可用于前列腺炎、慢性盆腔疼痛综合征、精囊炎等疾病,还可用于腰痛、盆腔炎。

(27)丘脑:在对耳屏内侧面正中线底部与睾丸穴之间。可提高大脑皮层兴奋性。可用于性欲低下、阳痿、早泄、不射精、遗精、不育等。

(28)热穴:在腰骶椎、腹、臀三穴的中间。具有镇痛、退热、扩张血管作用。用于睾丸炎、附睾炎、阴囊脓肿、阴囊坏疽。

(29)睾丸(卵巢):在对耳屏内侧前下方,是皮质下穴的一部分。可用于生殖系统如性欲下降、遗精、早泄、阳痿等疾病,还可用于头痛、失眠、多梦、记忆力减退和疼痛性、炎症性疾病等。

(30)枕:在对耳屏外侧面的后上方。可用于房事昏厥、阴囊皮肤病、神经系统疾病如后头痛,失眠等。

2. 操作方法　根据疾病需要确定处方之后。消毒:用 75％酒精或先用碘酒,后用 75％酒精脱碘。针刺:根据需要选用 0.5 寸短柄毫针耳穴毫针针刺。毫针进针时以左手固定耳廓,右手进针。进针深度以穿破软骨但不透过对侧皮肤为度。毫针一般留针 20～30 分钟,慢性病可留针 1～2 小时或更长。留针期间可间隔轻刮针柄。出针后用消毒干棉球压迫针孔,防止出血,再涂以酒精或碘酒,防止感染。揿针:用镊子持针柄,对准穴位,垂直刺入,使环状的针柄平整地留在皮肤上,用胶布固定于穴位上。耳穴压丸:可用磁珠、王不留行籽、塑料珠等,对准穴位,用胶布固定。可保留 1～3 天,

3. 适应证　大部分男科疾病均可应用,尤其是慢性、疼痛性、精神神经性的疾病。

4. 注意事项

(1)严密消毒,预防感染。若见针眼发红,病人又觉耳廓胀痛,可能有轻度感染时,应及时用 2％碘酒涂擦。

(2)对年老体弱的高血压、动脉硬化病人,针刺前后应适当休息。

(3)耳针亦可发生晕针,须注意预防和及时处理。

五、穴位注射

穴位注射,是在穴位中进行药物注射,通过针刺对穴位的刺激及药物的药理作用,从而调整阴阳,治疗疾病的一种治疗方法。

1. 选穴原则　选穴方法与毫针相同,一般一次选 1～2 个穴位,而且需要肌肉相对较厚的穴位。

2. 药物选择与剂量　不同的疾病根据中医辨证或疾病的病理选用不同的药物。如不育症、阳痿、性欲低下可选用鹿茸注射液、人参注射液;不射精用丹参注射液、当归注射液;疱疹、尖锐湿疣缓解期、顽固性阴囊湿疹可用黄芪注射液、卡介菌多糖核酸注射液、转移因子注射液;迟发型性腺功能减退症用胎盘组织液;前列腺炎、附睾炎可用香丹注射液、抗生素、鱼腥草注射液、清开灵注射液;房事昏厥可用高丽参注射液、生脉注射液。其他常用的还有 5％～10％葡萄糖溶液、生理盐水、维生素 B_1、B_{12}、阿托品、0.5％～1％普鲁卡因、各种组织液等。根据病情需要,选用宜作肌肉注射的药物即可。注射剂量:因药物及注射部位不同而有差异,如四肢及腰部肌肉丰厚处,可注入 2～5ml,而头面及耳郭等处,一般只注 0.3～0.5ml;中药浸出液可注入 1～2ml;抗生素或其他药物,以原药物剂量的 1/5～1/2 为宜。

3. 操作方法　根据注射部位的具体情况和药量的不同,选择合适的注射器和针头,常用 2～5ml 注射器、5～6 号的注射针头。常规消毒局部皮肤后,

将针头按照毫针刺法的角度和方向的要求,快速刺入皮下或肌层的一定深度,并上下提插,出现针感后,若回抽无血,即将药物注入。每日或隔日、隔数日一次,10 次为一个疗程。

4. 适应证　男科大部分疾病都可使用穴位注射疗法,阳痿、不射精、性欲低下、不育症、疱疹、尖锐湿疣;顽固性阴囊湿疹、更年期综合征、前列腺炎、房事昏厥、缩阳症等。

5. 注意事项

(1)注意药物的性能、药理作用、剂量、配伍禁忌、副作用和过敏反应。凡能引起过敏反应的药物,必须先做皮试。副作用较严重的药物,应谨慎使用。

(2)药液不能注入关节腔、脊髓腔和血管内。

(3)在主要神经干通过的部位作穴位注射时,应注意避开神经干,或浅刺以不达到神经干所在的深度为宜。如针尖触到神经干,患者有触电感,要稍退针,然后再注入药物,以免损伤神经。

(4)躯干部注射,不能过深,防止刺伤内脏。

六、三棱针

三棱针古称"锋针",是一种柄粗而圆、针身呈三棱形、针尖锋利的针具,用三棱针刺破血络或腧穴,放出适量的血液,或挤出少量的液体,或挑断皮下纤维组织,以达到治疗疾病的目的。古人称之为刺络或刺血络。

1. 三棱针取穴原则　根据中医辨证取穴与经验取穴。

2. 操作方法　三棱针的操作方法有点刺法、散刺法和挑刺法三种。点刺法:先在针刺部位上下推按,使郁血积聚一处,右手持针(拇、食两指捏住针柄,中指指端紧靠针身下端,留出 1～2 分针尖),对准已消毒的部位迅速刺入 1～2分,立即出针,轻轻挤压针孔周围,使出血数滴,然后用消毒棉球按压针孔。

散刺法:在病灶周围皮肤上下左右浅部点刺,使其出血。

挑刺法:同挑治法,以左手按压施术部位的两侧,使其皮肤固定,右手持针,将腧穴或反应点的表皮挑破,深入皮内,将针身倾斜并轻轻地提高,挑断部分纤维组织,然后局部消毒,覆盖敷料。

3. 适应范围　热证、血瘀证、实证男科疾病。

4. 注意事项　注意无菌操作,以防感染;点刺放血时,宜轻、宜浅、宜快,出血不宜过多。勿刺伤深部大动脉;气血两亏的虚证及常有自发性出血或损伤后出血不止的患者,不宜使用。

七、皮肤针

皮肤针包括"梅花针""七星针""十八罗汉针"。属丛针浅刺皮部法,是由多支不锈钢短针集成一束,叩刺人体体表一定部位,以防治疾病的一种方法。十二皮部与人体经络、脏腑联系密切,运用皮肤针叩刺皮部以调节脏腑经络功能,促进机体恢复正常。

1. 取穴原则　按中医理论或神经节段理论选取相应部位或穴位。

2. 操作方法　局部常规消毒后,手握针柄的后段,食指压在针柄中段,使用手腕之力进行弹刺使针尖垂直叩打在皮肤上,并立即提起,反复进行。叩刺的强度有轻、重之分,轻叩用力稍小,使局部皮肤潮红、充血即可;重叩用力较重,以皮肤微出血为度。

3. 适应范围　慢性男科疾病。

4. 注意事项　局部皮肤有外伤及溃疡者,不宜使用;针尖必须平齐、无钩,叩刺时针尖必须垂直而下,以减少疼痛;针具及叩刺局部皮肤均应注意消毒,重叩后,局部皮肤应进行清洁及消毒,以防感染。

八、皮内针(埋针)

皮内针是将特制的小型针具固定于腧穴部的皮内做较长时间留针的方法,属于"埋针法"。针刺入皮肤后,固定留置一定的时间,给皮肤以持续的刺激,可以调整经络脏腑功能,达到防治疾病的目的。

1. 皮肤针取穴原则　根据中医辨证与经验取穴,避开关节皱褶处,以不影响身体活动为主。

2. 操作方法　"图钉型"皮内针也称"钦针",多用于耳部埋藏,即耳针法。"麦粒型"皮内针可应用于身体大部分腧穴,用镊子夹持针柄,对准腧穴,沿皮下刺入 0.5~1cm,针柄留于皮外,用胶布固定。

埋针时间视疾病而异,一般以 2~3 天为宜,秋冬季节可适当延长。埋针期间,埋针处可每天用手按压数次,以加强刺激,增强疗效。

3. 适应范围　慢性男科疾病。

4. 注意事项　皮肤有化脓性炎症或破溃处,不宜埋针;埋针期间,注意清洁避免针处着水;夏季出汗较多,埋针时间不宜过长,以防感染。

九、火针

火针又称"燔针",是将特制的无毒的不锈钢粗针,用火烧红之后刺入一定部位以治疗疾病的方法。具有温经散寒、活血化瘀、软坚散结、祛除腐肉的作用。

1. 操作方法　是用 20~22 号粗针或缝衣针为工具,在火上烧红后,快速刺入已作常规消毒的人体一定部位,立即出针后,以消毒纱布包敷创口。

2. 适应范围　尖锐湿疣、传染性软疣、囊痈不破、囊脱腐肉及气滞血瘀型、寒湿内聚型男科疾病。

3. 注意事项　使用火针时,避开血管、肌腱、神经干及内脏器官,以防损伤;施行火针后,保护针孔,以防感染;火针刺激强烈,体质虚弱者及孕妇慎用或不用。

十、电针

电针是毫针针刺穴位(包括体穴、耳穴)得气后,在针上通以微量电流,刺激穴位,从而达到治疗目的的一种方法。应用器材:电针治疗仪目前多用晶体管元件构成,是采用振荡发生器输出脉冲电流。

1. 电针取穴原则　与毫针针刺相同。

2. 操作方法　施行电针治疗前,先进行补泻手法操作后,把电针治疗仪上的输出电位器调至"0"值,针刺穴位得到针感后,将一对输出导线,分别连接在两根针的针柄上,然后拨开电源开关,选择所需的波形和频率,逐渐调高输出电流至所需的电流量,使病人出现能耐受的酸麻感为止。电针治疗中,穴位经过持续刺激一段时间,人体适应后,刺激感逐渐变弱,此时可适当加大刺激量或改变频率,以保持恒定的刺激作用。每次通电时一般为10~20分钟。治疗完毕,先把电位器慢慢调至"0"值,关闭电源,拆去输出导线,再出针。

3. 适应范围　适用于大部分男科疾病。

4. 注意事项　电针刺激量较大,需防止晕针;调节电流量时,应逐渐从小到大,不能突然增强,防止引起肌肉强烈收缩,造成弯针、断针;严格按照电针治疗仪说明控制输出电压与电流,以免发生触电危险。直流电或脉冲直流电有电解作用,易引起折针或灼伤组织,不宜作电针机的输出电流;应避免电流回路通过心脏;如电流输出时断时续,可能是导线接触不良所致,应检查治疗仪后再使用。

十一、埋线

埋线是将特制羊肠线或可吸收线埋植在穴位内,利用该线对穴位的持续性刺激作用来治疗疾病的一种方法。

1. 埋线选穴原则　根据中医辨证取穴及经验取穴。

2. 操作方法

应用器材:0~1号的羊肠线、皮肤缝合针或埋线针、持针器、剪刀、镊子、注射器,0.5%~1%普鲁卡因、敷料。现有专用埋线套装器械供临床使用。

(1)穿刺针理线:常规消毒穴位皮肤,镊取一段1~2cm长已消毒的羊肠线,放置在腰椎穿刺针管的前端,后接针芯,或用专用埋线针(已内置可吸收线),左手拇、食指绷紧或捏起进针部位皮肤,右手拿针,刺入穴位至所适当的深度;出现针感后,边推针芯,边退针管,将羊肠线埋植在穴位的肌层内或皮下组织,敷盖消毒纱块。

(2)三角缝针埋线:在距离穴位两侧1~1.5cm处,标记进针点。常规消毒后,在标记处用0.5%~1%的普鲁卡因做皮内麻醉。用持针器夹住带羊肠线的皮肤缝合针,从一侧局麻点刺入,穿过穴位下方的皮下组织或肌层,从对侧局麻点穿出。捏起两针孔之间的皮肤,紧贴皮肤剪断两端线头,放松皮肤,轻轻揉按局部,使肠线完全埋入皮下组织里,敷盖消毒纱块。每次可用1~3个部位,一般20~30天埋线一次。

3. 适应范围 不育症、慢性前列腺炎等慢性男科疾病。

4. 注意事项 严格无菌操作,线头不得外露,术后1~2天不要污染针孔,以免感染。如发现化脓感染,应及时处理;操作宜轻巧,用力均匀,避免断针;神经干及大血管分布的表浅部位,避免埋线,以防损伤;胸背部埋线不宜过深,防止刺伤内脏;感染或溃疡的部位,不宜埋线。

十二、头针

头针是通过针刺头皮上特定的刺激区来治疗疾病的一种方法。

1. 头针取穴 常选用生殖区:从额角处向上引平行于前后正中线的2cm长直线。足运感区:在前后正中线的中点旁开左右各1cm,向后引3cm长的水平线。胃区:从瞳孔直上的发际处为起点,向上取平行于前后正中线2cm长直线。

2. 操作方法 根据临床体征选定刺激区,采取坐位或卧位,局部常规消毒,常用26~28号、1.5~2.5寸长的毫针,进针时针与头皮呈30°左右夹角,用夹持进针法刺入帽状腱膜下,达到该区的应有长度后,要求固定不能用提插法,可使用捻转法,促进得气,使针身左右旋转,每次2~3转,每分钟要求捻转200次左右,捻转2~3分钟,留针5~10分钟。反复多次操作后出针后用于棉球按压针孔,以防止出血。连续10~15次为一个疗程,然后休息几天,再开始下一疗程。

3. 适应范围 功能性阳痿、不育症、早泄、气滞血瘀或阴虚火旺型慢性前列腺炎具有下腹部疼痛、会阴部疼痛、失眠、头痛、抑郁等症状者。

4. 注意事项 头部针刺易于出血,起针时要注意用干棉球按压针孔,并要注意局部常规消毒,以防感染;由于捻针时间较长,要时刻注意观察患者的表情,以防止晕针;出针后注意清点针具,以免头发遮盖,遗留针具在头上。

十三、穴位贴敷(天灸)

穴位贴敷疗法是按照中医经络学说,在辨证论治的基础上,将药物敷贴在体表的特定部位上来治疗疾病的一种方法。本疗法能刺激穴位,疏通经络,调和气血。此方法简单,使用方便,患者无痛苦,因而临床应用极为广泛。

1. 穴位贴敷取穴原则　同毫针取穴原则,每次约4～5穴位。

2. 操作方法　按照疾病的辨证分型选用相应单味或多味复方药物,粉碎或研细末,可用蜂蜜或姜汁等调成黏稠膏状,使用时取适量捏成直径约2.0cm,厚3mm圆片状,使用专用敷料,贴于穴位上,药物使用前,按病证可点上麝香等引经药,一般药物可贴1～2小时,部分药物有较强的刺激性,时间应相应缩短。

3. 适应证　适用于各种慢性男科疾病。

4. 注意事项

临床上应按辨证选取相应药物与穴位,药物配好后应置于冰箱保存。部分药物有较强刺激性,局部皮肤起泡;过敏体质者嘱其注意有否出现过敏反应,以做相应的处理。

十四、中药保留灌肠

中药灌肠疗法是将中药煎液或中药颗粒配方剂调配液或中成药液体制剂从肛门灌入以治疗疾病的方法。根据具体的病证,选择合理的中草药配方调制药,或用散剂、中成药调配备用。

1. 操作方法

(1)选用一次性灌肠袋,可使用管径较细的一次性吸痰管代替灌肠管,以减轻患者不适。

(2)扭紧开关夹,将所用药液倒入灌肠袋内(成人一般50～100ml左右)。

(3)一般选取侧卧位,双膝屈曲;或俯卧位,双膝屈曲,臀部略抬高,以保留药液。

(4)灌肠管头以石蜡油涂抹润滑,然后拧松开关夹,放出液体并排除管内空气,捏紧灌肠管,轻缓地插入肛门内约10～15cm,漏斗部的位置要高于臀部,使药液慢慢流入肠内。

(5)待药液流完后,立即捏紧导管,慢慢将灌肠管从肛门内抽出并适当处置,防止污染。

(6)嘱患者保留药液,必要时可用便纸压肛门数分钟。

2. 适应证　慢性前列腺炎、前列腺增生症、精囊炎等。

3. 注意事项　灌肠前最好让患者先排空大便,必要时可先行清洁灌肠,以利于药物的吸收;药液温度以37℃为宜;操作手法要轻柔,尽量避免黏膜损伤,特别是合并有痔疮、肠道肿瘤者。

第二节　男科常用物理治疗方法

一、前列腺多效应治疗仪

前列腺多效应治疗仪是集远红外热疗、磁疗、振动按摩多种功能于一体的现代理疗仪器。通过上述多种物理因子释放的物理能量作用于人体，在作用区引起各种生物物理和生物化学变化，继而产生一系列病理生理过程的变化，通过这些改变来最后达到解痉镇痛、化瘀消肿、促进血液循环的作用。

1. 操作方法　嘱患者取侧卧位，裤子退至大腿上 1/3 处；肚脐下关元或气海穴处贴强力磁铁；把专用薄膜套套在按摩振动探头上，并涂上石蜡油；嘱咐患者深呼吸放松，轻轻将探头插入肛门 5~7cm 处，按开始按钮，调节强度至患者感觉无明显不适为止，做好后用大毛巾遮盖臀部并询问患者有无不适。治疗时间约为 30 分钟，每天或隔天一次，15 次为一个疗程。

2. 适应证　各型慢性前列腺炎。

3. 注意事项　各连接线牢固，避免拉扯、弯曲、旋转、扭曲；治疗前设置好温度高低和震动级别，以便达到有效的治疗效果；切勿戴手表操作仪器的治疗探头；治疗室不可将探头对着人眼部，以免损伤眼部；严禁摔打、跌落治疗探头；治疗探头如果发烫，禁止使用；治疗过程中个别患者大便次数及物理性质有所改变，治疗结束后自动消失；对植入心脏起搏器或机械性假肢的患者禁止使用此仪器治疗；痔疮患者发病期和前列腺癌患者禁用。

二、男性性功能障碍治疗仪

利用脉冲刺激、负压吸引、气动按摩、水动按摩等，直接作用于相关穴位和阴茎组织血管，促使动脉血管扩张，加大加快血液流量，促使阴茎快速勃起，促使阴茎海绵体快速充血，对改善阴茎根部纤维组织和增加海绵体白膜厚度起到积极的作用。

1. 操作方法　开机前明确患者所需的治疗方式（电频震荡疗法、负压抽吸及水按摩疗法及综合疗法），水箱内注满蒸馏水至所需刻度，连接好各种管道，注意各种管道的正确连接，治疗前先进行参数设置。负压和水按摩疗法：温度：夏天40~43℃，冬天 43~45℃；取仰坐位，把吸管套住阴茎；低频电极粘贴于相应的穴位上，调整适当的负压压力及电流强度，嘱咐患者可自己随时调整压力，以舒适为标准。

2. 适应证　阳痿、早泄、不射精、阴茎短小症等。

3. 注意事项　患者重度劳累、饥饿时不宜治疗；严格执行一人一管，防止交叉感染；对已经用过的负压管进行严格消毒；阴毛和睾丸避免嵌入负压管中，否则影响负压、和排水；乳胶管保持通畅，防止堵塞或漏水；阴茎皮肤破损或新疤痕未愈合、严重心脑血管疾病、性病患者、包茎、重度包皮过长和生殖器痛性勃起病史者以及血液病、血小板减少或其他出血性疾病慎用。

三、性功能障碍综合治疗仪

综合利用红外照射技术、超低频数控电脉冲技术、毫米波照射技术、音乐疗法，并结合中医辨证取穴，调节脏腑阴阳，提高男性性功能。

1. 操作方法　患者平卧，把 1 号电极板套上用生理盐水泡湿之纱块，放置于患者腰骶部，2 号电极置于患者肾俞穴上，将剩余电极连接电极片后按顺序贴于相应的穴位上；将毫米波输出探头置于患者合谷穴上，绷带固定，松紧适宜；将红外照射灯至于患者下腹部，下腹部衣物需解开暴露皮肤后打开红外照射；启动电源，强度大小以患者耐受为度，治疗时间 30 分钟，每日或隔天一次。

2. 适应证　男性性功能障碍

3. 注意事项　电极板必须与皮肤直接接触才能和其他电极形成回路，电极必须用纱布完整包裹，否则患者则有触电感；红外照射部位必须暴露皮肤，以免衣物及皮带或者金属物吸收红外照射的热量烫伤皮肤，并导致进入到患者体内的红外剂量减少不利于治疗；治疗强度因人而异，尽量做到从小剂量开始。

四、微波穴位照射

微波治疗仪主要应用微波在组织内部产生的热效应，改善局部血液循环，增强代谢过程，加强局部组织营养，提高组织再生能力，激活机体免疫系统的效果，从而达到解痉、止痛、促进炎症消散等临床治疗作用。微波主要应用热效应作用，而且这种热是在组织中产生的，故又称为微波透热疗法。

1. 操作方法　根据中医辨证选择合适的穴位，一般多选取下腹部、腰骶部、四肢穴位等；充分暴露照射部位，选择理疗模式，选择合适的微波频率和功率(通常频率选 40～50Hz，功率为 70W)，时间为 20 分钟左右，每日 1 次。

2. 适应证　慢性前列腺炎/盆腔疼痛综合征、各种慢性炎症。

3. 注意事项　出血倾向、活动性肺结核、严重局部水肿、恶病质患者、体温调节障碍、感觉障碍者、心功能不全，安装起搏器者禁忌使用；仪器放在平稳、干燥通风处，防止强光照射，避免过热；对热不敏感者应慎用；严禁微波照射眼部、男性生殖器等。

五、超短波治疗仪

超短波治疗仪是男科常用的基本物理治疗仪器之一,通过电容电极输出能量,在高频电场的作用下,使机体患部的分子和离子在其平行位置振动,并相互摩擦而产生热效应,可增强血管通透性,改善微循环,促进药物吸收,调节内分泌,加强组织机体的新陈代谢,降低感觉神经的兴奋性,从而达到抑菌、消炎、消肿、止痛、解痉,促进血液循环等作用。

1. 操作方法 患者取舒适体位,治疗部位无需暴露,选用适当电极,对准治疗部位,并根据病变深浅和病情需要确定垫物(间隙)厚度。超短波电场治疗主要应用电容电极法,其电场的分布与电极放置方法、极板和皮肤间距大小密切相关,使用双极法,分为对置法与并置法,前者用于治疗深部或内脏病灶,后者用于表浅或病变广泛而较浅表的部位,以使电场的密集电力线通过靶物为原则。在实际工作中主要是根据病人的感觉,参考氖灯管亮度和仪表读数,而区分为如下剂量:1级(无热量):患者无温热感,氖灯管刚启动,光暗弱;2级(微热量):仅稍有微温感,氖灯管全亮,光暗淡;3级(温热量):有舒适温热感,氖灯管明亮;4级(热量):有明显热感,但能耐受,氖灯管明亮。

2. 适应证 用于男科炎症疾病。急性期用无热量,慢性期用微热及以上剂量。

3. 注意事项 有出血倾向者、低血压、心力衰竭、活动性结核、恶性肿瘤装起搏器及心瓣膜置换者忌用;治疗部位应充分暴露,不能隔衣服使用;与电极板接在一起的连接输出线的位置应避免与患者或者带电体或能量吸收物体相接触,两条输出线不要交叉或打圈。

六、电脑中频及离子导入

中频治疗仪一方面利用带电的离子定向运动,消除细胞膜的极化现象,使离子的浓度及分布发生显著变化,从而使组织的生理代谢发生改变。另一方面通过作用于淋巴管壁和血管壁的神经感受器,通过自主神经中枢反射到局部,出现毛细血管的扩张,血管壁的渗透性增加,改善血液供给和营养,提高组织细胞的生活力,使其再生过程得到加强。中频治疗仪具有活血通络,行气止痛之功效。

1. 操作方法 根据中医病证选取部位或穴位,先用清水或酒精清洁治疗部位,将纱布取用药液浸湿后贴于治疗部位,再将电极套入套内,用弹力绷带固定。将强度按钮调至 0 位后再开始,慢慢将输出调至人体所能耐受之最大强度,治疗时间一般为 20 分钟,治疗结束后将强度调整至 0 位。每日或隔日治疗 1 次,一个疗程 7~10 天。

2. 导入药物 ①中药及西药注射液;②中药经验处方药液,按具体疾病及辨证分型选用。

3. 适应证 尤适用于男科各种痛证、慢性炎症。

4. 注意事项 仪器工作时,应远离强电器(如冰箱、洗衣机、微波炉及高频设备等),不要与其共用一个插座,以防止干扰和出现刺激;治疗中输出线的两极切勿相碰,以免引起短路而损坏仪器,从而严重降低治疗效果;人体皮肤干燥,有自然分泌物,容易造成接触不良,对治疗造成不良的影响,治疗前应清洁皮肤,并使其保持湿润;与患者接触的电极,在每位患者治疗完毕时,使用医用酒精棉球擦拭消毒;对皮肤破损、溃疡处应避免粘贴电极片;不要在心脏两侧粘贴电极片避免电流通过心脏。

七、低频电子脉冲治疗仪

低频电子脉冲治疗仪可输出各种强度、频率的脉冲电流,经毫针或皮肤电极送入人体刺激穴位,实现无针化、无创伤性针灸治疗。

1. 操作方法 治疗前确定各强度输出按钮和电源开关均处于关闭状态,连续频率调节旋钮应置0位置。根据辨证取穴,用生理盐水充分浸湿的皮肤电极板紧贴于皮肤表面穴位上,并紧固;电极夹的插头插入仪器输出插孔。启动电源开关,选择所需的波形和频率;缓慢调节输出强度电位器到合适位置;治疗结束,将所有旋钮退回到正常位置,取下针夹或皮肤电极。

2. 适应证 同男科毫针针刺,尤适用于惧怕针灸者。

3. 注意事项 应避免在短波或者微波设备附近使用,防止输出不稳定。

第二篇 各 论

第一章 男性不育症

一般认为,未采取避孕措施的育龄夫妇,90%在婚后 12 个月内应当怀孕,若婚后 1 年以上未生育,就应该考虑不育症的可能。世界卫生组织(WHO)规定,夫妇未采用任何避孕措施同居生活 1 年以上,由于男方因素造成女方不孕者,称为男性不育症。具体来说,它是指由于精子产生、成熟、运输或射精能力缺陷等所引起的不能生育。男性不育症不是一种独立性疾病,往往是一种或多种疾病或致病因素造成的结果。男性不育可分为绝对不育和相对不育。绝对不育是指完全没有生育能力者,例如无睾症。相对不育是指有一定的生育能力,但低于达到女方怀孕的临界值,例如少精子症、弱精子症、畸形精子症等。根据男性不育的发病过程,又可分为原发性不育和继发性不育,前者是指从未使女方受孕,后者是指夫妇曾有生育史,或女方曾有怀孕、流产史,但以后由于各种因素干扰了生殖过程的某些环节,导致连续 1 年以上仍不能受孕者。本章主要介绍相对不育的针灸治疗方法。

不育之词最早见于《周易》"妇孕不育",对于不育症的治载,商周时代的《山海经》一书中就有认识。针灸治疗不育症有悠久的历史。《黄帝内经》为中医男科学的形成和发展奠定了坚实的理论基础,对男子性器官、生理特点及生长、发育和生殖规律、男科病的病因病机有详尽的认识,对男科疾病的治疗尤其是针灸疗法有详尽的记载,最早记载了男子先天、后天因素引起第二性征发育异常的表现,并将不育症称为"无子",并提到了精少、精时自下、阴痿、五迟等与不育相关病症。从《黄帝内经》开始,中医学运用针灸疗法治疗不育症有着丰富的记载,历代医书如《针灸甲乙经》《千金方》《外台秘要》《黄帝明堂灸经》《子午流注针经》《灸膏肓腧穴法》《扁鹊神应针灸玉龙经》《针灸大成》《针灸聚英》《针灸集成》《医宗金鉴》《金针梅花诗钞》等都记载了针灸治疗不育证的取穴、操作方法、禁忌证等。男性不育症归属于中医"无子""绝育""少精""失精""乏嗣""不育"等范畴。

一、病因病机

1. 肾精不足 禀赋不足,天癸不充;或房劳内伤,纵欲过度,频繁手淫,耗伤肾精;或温病后期热伤阴精,或增龄等而致肾精不足,精液异常。

2. 气血亏损 饮食不节,损伤脾胃,化生无源;或营养不良,脾失健运,水谷精微生化无源;或失血过多,久病体虚,气血虚少,精血同源,气血不足以化精,故精液异常。

3. 邪聚精室 感受外邪,循经下注,聚留精宫,生精阻滞;或房事不洁,湿毒内侵,秽浊流注,内留精宫,生精受阻,甚或成瘀,阻塞精道,精出无路。

4. 肝气郁结 情志不遂,气机不畅;或郁怒伤肝,肝失疏泄,气血不和,木克脾土,化源不足,日久筋痿,不能阳勃;或久举不射,难以授精,肾精受累而致精液异常。

5. 瘀血内阻 先天禀赋异常,脉络失畅,血滞囊中,血瘀气滞,精失所养;或跌仆外伤,手术误伤,肝络瘀滞,或邪热下注,伤及精室,久而化瘀,精失其养,而致精液异常,或瘀阻精道,无精不育。

6. 痰浊内阻 嗜食膏粱厚味,聚湿成痰;或脾失健运,水湿内阻,痰浊内聚,凝滞精宫而致精子化生不良。

7. 寒滞经脉 冒雨涉水,久居湿地,感受寒湿,下注外肾;或素体阳虚,脾肾两虚,寒湿内生,郁遏阳气,气不化精,精生不足。

8. 命门火衰 禀赋不足,真元亏虚,肾精虚少;或房事不节,纵欲过度,耗精伤阳,或年老久病,气血虚少,精生乏源。

9. 肝肾阴虚 酒色无度,房事不节,耗损肾阳;劳心太过,心阳不足;虚火亢盛,煎熬阴精,精稠不化;或五志过极,阴虚火旺,内灼精室,精液凝结。

二、治疗

1. 首选针灸疗法 本病的主要针灸疗法包括体针、灸法与挑治疗法。

(1)毫针疗法

1)辨证取穴与操作

[主穴] 第一组 关元 归来 足三里 三阴交

　　　　第二组 气海 大赫 太溪 地机

　　　　第三组 肾俞 大肠俞 次髎 昆仑

　　　　第四组 气海俞 关元俞 中髎 交信

4组穴位交替使用,结合配穴,每天1次或隔天1次,每次30分钟,30天为一个疗程。

①肾精不足

［主症］婚后不育,轻者可无明显症状,只见精液分析结果异常,重者见头目眩晕,耳鸣耳聋,健忘恍惚,两足痿软,发脱齿摇,性欲下降,遗精、滑精或早泄、阳痿,常见于特发性少、弱、畸性精子症、先天发育迟缓、慢性附睾炎和勃起功能障碍等。舌淡,苔薄白,脉细弱。

［治则］养阴培元,补肾强精。

［配穴］复溜、经渠或阴谷、中注。

［操作］四组主穴交替使用,配穴每次选2个,补法合青龙摆尾、导气法。

②肾阳不振

［主症］婚后不育,头目眩晕,面白无华,精神萎靡、形寒畏冷,神疲思睡,夜尿频数,性欲淡漠,举而不坚、早泄,滑精,常见于特发性少、弱、畸形精子症、精索静脉曲张、慢性附睾炎、性交或射精功能障碍、年老等。舌淡胖,边有齿印,苔薄腻,脉沉细无力。

［治则］培元补虚,温肾强精。

［配穴］命门、阴交或腰阳关、横骨。

［操作］四组主穴交替使用,配穴每次选2个,补法或灸法或温针灸合烧山火。

③肾阴亏虚

［主症］婚后不育,眩晕耳鸣,形体消瘦,口干咽燥,颧红面赤,面易烘热,心烦不寐,五心烦热,潮热盗汗,腰膝酸软,甚或欲念时起,阳事易举,早泄、遗精。舌红少津,苔少或剥,脉细数。

［治则］滋阴降火,益肾填精。

［配穴］曲泉、悬钟或复溜、至阴。

［操作］四组主穴交替使用,配穴每次选2个,导气法合青龙摆尾。

④气血亏虚

［主症］少气懒言,疲乏自汗,形体虚弱,心悸怔忡,夜寐不安,爪甲不荣,面色淡白,日久萎黄,甚或食少体衰,健忘多梦、性欲淡漠、举而不坚。舌质淡,舌苔薄,脉细弱。

［治则］健脾益气,养血生精。

［配穴］脾俞、章门或膈俞、大都。

［操作］四组主穴交替使用,配穴每次选2个,补法合青龙摆尾或烧山火灸法或温针灸。

⑤肝郁气滞

［主症］婚后不育,情志抑郁,寡言少欢,烦躁易怒,胁胀不舒,胸闷多叹,嗳气不舒,食少纳呆,便溏或结,久举不射,性欲下降,不思行房。舌边尖红,舌苔薄白,脉弦细。

〔治则〕疏肝解郁,理气通精。

〔配穴〕肝俞、期门或大敦、足临泣、脾俞。

〔操作〕四组主穴交替使用,配穴每次选 2 个,脾俞用补法,其余穴位用导气法或泻法合青龙摆尾。

⑥瘀血阻滞

〔主症〕婚后不育,阴囊下坠,睾丸或腹股沟疼痛胀闷,少腹、会阴牵引疼痛,甚或刺痛,青筋暴露,盘曲甚者触之蚯蚓团,或局部有肿块,触之疼痛,多见于精索静脉曲张、慢性附睾炎。舌黯或有瘀斑,脉涩或弦紧。

〔治则〕活血行气,化瘀通精。

〔配穴〕膈俞、血海或太冲、阴廉。

〔操作〕四组主穴交替使用,配穴每次选 2 个,泻法合赤凤迎源或白虎摇头。

⑦痰浊凝滞

〔主症〕婚后不育,形体肥胖,面部虚浮,眩晕昏冒,咽中梗阻,纳呆食少,泛恶欲吐,胸闷心悸,甚或性欲低下、阳痿、早泄,多见于肥胖、内分泌异常者。舌质淡胖有齿印,舌苔白腻,脉细或濡缓。

〔治则〕祛湿化浊,涤痰生精。

〔配穴〕太白、丰隆或胃俞、中脘。

〔操作〕四组主穴交替使用,配穴每次选 2 个,泻法合白虎摇头。

⑧精室湿热

〔主症〕婚后不育,口苦乏味,小便频数,甚或赤涩、余沥不净,肛周灼热,大便干结或溏泄,阴囊潮湿,瘙痒不止,时见滴白,会阴胀闷,甚或疼痛,遗精或阳痿,泌尿生殖系统感染、炎症者常见。舌质红,苔黄腻,脉滑数。

〔治则〕清热化湿,泄浊清精。

〔配穴〕阴陵泉、小肠俞或蠡沟、曲骨。

〔操作〕四组主穴交替使用,配穴每次选 2 个,泻法合透天凉或白虎摇头。

⑨寒滞肝脉

〔主症〕婚后不育,面色青白,形寒肢冷,阴囊挛缩,睾丸坠胀,少腹拘挛,疼痛不已,得热缓解,受寒加重。舌淡或青、舌苔白滑,脉沉伏或弦紧而迟。

〔治则〕暖肝散寒,温肾生精。

〔配穴〕神阙、横骨或然谷、大敦。

〔操作〕四组主穴交替使用,配穴每次选 2 个,补法,烧山火或灸法或温针灸。

2)辨治释义:关元穴为任、脾、肝、肾脉四经之交会穴,为元气所蕴藏,肾气所生发,十二经脉之本,五脏六腑之根,有培元固本、补肾壮阳之功,为治疗诸虚百损、元阳不足之要穴,实证或阴虚火旺可平补平泻,虚证宜灸宜补,培补肾中阳气,所谓"阳得阴助则生化无穷,阴得阳升则泉源不竭"。足三里为足阳明胃经所入之合土穴、下合穴,四总穴之一、马丹阳十二穴之一、回阳九针穴之一,胃经多气多血,故此穴经气充沛如海纳百川,补之主升,培元扶正,益血补气,升阳举陷,调理脾胃壮元阳,培补虚损益脏腑;泻之主降,导浊行滞,运化水谷,行气通经,升提清阳降浊阴,腐熟水谷助胃气,为强壮要穴。关元合用足三里,关元能调先天之元气,足三里可运后天之枢机,补之则温肾健脾,益气养血,养阴生精,平补平泻或泻之则清热利湿,行气调血,泄浊清精。归来为胃经穴,主调和,功善补益冲任,益肾生精,为治疗生殖泌尿系统疾病要穴。三阴交为肝、肾、脾三经交会穴,犹如中药之当归,补之既能健脾生血、滋肾生精、柔肝养阴,功专直补三阴、补血活血,善守而不走,泻之能运化积滞、疏理下焦、调护精室,功擅通达三经,祛邪生新,善走而不守,为生殖泌尿系统疾病常用穴。归来合用三阴交,补之则养阴生血、补肾益精力强,泻之则行气调血、祛湿导滞之力专。故关元、归来、足三里、三阴交四穴合用,补之既可温肾壮阳,益肾生精,又可健脾养胃,柔肝养血,泻之可行气化瘀,利湿导浊。

气海为任脉穴,先天元气聚会之处,具有补肾固精、补益元气、调理气机之功。可补一身元气,又能调和下焦气机,为男子生气之海,补之如釜底添薪,使肾气蒸腾,精津输布全身,浊阴自排,可调节心、脾、肺、肾脏气之虚弱以强壮全身;主治元气亏虚、宗气衰惫、久治不瘥之疾,为补虚要穴。大赫为足少阴肾经脉气所发,冲脉与肾经交会穴,内应精室,是下焦元阳升提之穴,水中之火穴,功善补肾升阳,温寒补虚,通调下焦,是治疗肾阳虚弱、阴寒下盛所致泌尿生殖系统疾病之要穴。气海与大赫相配,补之则可温肾健脾,升阳生精,平补平泻或泻之则可行气导滞,调理精室。太溪为足少阴肾经脉气所注之输土穴,亦为本经之原穴。补太溪能滋肾补虚,养阴生髓,滋阴降火,为滋阴之要穴。地机为足太阴脾经气血之所聚之郄穴,功善疏调,活血理血,健脾化湿,长于治疗血证。刺灸脾郄,可化瘀生新,活血而不伤正、利湿运化、健脾而旺气血,主治血证和脾失健运之中焦诸证。太溪与地机相合,补之则补肾滋阴而生精,健脾养血兼补气,平补平泻或泻之则活血化瘀生新血,利湿泻浊健脾胃。故气海、大赫、太溪与地机四穴合用补之既可温肾壮阳,濡养真元,又可补肾生精,益气养血,泻之可活血化瘀,利湿泄浊。

肾俞是肾脏之精气输注之处,肾为生殖发育之本,男子以藏精,既可滋肾养阴,益精生髓,又可温肾补阳,壮火培元,为治下元诸虚,精冷无子之要穴。大肠俞与肾俞同属足太阳膀胱经穴,是手阳明大肠经经气转输之背俞穴,既能清热利湿,理气通腑,又能行气活血,强腰健膝。肾俞与大肠俞合用,虚证补之可温阳补气,强腰生髓益精,实证泻之可活血通经,理气通腑化气。次髎穴属足太阳膀胱经,为泌尿生殖系统与大、小肠分野之处,与肾、肝、脾、胆及督脉等诸脉相通,泻之能活血通经,疏调下焦,补之能滋肾养精、涩精止遗,为治泌尿生殖系统疾病要穴。昆仑为足太阳膀胱经经气所行之经火穴,性善疏通气血,功主通经活络。次髎与昆仑合用,补之可滋肾养精、强肾涩精,泻之可理气活血,通络止痛。故肾俞、大肠俞、次髎与昆仑四穴合用,补之既可摄精补肾,生髓益精,濡养气血,泻之既可调理冲任,行气活血,清腑泄浊。

气海俞位于腰部,为元气转输于腰背部之处,性善疏调,能补肾培元,助肾纳气、调和气血,常用于肾虚血瘀之前后二阴疾病。关元俞属足太阳膀胱经,与任脉之关元穴相呼应,为元阳元气交汇之处,其性善温补,功能温肾壮阳,疏调下焦,通利小便,常用于肾阳虚衰、下焦虚寒所致生殖泌尿系统疾病。中髎为膀胱经与胆经、肝经交汇之处,功能调补冲任,补肾通络,常用于治疗前后阴疾病。交信为足少阴肾交于足太阴脾经之处,为阴跷脉气血深聚之郄穴,主血证,补之能补肾调血,平补平泻能调理冲任,摄护精宫,是治疗肾虚血瘀所致二阴疾病要穴。故气海俞、关元俞、中髎与交信合用,补之既可温肾强精,培元益气,养血生精,补肾生精,泻之可行气活血,化瘀通络,祛湿导浊。

四组主穴随证而调,可交替使用,补泻相兼。补之可培补元阳、温肾强精、益气养血、养阴生精,泻之可疏肝理气、清热化瘀、祛湿化痰、散寒通络,适用各证型不育症治疗。

复溜为足少阴肾经所行之经金穴,为本经母穴。经渠为手太阴肺经所行之经金穴,肾经之母经母穴,由于肾为水火之脏,金生水,补灸复溜、经渠属补母法,二穴合用,可使金水相生,滋养肾水、濡养肝木、调补心肾。阴谷为肾经脉气所入之合水穴,既能滋补肾阴,又能温补肾阳,阴阳双补,常用于治疗前阴疾病。中注为肾经与冲脉交会之处,肾之精水由此注入胞中,取此穴可促精气内注而旺盛。故阴谷与中注同用,补之可补肾强精,养阴培元,适用于不育症肾精不足证的配用。

命门穴属督脉,督脉为诸阳之海,"天之大宝,只此一丸红日,人之大宝,只此一息真阳",系元气之所在,真阳之所存,命门为脏腑之根,十二经脉之源,补之灸之能培补元阳,振奋阳气,为治疗命门火衰之要穴。阴交为任脉经穴,为任脉、冲脉、足少阴肾之会,三脉皆属阴,补之可培补下元,灸之温阳散寒。腰阳关属督脉,为督脉与足太阴膀胱经交通之关,阳气通行之处,督脉主一身阳气,又其位于腰部,腰为肾之府,功善温肾壮阳,强腰振痿。横骨穴属足少阴经、与冲脉之会,内应精宫而温肾阳、暖下焦,内连膀胱主促气化、通癃闭。故针灸四穴可温肾强精,培元补虚,适用于不育症肾阳不振的配用。

曲泉穴为足厥阴肝经所入之合水穴,肝肾同源,补之可益肝肾,精血互化,养血填精。悬钟为足少阳胆经穴,足三阳之大络,八会穴之髓会,血乃髓生,精血互根,取之功善壮骨生髓,补血生精。复溜为本经母穴,补其母可金水相生,滋肾养精,滋阴降火。至阴为膀胱经所出之井金穴,亦为经气交接足少阴经之处,泻之可清泄肾中虚火。故针灸四穴可益肾填精,滋阴降火,适用于不育症肾阴亏虚证的配用。

脾俞为脾脏精气输注之背俞穴,内应于脾,功善守而长于升,故补之灸之能补脾益气,温中培土,是治疗气血亏虚之要穴。章门穴是足厥阴肝经和足少阳胆经的交会穴,又是足太阴脾经精气汇聚之募穴,八会穴之脏会,可调中补虚,调和气血。章门与脾俞为俞募配穴法,可健脾益气,养血生精。大都为脾经所溜之荥火穴,乃本经之母穴,功善温补,能健脾和中,益气生血。膈俞位于背部,邻近膈膜,为血之会穴,临床善治诸血症,可和血理血。故取大都与膈俞穴合用可健脾益气,养血生精,适用于气血两虚证的配用。

期门为足厥阴肝经精气汇聚之募穴,足厥阴、太阴与阴维脉之会,性善疏肝以理气,清肝以化湿。肝俞位于背部,内邻肝脏,是足厥阴肝脉之气输注腰背之处,取本穴能行气疏肝而开郁结,清肝利胆而泻湿热,期门与肝俞为俞募配穴法,合而刺之而疏肝理气之力强。大敦为足厥阴肝经所出之井木穴,脉气所发,接于胆经,应于肝木,可主厥阴风木之病以及经脉所过之阴器小腹之疾,泻之可泻肝行气,灸之疼痛立止。足临泣属本经流注之输木穴,故针刺大敦与足临泣可疏肝解郁;补脾俞,则为防肝疏泄太过,横逆犯脾,故补脾以达未病先防,适用于不育症肝郁气滞证的配用。

膈俞为血会穴,可活血调血。血海为足太阴脾经穴,主治血分疾病,刺之可引血归脾,活血通络。太冲为足厥阴肝经所注之输土穴、原穴,其性善疏导,通经活血,化瘀散结。阴廉为足厥阴肝经脉气所发,肝藏血,刺之可活血通脉,调理下焦。诸穴合用,可行气活血,化瘀生新,与主穴合用更行气通精,适用于不育症瘀血阻滞证的配用。

太白属足太阴脾经之输土穴、原穴,故刺之可健脾和中,化湿祛浊。丰隆为足阳明胃经络穴,别走太阴,能够沟通脾胃二经,故能行气化痰,而脾能散精,上归于肺,胃之大络贯膈络肺,肺脉还循胃口,上膈属肺,可见胃络联系脾、胃和肺三脏,二穴合用能够行气化湿,涤痰泄浊。胃俞为胃之精气输注之处,内应于胃,功在于"降纳",有调中和胃,化湿消滞之功。中脘为足阳明胃经经气汇聚之募穴,八会穴之腑会,足阳明胃经与任脉、手太阳、少阳经之交会穴,性主调和,功善调理脾胃,平补平泻则能理气和胃,升清降浊。中脘与胃俞协同应用,俞募配穴,可和胃降逆,祛湿化浊。故丰隆、太白、胃俞、中脘合用而刺之可健脾和胃,祛湿化浊,涤痰生精,适用于不育症痰浊内阻证的配用。

阴陵泉为足太阴脾经合水穴,能健脾利湿。小肠俞是手太阳小肠之气输注之处,与小肠内外相应,能分清泌浊,清热利湿。蠡沟为肝经之络穴,泻之可清肝利湿、疏肝理气。曲骨属任脉与肝经之会所,由于任脉、冲脉、督脉皆起于胞中,足厥阴肝经环绕阴器而抵腹,泻之可清利湿热,故刺四穴可清热利湿,通利三焦,清利精室,适用于不育症湿热下注证的配用。

神阙位于脐中,为真气之所系,生命之根蒂,灸之可温补元阳,温经散寒。横骨位于下腹部,横骨联合外侧,属少阴、冲脉之会,灸之能温肾散寒。然谷为足少阴肾经所溜之荥火穴,肾主生殖发育而司前后阴,灸之可温补肾火。大敦为足厥阴肝经所出之井木穴,为肝经脉气所发,灸之可散肝寒而止疼痛。故神阙、大敦、横骨、然谷合用,补之可暖肝散寒,理气止痛,温肾生精,适用于不育症寒滞肝脉证的配用。

(2)挑治法

1)取穴:4组穴位按顺序循环使用,并加用2个阳性反应点。

①据中医辨证取穴

[主穴] 第一组　　肾俞　　气海俞　　大肠俞

　　　　第二组　　关元俞　　小肠俞　　膀胱俞

　　　　第三组　　上髎　　次髎　　中髎

　　　　第四组　　归来　　大赫　　关元　　气海

②阳性反应点:根据中医辨证,观察各相关经脉(督脉、任脉、肾经、膀胱经、胃经等)腰骶部、下腹部及下肢穴位的隆起、凹陷变化和其他病理反应,所谓病理反应是指压痛明显或有皮疹的阳性反应点,疹点的特征为形似丘疹,稍突于皮肤,似针帽大小或粟粒样大小,颜色多为灰白、暗红、棕褐或淡红色,压之不褪色。如在同一部位,出现2个以上的反应点,应选其明显者,每次只挑1~2个,反应点与痣色素斑应鉴别。

2)操作方法:挑筋法或挑点法,每周2组穴。挑筋法根据患者的具体证型,虚证用勾、提法轻刺激,实证用摇、旋法强刺激。每隔5天一次,12次为一个疗程。

2. 其他针灸疗法

(1)子午流注针法:适用于男性不育症各证型的治疗。根据患者就诊时间取穴或按患者辨证分型,按时选穴治疗。每日1次,每次20分钟,15次为一个疗程。

（2）艾灸疗法：适用于男性不育症肾阳亏虚、肾精不足、气血两虚或寒滞肝脉等证型。可选用直接灸或隔姜、隔附子灸、或悬灸、电子艾灸。具有温阳补肾、活血通脉、健脾益气、温经散寒等功效。取穴按体针疗法辨证取穴，治疗时间为每日一次，每次 20～60 分钟，30 天为一个疗程。

（3）穴位注射：按照辨证分型选用相应药物和穴位。

①肾精不足及肾阳不振证：胎盘组织液、高丽参注射液、鹿茸注射液等。

②肾阴虚损证：生脉注射液、参麦注射液等。

③气血亏虚证：黄芪注射液、胎盘组织液、高丽参注射液等。

④肝郁气滞证：柴胡注射液等。

⑤瘀血阻滞及痰浊内阻证：丹参注射液、丹红注射液、血塞通注射液等。

⑥精室湿热证：鱼腥草注射液、清开灵注射液、双黄连注射液等。

⑦寒滞肝脉证：高丽参注射液、鹿茸注射液等。

肾精不足、肾阳不振及肾阴虚损证选肾俞、大肠俞、志室或任脉下腹部穴位交替使用，气血亏虚证选足三里、气海俞、胃经下腹部穴位交替使用；肝郁气滞证选肝俞与胆俞交替使用；瘀血内阻及痰浊内阻证选三阴交和丰隆交替使用；精室湿热证选足三里、丰隆、上巨虚、下巨虚等穴交替使用；寒滞肝脉证选关元俞与肝俞交替使用。药物用量可为肌肉注射常用量的 1/4～1/2，每日或隔日注射一次，反应强烈者亦可隔 3 日一次，10 次为一个疗程，休息 5～7 天再进行下一疗程的治疗。

（4）耳针：适用于男性不育症各证型的治疗。以辨证选穴为主，辅以对症选穴、按病选穴或根据经验选穴。常用穴位有交感、神门、肝、脾、肾、胆、肾上腺、精宫、内分泌、皮质下、内外生殖器等。常用治疗方法有：压王不留行、莱菔子、磁珠法，或毫针法，每次 2～4 穴，每 3 天 1 次。

（5）穴位贴敷：按辨证分型选用相应的处方。

①肾阳不振：壮阳方。

②肾阳不振、肾精不足、气血亏虚、寒滞肝脉：温化方。

③瘀血阻滞、肝郁气滞证：活血止痛方。

每次贴敷 30 分钟～1 小时，反应强烈者可提前揭下，过敏者禁用，每 3 天 1 次，每次选 4 个穴位。

（6）刮痧疗法：适用于男性不育症实证的治疗，尤其是精室湿热、痰浊凝滞、瘀血阻滞及肝郁气滞型者。每周 1 次，每次 10～15 分钟。刮痧部位：膀胱经背部循行部位，以刮至深红起痧为止，不要损伤皮肤。

3. 外治与物理疗法

（1）超短波：适用于男性不育症合并有前列腺炎者尤其属湿热下注、痰浊内阻、瘀血内阻及寒滞肝脉证者。双电极对置于下腹部及腰骶部对置放置，采用微热量或温热量,每日一次,每次 20 分钟。15 次为一个疗程。

(2)微波针:适用于男性不育症各证型,按辨证取穴治疗,电极对准穴位照射,或使用微波针灸仪,按辨证取穴针刺得气后,套上微波电极。每日 1 次,每次 20 分钟,15 次为一个疗程。注意电极绝对不能对睾丸部位照射。

(3)中药保留灌肠:适用于不育症瘀血阻滞、痰浊凝滞、精室湿热证或合并前列腺炎者,采用清热利湿、活血止痛类中药汤剂保留灌肠,精室湿热者采用三花通窍方保留灌肠,瘀血阻滞者采用红莓通窍方保留灌肠,每日 1 次,保留 30 分钟~1 小时。

(4)男性性功能康复仪:适用于男性不育症合并男性勃起功能障碍、早泄、不射精症等不育症的治疗。利用水疗及负压作用扩张阴茎动静脉及阴茎海绵体而治疗性功能障碍,每次 30 分钟,每周 2 次。

(5)多效应前列腺治疗仪:适用于男性不育症合并前列腺炎者。每次 20 分钟,每日 1 次。

(6)低频脉冲电疗法:适用于男性不育症各证型的治疗,尤适用于惧怕针刺者。根据辨证选穴或可选用关元、气海、水道、足三里、阴陵泉、阳陵泉、三阴交等穴位交替使用,每日 1 次,每次 20 分钟。可使用针刺手法治疗仪达到补泻效果。

4. 中药经验用药

按辨证分型选用相应方剂加减使用,每日 1 剂,水煎服。

(1)肾精不足:八子填精方或加芜蔚子、紫河车、鳖甲、沙苑子等。中成药五子衍宗丸、百令片等。

(2)肾阴亏虚:滋肾育精方或加二至丸、鳖甲、生地等。中成药百令片、六味地黄丸或知柏地黄丸等。

(3)肾阳不振:温肾强精方或加五子衍宗丸、牛大力、千年健、淡附子、肉桂等。中成药还少胶囊。

(4)精室湿热:千荷清精方或加三桠苦、野菊花、连翘等。中成药龙胆泻肝丸、四妙丸、萆薢分清丸等。合并慢性前列腺炎者用双石通淋胶囊。

(5)瘀血阻滞:丹红通精方或加桃仁、三棱、莪术、玫瑰花、凌霄花等。中成药大黄䗪虫丸、血府逐瘀丸等。

(6)痰浊凝滞:温胆涤精方或加马蹄金、白豆蔻、石菖蒲。中成药二陈丸。

(7)肝郁气滞:解郁逍遥方或加黄皮核、芒果核、鸡骨草。中成药乌灵胶囊。

(8)气血亏虚:升阳还精方或加五爪龙、阿胶、何首乌。中成药十全大补丸、八珍丸。

(9)寒滞肝脉:暖肝温阳方或加破故纸、吴茱萸、延胡索等。中成药茴香橘核丸。

5. 西医常用疗法

(1)内科治疗

1)抗雌激素类药物:临床常用的抗雌激素药物为克罗米芬和他莫西芬。克罗米芬常用 50mg/天,口服。剂量过大易抑制精子生成。必须监测血促性腺激素和血睾酮以保证睾酮在正常范围。他莫西芬常用 10～30mg/天,其雌激素效应较克罗米芬弱。

2)抗氧化治疗:常用的抗氧化剂包括维生素 E、维生素 C、辅酶 Q_{10} 以及乙酰半胱氨酸等。但疗效不确切。

3)左旋肉碱:又称左卡尼汀,目前广泛应用于临床治疗特发性男性不育症。常用剂量:1～2g/d,每日 2～3 次,口服,疗效不确切。

4)绒毛膜促性腺激素(HCG)和尿促性腺激素(HMG):适应于促性腺激素功能低下所致男性不育症、选择性 FSH 缺陷症。选用外源性促性腺激素人绒毛膜促性腺激素(HCG)和人绝经期促性腺性激素(HMG)进行治疗,HCG 1000～4000U,肌注,2～3 次/周,或 HMG75～150U,肌注,2 次/周,两者可合用。长期促性腺激素功能低下者,还应辅以睾酮治疗。

5)十一酸睾酮:主要用于原发性和继发性性腺功能低下或特发性少弱精症患者,促进睾丸组织生精,每日 120～160mg 口服,2～3 周后逐渐减量至维持量每日 40～100mg。但目前文献基本上否定了外源性雄激素补充治疗男性不育症的作用,尤其对于特发性男性不育症并无益处。

6)溴隐亭:主要用于高泌乳素血症相关不育症,2.5～7.5mg/d,分 2～4 次于餐后服用,要避免胃肠道副反应。约需 3 个月疗程,效果较好。

(2)手术治疗:针对精索静脉曲张、梗阻性无精症、生殖器官畸形、发育异常等可采用相关手术治疗。

三、临证指要

1. 男性不育症病因繁多复杂,约 60%～75% 的患者找不到确切原因,根据疾病和因素干扰或影响生殖环节的不同,分为睾丸前、睾丸和睾丸后三个环节,部分患者是由多种疾病和(或)因素造成的结果。睾丸前因素可见于丘脑疾病、垂体疾病、内源性或外源性激素异常等。睾丸性因素可见于先天性异常、生殖腺毒素、全身性疾病、睾丸扭转、创伤和手术、精索静脉曲张、免疫性因素等。睾丸后因素常见于输精管道梗阻、精子功能或运动障碍等,部分找不到确切原因者称特发性病因,目前认为多与遗传或环境因素等相关,其原因可能涉及睾丸前、睾丸本身、睾丸后的一个或多个环节。因此,对于男性不育症,首先必须进行详细的问诊、体格检查及理化检查,把主要及可能相关的原因分辨清楚。也就是通过局部辨证与微观辨证,进行论治,在这个基础上按中医宏观辨证确定治疗方案。对于中医药不能治愈的病种,指导患者走相关治疗途径。

2. 不育症病因繁多,而且往往是多种因素合并致病,病位在于精宫,其本在于肾、脾、肝。肾气不足、肾阳不振、脾虚失健、肝血不足、肝肾同源、血不化精等均可导致肾精亏虚。而瘀血、痰浊、湿热等既是病理产物,也是重要的发病因素,因此,中医治疗必须分清病情,掌握病机的转变,以肝、脾、肾为本,密切注意瘀血、痰浊、肝郁、湿热、寒凝等。治疗上需要明确诊断后,采用相应的治疗方法。

3. 要根据医者的经验、患者的意愿进行治疗,尤其是精索静脉曲张(VC)性不育,凡是不愿手术的患者,都可以首选中医辨证治疗。经过多年的临床经验总结,制订了中西医结合辨病治疗的指征:①阴囊体检可触及 VC;②该夫妇确诊不育或目前未打算生育而日后需要生育、可触及 VC 并伴有精液异常者;③女方生育力正常或者存在可治疗的不育病因;④男方精液参数异常,精子浓度在 $5 \times 10^6/ml \sim 15 \times 10^6/ml$ 之间/前向运动精子(PR)在 $10\% \sim 32\%$ 之间者;精子浓度在 $1 \times 10^6/ml \sim 5 \times 10^6/ml$ 之间/前向运动精子(PR)在 $1\% \sim 10\%$ 之间者,但患者不愿意接受手术而自愿要求中医治疗者;⑤睾丸质地偏软,但 FSH < 12.4mIU/ml。满足以上①、②、③、④、⑤予以中医治疗。但具有下述指征任一点的患者,应首先考虑手术治疗:①睾丸偏小、质地变软和(或)FSH 超出正常值;②精子浓度 $<5 \times 10^6/ml$ 和(或)前向运动精子(PR)$<10\%$ 者;③中医辨证治疗 3~6 个月,精液质量无改善或更差者;④女方年龄 >35 岁。即使采取手术治疗的患者,术后亦应结合中医辨证治疗,方能取得满意疗效。

4. 约 15% 育龄夫妇存在不育问题,而发展中国家某些地区可高达 30%,约 50% 因素在于男方,在治疗上必须夫妇双方同时按相关专业检查,方可找出最重要的原因,夫妻同治,有助于提高成功率。

5. 男性不育症按疗效分类:绝对不育症患者,如无睾症、唯支持细胞综合征、染色体疾病,针灸疗法是无效的,还有部分原因,采取中医方法效果不佳者,应尽早向患者说明,以采取其他治疗方法处理。

6. 男子不育症系慢性病,约 $60\% \sim 75\%$ 的患者往往找不到明确病因,病程较长,非一朝一夕所能奏效,故必须辨证准确,需嘱患者坚持治疗。若见异思迁,频换方药,则反不易获效。

7. 患者日常宜戒绝烟酒,避免接触有毒物质及放射线,劳逸结合,增强营养,适当锻炼身体。女方应体贴关怀男方,配合男方治疗;讲究卫生,预防感冒发热及腮腺炎等,避免浸浴及穿紧身裤,以免影响睾丸生精功能。

四、医经撷萃

1.《针灸甲乙经》:"丈夫失精,中极主之。""男子精不足,太冲主之。""绝子,灸脐中,令有子。""无子及少腹痛,刺气冲主之。""大疝绝子,筑宾主之。"
"绝子,阴痒,阴交主之。""绝子阴痒,刺石门。"

2.《灸膏肓俞穴法》:"膏肓俞穴,无所不治,主羸瘦虚损,梦中失精,上气
咳逆,狂惑忘误。"

3.《针灸聚英·卷一下·足厥阴肝经》:曲泉,"……主阴股痛……房劳失
精……阴茎痛。"

4.《针灸聚英·卷一下·督脉》:长强,"……主惊恐失精,瞻视不正。"

5.《针灸聚英·卷一下·任脉》:曲骨,"……主失精,五脏虚弱,虚乏冷极,
小腹胀满,小便淋沥不通。"中极:"……主小便频数,失精绝子。"关元:"……主失
精白浊,游血暴疝,风眩头痛,转胞闭塞,小便不通黄赤,劳热,石淋,五淋。"

6.《扁鹊神应针灸玉龙经·六十六穴治证》:【巳足太阴脾之经】商丘,"为
经金。在内踝下微前陷中,治绝子。"

7.《扁鹊神应针灸玉龙经·灸法杂抄切要》:"阳气虚惫,失精绝子,宜灸
中极。"

8.《普济方·卷四百二十一·针灸门·梦遗失精》:"治精不足。穴太冲,
中封,地机。"

9.《针灸节要·十二经穴治证》:【足太阳膀胱经】"至阴二穴,金也。在足
小趾外侧去爪甲角如韭叶。足太阳脉之所出也,为井。治小便不利,失精。"
【足厥阴肝经】"曲泉二穴,水也。在膝内辅骨下大筋上小筋下陷中,屈膝取之,
足厥阴脉之所入也,为合。又云:正膝屈,内外两筋间宛宛中,又在膝曲横文
头,治风劳失精。"

10.《医学纲目·卷之二十九·肾膀胱部·梦遗》:"丈夫失精,中极主之。
男子精溢,阴上缩,大赫主之。男子精溢,胫酸不能久立,然谷主之。男子精不
足,太冲主之。〔东〕腰脊冷,溺多白浊,失精:脾募(三七壮。)、曲泉(灸)。"

11.《神灸经纶·卷之四·二阴症治》:"精冷无子,肾俞。"

12.《黄帝明堂灸经·卷上》:【正人形第一】"至阴,二穴,在足小指外侧去
爪甲角如韭叶宛宛中,灸三壮……主小便淋沥失精。"【正人形第十五】"中极:
一穴,在脐下四寸陷者中,灸五壮……主小便不利,失精绝子。"

13.《普济方·卷四百二十三·针灸·小便难》:"治小便不利,失精,尻中
肿,大便直出,阴胞有寒,小便不利,穴中极、蠡沟、漏谷、承扶、至阴。"

14.《百证赋》:"无子搜阴交石关之乡。"

15.《金针梅花诗钞》:"脐下四寸出中极,阴虚瘤冷少腹急,胎衣不下经不
调,失精不育尿频数。"

16.《医宗金鉴》:"肾俞主下元诸虚,精冷无子。"

17.《医学入门》:"关元主诸虚损,及老人泄泻,遗精白浊,令人生子。"

18.《针灸大成》:"中极……阳气虚惫,小便频数,失精绝子。"

19.《针灸资生经·第三》:"失精,阴缩,灸中封五十。阴痛,溺血精出,灸列缺俞五十。失精,五藏虚竭,灸曲骨端五十。失精,阴缩茎痛,灸大赫三十。失精,膝胫痛冷,灸曲泉百壮。太冲、中封、地机主精不足。中极、蠡沟、漏谷、承扶、至阴主小便不利,失精。""志室治失精,小便淋沥。""曲泉、中极治失精。志室治下肿失精。"

第二章 男子性功能障碍

第一节 勃起功能障碍

勃起功能障碍（ED）指阴茎持续不能达到或维持足够的勃起以完成满意的性生活，病程在 3 个月以上。国内最新结果表明我国城市男性的阳痿总患病率为 26.1%，而 40 岁以上中老年男子阳痿的患病率为 40.2%～73.1%，且随年龄增长而上升，60 岁以上者上升幅度尤为明显。勃起功能障碍按其程度可分为轻、中、重三度，按病因分为心理性、器质性和混合性三大类。ED 的病因错综复杂，通常是多因素所导致的结果，阴茎的勃起是神经内分泌调节下一种复杂的血管活动，这种活动需要神经、内分泌、血管、阴茎海绵体及心理因素的密切协同，并受全身性疾病、营养与药物等多种因素的影响，其中任何一方面的异常均可能导致 ED。ED 与男性老龄化密切相关，而吸烟、嗜酒、缺乏运动、性生活不规律等生活方式以及肥胖、动脉粥样硬化、糖尿病、高血压和血脂异常代谢性疾病、抑郁症、下尿路症状、良性前列腺增生等是影响其发生早晚和严重程度的重要因素，很多治疗高血压和精神障碍的药物也可以导致 ED。

本病中医学归于"阳痿"范畴，此外又称为"阴痿""筋痿""阴器不用""阴下纵"等，其临床特点是阴茎痿软不举，或举而不坚，不能插入阴道，或能插入阴道，但不能维持勃起以进行性交全过程。记载阳痿最早的中医文献为《马王堆医书》。《黄帝内经》详述了男性的生理、病因病机，如《素问·上古天真论》："丈夫二八肾气盛，天癸至，精气易泻，阴阳和故能有子……七八肝气衰，筋不能动，天癸竭，精少，肾脏衰，形体皆极"。这是男子正常的生理发展过程。"七八"后虽不举而不为病态。未至衰老年而衰，出现阳事不举，则为病态。《灵枢·邪气脏腑病形》称"阴痿"。而张景岳说"阴痿者，阳不举也"。《类经·阴阳类》说明"阴痿"则是"阳痿"。《灵枢》："足厥阴之筋病，阴器不用，伤于内则不起，伤于寒则阴缩入，伤于热则纵挺不收。"历代医家大部分认为，阳痿的病因病机以肾虚为主，如《景岳全书》："凡男子阳痿不起，多因命门火衰，肾气虚冷"。历代医家运用针灸治疗阳痿的理论和方法非常丰富，如《类经图翼》运用针灸疗法治疗"阳不起"、滑寿《十四经发挥》治疗"阴萎缩"、《百症赋》治疗"阴痿丸骞"、《子午流注针经》的子午流注理论，至清代如《针灸集成》《针灸逢源》

《针灸易学》《神灸经纶》《灸法秘传》《灸法秘传》等一批针灸学著作,在治疗勃起功能障碍的临床中仍值得我们进一步探索与运用。

一、病因病机

1. 命门火衰　先天不足或劳倦内伤,房事不节,或年老体衰,肾火虚微,温煦失职,气化无权,封藏不固,肾气损伤而致阳痿。

2. 心胆气虚　素体怯弱,遇事胆怯,多疑善虑,踌躇犹豫,怯于行房,气机逆乱而致阳痿。

3. 心脾亏虚　饮食不节,思虑过度,损伤心脾,生化无源,气血两虚,宗筋失养而致阳痿。

4. 肝郁气滞　所求不得,情志抑郁,肝失疏泄;或郁怒不伸,焦怒过甚,肝气郁结,气机不利而致阳痿。

5. 恐惧伤肾　大惊卒恐,恐则气下,伤及肾气,惊慌失措,气机逆乱而致阳痿。

6. 湿热下注　过嗜膏粱,过饮烈酒,聚湿生热;或脾虚失运,水湿内停,下注肝经;或外感湿热,下注阴器,阻滞气机,宗筋弛纵而致阳痿。

7. 瘀血阻滞　跌仆损伤,或强力入房,过度负重,气血瘀滞,血行不畅,瘀阻冲任,督带受损,宗筋失养而致阳痿。

8. 肝郁痰扰　情志郁结,气郁生痰,木乘脾土,脾虚不运,水液内聚,化湿生痰,痰郁化热,内扰精室,宗筋阻滞而弛纵。

二、治疗

1. 首选针灸疗法
(1)辨证取穴与操作
[主穴]第一组　肾俞　大肠俞　次髎　阴谷　太溪
　　　　第二组　关元　气海　归来　阴陵泉　三阴交
①命门火衰
[主症]阳痿举而不坚,甚或不举,面白无华,头晕耳鸣,腰膝酸软,畏寒肢冷,精神萎靡。舌淡白、苔薄白,脉沉细无力,两尺尤甚。
[治则]温补元阳,益火振痿。
[配穴]命门、大赫或足三里、阴交。
[操作]两组主穴交替使用,配穴每次选2个,烧山火或先针刺后加灸或温针灸,或灸法。
②心胆气虚
[主症]阳痿不举,突然发生,卒受惊恐,平素胆怯易惊,善恐焦虑、失眠多

梦,心悸怔忡。舌质淡,苔薄白,脉细。

〔治则〕养心护胆,定志振痿。

〔配穴〕维道、阳交或内关、神门。

〔操作〕两组主穴交替使用,配穴每次选2个,补法合烧山火或青龙摆尾或灸法或温针灸。

③心脾亏虚

〔主症〕阳痿不举,面色淡白,或萎黄无泽,神疲乏力,心悸气短,失眠多梦,纳呆食少,腹胀,大便溏。舌淡红,苔薄白,脉细弱。

〔治则〕补益心脾,升阳振痿。

〔配穴〕脾俞、心俞或内关、公孙。

〔操作〕两组主穴交替使用,配穴每次选2个,烧山火或先针刺后加灸或温针灸,或灸法。

④肝郁气滞

〔主症〕阴茎勃起不坚,心舒时稍好,郁闷时较差,精神抑郁,嗳气太息,胸胁苦满,烦躁易怒,寡言少语,夜寐不安。舌淡红或边尖红、苔薄白,脉弦。

〔治则〕疏肝解郁,行气振痿。

〔配穴〕肝俞、期门或阳陵泉、日月。

〔操作〕两组主穴交替使用,配穴每次选2个,青龙摆尾合赤凤迎源或导气法或平补平泻法。

⑤卒恐伤肾

〔主症〕每届房事,举而不坚,由于有房事时卒受惊吓史,甚或完全不振,心悸失眠,多疑善虑,情志抑郁。舌淡红,苔薄白,脉细弱。

〔治则〕安神定志,益肾振痿。

〔配穴〕志室、内关或大陵、魂门。

〔操作〕两组主穴交替使用,配穴每次选2个,青龙摆尾或赤凤迎源或导气法。

⑥精室湿热

〔主症〕阴茎萎软,阴囊坠痛湿痒,尿赤茎痛,会阴胀痛,时有余沥,急躁易怒,口苦咽干,下肢酸困,会阴胀痛。舌质红,苔黄腻,脉弦数或滑数。

〔治则〕清利精室,泄浊振痿。

〔配穴〕膀胱俞、中极或蠡沟、丘墟。

〔操作〕两组主穴交替使用,配穴每次选2个,泻法或透天凉或白虎摇头。

⑦瘀血阻滞

〔主症〕阳痿不举,面色晦暗,阴茎、睾丸或会阴部房事后胀痛不舒,甚或剧痛,阴茎有时局部结块,青筋暴露。舌黯或有瘀斑,苔薄白,脉涩或弦细。

［治则］活血化瘀，通络振痿。

［配穴］阴廉、血海或交信、委中。

［操作］两组主穴交替使用，配穴每次选 2 个，泻法或赤凤迎源合青龙摆尾。

⑧胆郁痰扰

［主症］阴茎痿软，不能勃起或勃而不坚，形态肥胖而肢体沉重，面色苍白，头晕目眩，胸闷呕恶，烦躁不寐，惊悸不宁。舌淡白，苔白腻或黄腻，脉细滑。

［治则］化痰开郁，通络振痿。

［配穴］胆俞、日月、丰隆。

［操作］两组主穴交替使用，配穴每次选 2 个，导气法合赤凤迎源。

(2)辨治释义：肾俞是肾脏经气输注于背部之处，与肾脏内外相应，肾为先天之本，肾火之所生，肾水之所源，水火相济，该穴既可温阳补肾，又可滋肾养阴，临床上常用于补肾培元，填精益髓，强筋壮骨，化气行水，为补肾之专穴。大肠俞为大肠经气输注于背部之处，是手阳明大肠经经气转输之处，泻之可清热利湿，理气通腑，补之能行气理血，强腰健肾。次髎穴邻近二阴及盆腔，与肾、肝、脾、胆经及督脉相通，既能活血通络，通调下焦，清利精室，又能调补冲任、补肾壮腰，为治疗前后阴疾病要穴。阴谷为肾经合水穴，所入为合，肾经经气在此形成大流如江河之汇入大海，既能滋育肾之阴精，又能温补肾之元阳，阴阳双补。太溪为肾经输土穴、原穴，为回阳九针之一，本穴为先天肾气之所发，原气所过之处，功善益肾补虚，滋阴降火，为滋阴之要穴，用于治疗一切阴虚之证，泻之可化气利水，调经利湿。

关元穴位于小腹，为元气之所藏，能培元固本、温肾壮阳，主积冷虚乏，为治疗诸虚百损、元阳不足之要穴，实证或阴虚火旺可用导气法，虚证宜灸宜补。气海为任脉穴，先天元气聚会之处，氤氲弥漫，散布全身百骸肢节，具有补肾固精、大补元气、调理气机之功。既补一身元气，又能总调一身气机，可调理心、肺、脾、肾脏虚惫逆乱，主治真气不足，羸瘦力弱，气虚失摄，为补虚要穴。归来为足阳明胃经穴，性主调和，功善调补冲任，益气活血，温经固脱，为治疗前阴病要穴，泻之可通调下焦，平冲降逆，调和气血，补之能补益元气而调理冲任，灸之温经祛寒而升阳固脱。阴陵泉为足太阴脾经合水穴，泻之能健运中州，渗湿利水，补之和中健脾，益气养血。三阴交为肝、肾、脾经交会穴，补之既疏肝健脾，补气生血，又滋养肝肾，养血生精，肝脾肾共调，气血阴共生，泻之能疏肝解郁，健脾化湿，清精化浊，为生殖泌尿系统疾病常用穴。

两组穴位补之可温补元阳，滋养肝肾，健脾养心而起筋痿，泻之能行气活血，祛瘀除痰，化湿导滞而振不勃。

命门穴属督脉,督脉为诸阳脉之纲,命门为"天此一丸红日,人此一系真阳",补之能升阳振痿,培补真元,为治疗肾虚火衰之要穴。大赫为下焦元阳升发之处,内应精宫,功善温阳散寒,足三里为足阳明胃经之合穴,为土中之土穴,胃之下合穴,胃经多气多血,补之能使阳明经气血如百川汇合入大海。补之能升,扶正培元,益气生血,固脱举陷,补脏腑而益虚损,为强壮要穴。阴交穴居脐下,为任脉、冲脉、少阴之会,任脉经气所发之处,三脉皆属阴,补之可以温补下元,理气固冲,调补阴寒。与主穴合用,关元能补益元气在前,命门温养肾火在后,大赫为水中求火,助肾阳生热,阴交可散寒升火,防阴翳横行,足三里培补后天之火而养先天之火。适用于命门火衰型男性勃起功能障碍。

维道为足少阳胆经与带脉之交会穴,可固摄胆气,养阴利胆,通过带脉约束之力疏通冲任诸经,通连足三阴与足三阳,以通为补,以调理心胆、化瘀通络之气。阳交穴属足少阳、阳维交会之处,又是阳维之脉气深聚郄穴,具有安神镇惊、调理肝胆之功。内关属心包络穴,八脉交会穴之一,通于阴维,阴维系于足三阴而会于任脉,心包络为心之臣使之官,代心受过,心主血脉、神志,刺之可宁心安神,理气宽胸,故可治疗心疾及神志病。神门为手少阴心经脉气所注之输土穴、原穴,心脏原气所过及留止之处,可清心泻火,敛心阴于脉外,养心安神。诸穴合用可调心安神,护胆镇惊,与主穴合用可养心护胆,升阳安志而振痿。

脾俞为脾脏精气输注腰背之背俞穴,内应于脾,脾脏治中主守,生化气血,功擅运化升发,故补之灸之能温中健脾,益气养血,是治疗气血两虚之常用穴。心俞位于背部,为心脉之气输注背部之背俞穴,内应于心,刺之可振奋心气,宁心安神。内关为心包络穴,八脉交会穴之一,通于阴维,阴维系于足三阴而会于任脉,刺之可宁心安神。公孙属足太阴脾经之络穴,八脉交会穴之一,通于冲脉,冲为血海,脾能统血,与内关相配,上下相应,补之可温中健脾,益气养血,养心安神。诸穴合用可健脾养心,宁神定志,与主穴合用可补益心脾,升阳振痿。

肝俞是足厥阴肝脉之气输注腰背之处,内应肝脏,性善柔肝理气。期门为足厥阴肝经精气汇聚之募穴,足厥阴、太阴与阴维脉之会,性善疏肝清肝,具有疏肝解郁,理气活血之功。而期门与肝俞为俞募配穴法,合而刺之尤善疏肝柔肝,理气开结。阳陵泉为筋气聚会之筋会,足少阳经脉气所入之合土穴,功善疏肝解郁,清肝利胆,为疏肝解郁之要穴。日月位于胸胁部,内应肝胆,为胆腑经气汇聚之募穴,足少阳与足太阴交会之穴,故刺之可疏肝解郁利胆气,理气降逆助决断。诸穴合用,则疏肝理气之力盛,与主穴合用以疏肝解郁,行气振痿。

志室穴在肾俞之旁,为藏志之室,刺之可填精益髓,补肾益志。内关属心包络穴,八脉交会穴之一,通于阴维而维系诸阴经。心主血脉、神志,心包络为心之外围而代心受邪,故刺之可调补心气,宁神定志。大陵为手厥阴心包经脉气所注之输土穴、原穴,本经子穴,十三鬼穴之一,刺之可清心宁神,安魂定魄。魂门为肝气转输之处,肝藏血,故刺之可养血理气,疏肝安魂。诸穴合用可补肾益志,安神定魂,与主穴合用则安神定志,益肾振痿。

膀胱俞为膀胱经气转输腰背之处,穴近膀胱,故刺之可疏利膀胱、渗利水湿。中极属膀胱经之募穴,是膀胱之气结聚的部位,又是肾、肝、脾和任脉交会穴,刺之可通调下焦,利水通淋。膀胱俞配中极为俞募配穴法,二穴合用,泻中有补,轻利兼扶正,通中有固,固肾不留邪。蠡沟为足厥阴肝经别走足少阳胆经之络穴,善于沟通二经之经气,功善清利肝胆湿热,又可滋养肝之阴血,尤常用于治疗正虚邪实之前阴病变。丘墟为足少阳胆经之原穴,功善疏肝利胆,清肝利湿,丘墟与蠡沟为表里经原络配穴法,合用清肝利湿之力强,泻中能养肝扶正,防祛邪太过耗伤肝之阴血。与主穴合用能清利下焦湿热,行气泄浊振痿。

阴廉为足厥阴肝经脉气所发,肝藏血,刺之行气活血,疏通经络,调理下焦。血海为足太阴脾经穴,为脾血归聚之海,刺之调和气血,活血通络,主治血分疾病。交信为足少阴经气之所发,阴跷脉气血深聚之郄穴,主血证,肾经之脉由此交会于脾经之三阴交,刺之能益肾活血而调理精宫,是治疗血瘀伴肾虚所致生殖系统疾病之要穴。委中为足太阳膀胱经脉气所入之合土穴,四总穴之一,居于筋腑腘窝之中,功善疏泄又可清降,刺之能疏经活络,活血化瘀。诸穴合用可行气活血,化瘀通滞,与主穴合用则能活血化瘀,通络振痿。

胆为中正之官,决断出焉,胆俞为胆腑之气输注之处,内通于胆。日月为胆腑经气汇聚之募穴,俞募相配,利胆解郁以安神志,理气降逆助决断。丰隆是阳明经别足太阴之络穴,长于健脾理气,化痰降逆,开窍安神。石门为三焦经之募穴,功能调理三焦,清热利湿以放水停聚痰。诸穴合同,功能理气开郁,化痰通络,益肾振痿。

2. 其他针灸疗法

(1)艾灸疗法:适用于虚、寒证勃起功能障碍。隔姜灸、隔附子灸及隔盐灸适用于命门火衰、心脾亏虚等虚证男性勃起功能障碍。雀啄灸或悬灸适用于肝郁气滞、心胆气虚、卒恐伤肾等男性勃起功能障碍。按辨证选穴,每次选用4个穴位,每次20分钟。

(2)穴位注射:适用于各证型男性勃起功能障碍。按照辨证分型选用相应穴位和药物:

①命门火衰及卒恐伤肾:高丽参注射液、鹿茸注射液等。

②心胆气虚及心脾两虚:黄芪注射液、胎盘组织液等。

③肝郁气滞:柴胡注射液等。

④精室湿热:清开灵注射液、双黄连注射液等。

⑤瘀血阻滞、胆郁痰扰:丹参注射液、丹红注射液、血塞通注射液等。

每次 1 穴,隔日注射一次,15 次为一个疗程,休息 5～7 天可进行下一疗程的治疗。

(3)挑治:尤适用于实证性阳痿,操作部位以背俞穴、夹脊穴为主,辅以痛点、腰骶神经节段分布点、反应点。根据患者的具体证型,虚证用勾、提法轻刺激,实证用摇、旋法强刺激。每周 1 次,每次 2～4 穴。

(4)耳针:适用于各证型男性勃起功能障碍。以辨证选穴为主,辅以对症选穴、按病选穴或根据经验选穴,常用压王不留行籽、莱菔子、磁珠法,或毫针法,每次 2～4 穴,每 3 天 1 次。

(5)皮肤针:适用于各证型男性勃起功能障碍。选用腰背部夹脊穴及下腹部穴位,实证用重刺激手法,虚证用轻刺激手法,虚实夹杂用先轻后中度刺激手法,每 3 天 1 次,每次穴位根据辨证选用脏腑相对应背俞穴或夹脊穴。

(6)芒针透刺:适用于各证型男性勃起功能障碍。穴位可选用足三里、秩边深刺、气海透中极、阴陵泉透阳陵泉、外陵透气冲、命门透至阳等,或根据不同证型辨证选穴和针刺补泻手法。

(7)子午流注开穴法:适用于各证型男性勃起功能障碍。根据患者证型及就诊时间开穴治疗,每次 20 分钟,每日 1 次。

3. 其他外治法

(1)男性性功能康复仪:适用于男性勃起功能障碍或合并早泄、不射精症等其他性功能障碍,每周 1 次,每次 30 分钟。

(2)微波-毫米波治疗:适用于男性勃起功能障碍或合并早泄等其他性功能障碍者,每日 1 次,每次 20 分钟。

(3)阴茎电动按摩仪:适用于各证型男性勃起功能障碍患者,每日 1 次,每次 30 分钟。

(4)电脑中频及离子导入治疗:适用于各证型男性勃起功能障碍。若下腹部胀痛明显,可将电极板置于双侧下腹部、腰骶部或辨证选穴,导入药物参照穴位注射,按辨证选用,每日一次,每次 20 分钟,可多个部位同时进行。

(5)低频脉冲疗法:适用于各证型男性勃起功能障碍。可选用关元、气海、水道、气冲、三阴交、阴陵泉或辨证选穴治疗,每日 1 次,每次 20 分钟。

4. 中药经验用药

按辨证分型选用相应方剂加减使用,每日 1 剂,水煎服。

(1)命门火衰:温肾强精方或加鹿角胶、熟附子、肉桂、阳起石等。中成药用右归丸、还少胶囊等。

（2）心胆气虚：安神定志丸方加减。中成药用安神定志丸。

（3）心脾两虚：升阳还精方或加五爪龙、红景天、鸡血藤、丹参等。中成药用归脾丸。

（4）肝郁气滞：解郁逍遥方或加沉香、天龙、郁金、素馨花等。中成药用乌灵胶囊。

（5）卒恐伤肾：宣志振痿方。中成药用柏子养心丸合百令片。

（6）精室湿热：清肝解毒加黄精、远志、阳起石。中成药用龙胆泻肝丸，合并前列腺炎者用双石通淋胶囊。

（7）瘀血阻滞：丹红通精方加蜈蚣、地龙、肉苁蓉、山茱萸等。中成药用血府逐瘀丸、大黄䗪虫丸等。

（8）胆郁痰扰：温胆涤精方加淫羊藿、茯神、淮小麦、阳起石、葫芦巴等。中成药用：涤痰丸合乌灵胶囊。

5. 西医常用疗法

（1）5 型磷酸二酯酶抑制剂（PDE5i）：如他达那非、西地那非、伐地那非等。他达那非推荐起始足量，根据疗效与不良反应调整剂量，我们的经验是：他达拉非（希爱力），每次 5mg，隔天口服 1 次，患者勃起不满意者可加量口服，最大剂量每日 1 次，每次 20mg，待患者勃起满意后逐渐减量，延长服药时间，每次 5mg 口服，满意者可改为每 3 天口服 1 次 5mg，勃起稳定后再改为每 4 天口服 1 次 5mg，如此类推，直到最后撤除药物，2 个月为 1 个疗程。该药物主要通过阻断环磷酸鸟苷（cGMP）降解而提高其浓度，促使海绵体平滑肌松弛、动脉扩张，海绵体窦膨胀而血液充盈，诱导阴茎勃起。

（2）雄性激素：男子性腺功能减退患者往往合并 ED，补充雄性激素对 PDE5 抑制剂有增效作用。常用为十一酸睾酮，起始剂量为 120～160mg/日，分早、晚饭后即服，连用 2～3 周，然后维持量 40～120mg/日，分早、晚饭后即服。对于前列腺癌或怀疑前列腺癌患者禁忌使用。

（3）促性腺激素：主要应用于促性腺功能低下的性腺功能减退 ED。该类患者往往有先天性生殖器官发育不良，可参照相关指南使用。

三、临证指要

1. 针灸擅长治疗功能性 ED，对于器质性与混合性 ED，只能起到辅助作用，随着现代医药及诊疗技术的发展，对于 ED 患者，务必首先查明病因，以进行针对性的治疗。

2. 在全面准确的辨证查因基础上，制定一个治疗策略十分重要，ED 的治疗我们遵循以下治疗策略：

（1）微宏结合，辨证求因：在全面准确的辨证查因基础上精准施治，以达到有效、速效与长效、甚至痊愈的效果。伴随着现代中医学辨证论治体系、现代性功能障碍诊疗技术和药物研究的发展，中医学临床诊疗如果仅停留在补肾壮阳的基础上，显然已经不能适应患者对于诊疗效果的渴求，因而必须充分利用先进的实验室与物理检查，查明病因，以期让更多 ED 病人获得满意疗效。

(2)唤醒勃起，重建自信：运用针灸或是药物治疗，PDE-5 抑制剂应是首选的一线药物。由于 ED 患者大部分有不同程度的抑郁症状，同时抑郁症状又是导致阳痿的重要因素，是加重阳痿的重要原因，两者可形成一个恶性循环，因而高效、快速的药物和必要的心理辅导。可促使患者重建自信，尽快脱离失败的阴霾，因而首选 PDE-5 抑制剂，这是符合急则治其标的一个重要体现。大部分患者通过快速的疗效，对于后续治疗的依从性大大增加。

(3)多管齐下，标本同治：在快速疗效的基础上，选择 1～2 种相应的中医传统治疗方法联合中、西药使用，取长补短。中医药治疗 ED 有着丰富而多样的方法，如针灸、中药治疗 ED 就有悠久的历史，可调节患者全身状态，积极治疗原发病、合并症及其他高危因素或亚健康状态，达到高效速效、标本兼治的效果。

(4)夫妻配合，愉悦身心：功能性 ED 与心理因素密切相关，甚至有些心因性 ED 纯粹由不良的心理因素引起。而 ED 患者由于长期质量低下的性生活，甚至长期脱离性生活，直接导致信心的丧失，抑郁、焦虑、自卑、自暴自弃等接踵而至，形成恶性循环。因而将心理指导与中医药结合起来，有利于解决患者的问题。夫妇双方应了解性知识，避免将正常状态视为病态，徒增思想负担，患者应到专科医师处就诊。女方应关心，体贴，谅解，鼓励，配合男方治疗，往往可以事半功倍，规律的性生活有助于改善勃起功能。

3. 传统上认为阳痿的病因以肾虚为主，因而治疗上以温阳补肾之法为多，这种观念延续至今。随着现代中医学的发展，对于阳痿的认识，突破了仅以肾虚为主的观点，如湿热外邪、肝气郁结、瘀血内阻、心胆气怯等均是阳痿的重要发病基础，治疗上也需要在整体观念的基础上进行辨证论治。切莫一见阳痿则认为"肾亏""阳虚"而妄用补法，每见越壮阳，痿越重。

4. 偶然因疲劳过度，情绪低下，心情紧张，天气寒凉等引起的一时性阳痿，多半为功能性阳痿，不能视为病态。有些刚接触性生活者由于没经验，性交一触即射，然后在不应期又想插入，结果欲速不达，误以为阳痿，其实是早泄，应以早泄论治，但医生应做好患者心理分析，以免让患者落下思想负担及心理阴影，导致恶性循环，加重病情。

5. 戒除烟酒，注意劳逸结合，适度的体育锻炼，减轻体重，增加营养，高纤维低脂肪饮食，控制心血管疾病、糖尿病、高脂血症、代谢综合征等相关疾病，避免服用抑制性欲的药物。

四、医经撷萃

1.《针灸甲乙经》:"腹满阴萎,咳引尻,溺出,虚也……刺鱼际补之。""阴疝瘘,茎中痛,两丸骞痛,不可仰卧,刺气街主之。""少腹痛,溺难,阴下纵,横骨主之。""男子精溢,阴上缩,大赫主之。""脊内疼痛,溺难,阴痿不用,少腹急引阴,及脚内廉痛,阴谷主之。""男子阴端寒,上冲心中佷佷,会阴主之。"

2.《神应经·阴疝小便部》:"阴痿丸骞,阴谷、阴交、然谷、中封、太冲。"

3.《针灸集成·卷二》:"阴痿,然谷三壮,阴谷、三阴交各三壮,气冲、曲骨各三七壮,肾俞年壮,膏肓俞百壮,曲泉七壮,在膝内横纹头。"

4.《针灸聚英·卷之一·足阳明胃经》:"气冲……主阴痿茎痛,两丸骞痛。"

5.《针灸聚英·卷之一·足少阴肾经》:"阴谷……主溺难,小便急引阴痛,阴痿,股内廉痛。""大赫……主虚劳失精,阴痿精溢,阴上缩。茎中痛,目赤痛从目内眦,妇人赤沃。"

6.《针灸聚英·卷之一·足厥阴肝经》:"中封……痿厥失精,筋挛,阴缩入腹相引痛。"

7.《针灸聚英·卷之二·杂病》:"痿,有湿热、有痰、有无血而虚、有气弱、有瘀血。针中渎、环跳。灸三里、肺俞。"

8.《普济方·卷四百二十三·针灸门·阴痿缩》:"治阴痿(资生经):灸中封。治痿厥,穴大赫、中封。治不尿阴痿:穴曲泉。治阴萎茎痛,两丸骞痛,不可忍:穴气冲。"

9.《普济方·卷四百二十三·针灸门·小便难》:"治尿难,阴痿不用,穴阴骨。"

10.《灸法秘传·应灸七十症》:"阴痿阳物收缩,卵阴入腹,皆为阴症也。法宜先灸气海,再灸大椎。"

11.《针灸资生经·第三·阴茎疼》:"气冲主阴痿茎痛。"

12.《针灸资生经·第三·陰痿縮》:"曲泉主不尿,阴萎。气冲治阴萎茎痛。"

13.《针灸逢源·卷五·证治参详》:"阳痿,此乃肾与膀胱虚寒之症。肾俞,气海,多灸妙。"

14.《黄帝明堂经》:"曲泉、立丈人颓疝、闭癃、阴痿……阴谷,主男子女蛊,阴痿不用。"

15.《神灸经论》:"阳痿,命门、肾俞、气海、然谷、阴谷、均灸。"

16.《类经图翼·卷十一·针灸要览·诸证灸法要穴·二阴病》:"阳不起,命门、肾俞、气海、然谷。失精膝胫冷疼:曲泉。"

第二节 早 泄

早泄(PE)的定义至今尚未达成共识,国际性医学会(ISSM)指出早泄的定义应该包括以下三点:①射精总是或几乎总是发生在阴茎插入阴道1分钟以内;②不能在阴茎全部或几乎全部进入阴道后延迟射精;③消极的个人精神心理因素,比如苦恼、忧虑、挫折感和(或)逃避性活动等。根据早泄的表现分为:原发性、继发性、境遇性早泄与早泄样射精功能障碍。PE可导致人们尴尬,苦闷,甚至焦虑、抑郁、直接影响性欲,情趣与性伴的关系。随着社会对性观念的变化,人们越来越重视自己与性伴的生活质量,因而,早泄逐渐受到重视。

早泄中医又称"见花谢""临阵倒戈""鸡精"等。较之阳痿,早泄在中医古籍中出现较晚,有关的论治亦较少。早泄见于《辨证录·种嗣门》,叶天士在《秘本种子金丹》:"男子玉茎包皮柔嫩,少一挨,痒不可当,故每次交合,阳精已泄,阴精未流,名曰鸡精。"直至明清以后,古代医家才将早泄作为一种疾患提出,张景岳《景岳全书》描述了男女交合高潮的迟速,指导男女双方如何在交合中调整性高潮的时间,以和谐性生活:"迟速乃男女之合机也,迟宜得迟,速宜见速。但阴阳情质察有不齐,固者迟,不固者速。迟者嫌速,则犹饥待食,及咽不能;速者畏迟,财犹醉添杯,欲吐不得。迟速不侔,不相投矣。"清代沈金鳌《杂病源流犀烛》描述了早泄的症状和治疗的主方:"或其心火旺,肾水衰欤,宜大凤髓丹,金锁思仙丹……或其阳虚精脱,未交先泄,或乍交即泄,滑流不禁软,宜芡实丸、锁阳丹。"

一、病因病机

1. 相火炽盛　年少气盛,欲念频繁,耗伤肾阴;或情志内伤,郁而化火,灼伤肾阴,君火摇于上,相火炽于下,扰动精室,封藏失职而致早泄。

2. 阴虚火旺　禀赋不足,肾阴素亏;或久病劳损,耗伤肾阴,房事不节;或过服温燥,劫夺肾阴,阴不制阳,虚火内炽,扰动精关而早泄。

3. 肾气不固　年老体弱,肾气渐虚;或房劳过度,戕伐肾气,肾失精关,封藏失职而早泄。

4. 心脾亏损　过度劳倦,久病失调;或思虑劳伤心脾,生化乏源,心血不足则神失养,脾气不足则气失摄,而致精早泄过早。

5. 心肾不交　房室不节,久病虚劳,肾阴虚损,水不济火,不能上滋心阴,五志过极,心火独亢,扰精室则早泄。

二、治疗

1. 首选针灸疗法

(1)辨证取穴与操作

[主穴]中极、然谷、志室、照海。

①阴虚火旺

[主症]性欲旺盛,动则举阳,但精泄过早,眩晕耳鸣,健忘不寐,腰膝酸软,体瘦颧红,五心烦热,口燥咽干,潮热盗汗,心悸怔忡,遗精梦多。舌质红少津,苔少或剥或舌尖红无苔,脉细数。

[治则]滋阴降火,交通心肾。

[配穴]水泉、神门或支正、间使。

[操作]配穴每次选2个,平补平泻合青龙摆尾。

②肾气不固

[主症]阳举欠坚,或无明显症状,或举而速泄,伴头晕健忘,腰酸膝软,精神困倦,动则自汗,小便清长,夜尿频数。舌质淡,舌苔薄白,脉细或沉。

[治则]补益肾气,涩精止泄。

[配穴]大巨、复溜或白环俞、悬钟。

[操作]配穴每次选2个,烧山火或先针刺后加灸或温针灸,或灸法。

③心脾亏损

[主症]性欲淡漠,动则早泄,勃起欠坚,面色淡白,萎黄无华,气短自汗。舌质淡,苔薄白,脉细。

[治则]健脾养心,安神摄精。

[配穴]神门、太白或章门、巨阙。

[操作]配穴每次选2个,烧山火或先针刺后加灸或温针灸,或灸法。

④相火炽盛

[主症]性欲亢进,过早泄精,烦躁易怒,目眩头晕,口苦口干,胁胀喜太息,尿黄而赤,或阴肿、阴痒。舌质红,苔黄腻,脉弦数。

[治则]清泄相火,潜阳固精。

[配穴]肝俞、太冲或太溪、行间。

[操作]配穴每次选2个,泻法或白虎摇头。

(2)辨治释义:中极穴内应精室,为任脉与足三阴经之会,泻之可清泄相火,调理下焦精室气血,补之可温补肾气。然谷为足少阴肾经所溜之荥火穴,性善补而兼清,补之灸之能温补少阴之火,助虚弱之肾气,平刺之能清泻精室相火,削亢奋之火。志室穴位于肾俞之外旁,藏志之所,为肾气留住之处,补肾兼固涩,功善收涩益精,养阴填髓,是治疗肾虚精关不固所致诸疾之要穴。照海穴肾经穴位,为阴跷脉所生,八脉交会穴之一,性善补中有泻,功善滋肾阴补虚。

水泉穴为足少阴肾经之郄穴,肾水从郄穴出,精华四溢,输布周身而使肾精充沛,长于疏通肾经,益肾育阴,滋阴降火。神门为手少阴心经脉气所输注之输土穴、原穴,补之可养血宁心神,平刺之可泻火清心热。支正为手太阳小肠经之络穴,功善通调小肠经与心经之经气,泻之可泻火清热,平刺之可安神定志,为治疗二经同病之要穴。间使为手厥阴心包经之经金穴,心包为心之臣使,功善疏理心包经经气,镇心安神。诸穴合用,可滋阴降火,交通心肾。

大巨为足阳明胃经穴,内应于手足太阳经,功善益气固精,通调下焦,善补下焦气虚,固涩失调之遗精早泄,崩中漏下之症。复溜为足少阴肾经脉气所行之经金穴,功善疏调肾经经气,为肾经之母穴,虚则补其母,可温补肾气。白环俞内应精室,为藏精之处,功善益气收敛,涩精止遗。悬钟为足三阳之大络,八会穴之髓会,故刺之可养阴通脉、益髓填精。诸穴合用可补肾益气,益髓固精。

神门为手少阴经所注之输土穴、原穴,可养血安神,为治疗心神疾病之要穴。太白属足太阴脾经之输土穴、原穴,为脾经真气之所在,专攻补脾运脾,补之灸之可温补脾阳,平刺之可健脾和中。章门穴为脾经之募穴,八会穴之脏会,故刺之能健脾益气,和气生血。巨阙位近膈肌,为心经经气汇聚之募穴,心神之处所,刺之可养血益心,宁心安神。诸穴合用,可达健脾养心,收涩宁神之功。

肝俞为肝脏经气输注腰背之处,内应于肝,以疏泄肝木为要,具肃降之力,泻之可清泄肝火,和肝敛阴。太冲为足厥阴肝经所注之输土穴、原穴,性善下降,长于疏肝清热,疏浚导下。肝俞与太冲均能疏调肝而解郁结。太溪为肾经之原穴,长于滋阴降火,补精填髓。行间为足厥阴肝经之荥火穴,本经子穴,实证泻其子,功善清泻肝火,平肝胆火逆,并疏肝理气。诸穴合用清泻相火,养阴平冲。

2. 其他针灸疗法

(1)艾灸疗法:适用于肾气不固及心脾亏损型早泄患者,每次20分钟,选4~6个穴位。

(2)穴位贴敷:采用壮阳方或温化方治疗肾气不固及心脾亏损型早泄,每次贴敷30分钟~1小时,皮肤反应强烈者可提前揭下,过敏者禁用,每3天1次,每次选4个穴位。

(3)耳针:适用于各证型早泄。以辨证选穴为主,常用肾、心、脾、交感、神门、外生殖器、肾上腺等辅以对症选穴、按病选穴或根据经验选穴,常用压王不留行籽、莱菔子、磁珠法,或毫针法,每次4~6穴,每3天1次。

(4)子午流注开穴法:根据患者证型及就诊时间开穴治疗,每次20分钟,每日1次。

3. 其他外治法

(1)电动按摩治疗仪:早泄患者可通过调整阴茎按摩速度与频率降低龟头神经敏感度,每周 3 次,每次 30 分钟。

(2)男性性功能康复仪:适用于各证型早泄或混合性功能障碍者。每次 30 分钟,每周 3 次。

(3)微波-毫米波治疗:每日 1 次,每次 20 分钟。

(4)低频脉冲疗法:适用于各证型早泄,可选用水道、气冲、三阴交、阴陵泉或辨证选穴治疗,每天 1 次,每次 20 分钟。

(5)细辛丁香酊外涂:取细辛、丁香各 50g,酒精 500g,浸泡 1 个月。取浸液外涂龟头适量,每日 1 穴。

4. 中药经验用药

按辨证分型选用相应方剂加减使用,每日 1 剂,水煎服。

(1)阴虚火旺:滋肾育精方加用沙苑子、益智仁、金樱子、二至丸等。中成药知柏地黄丸。

(2)肾气不固:金关固精方加用金樱子、白芍、五爪龙等。中成药金锁固精丸、五子衍宗丸。

(3)心脾亏损:归脾丸加减或加用五爪龙、沙苑子、金樱子、益智仁。中成药归脾丸、人参养荣丸。

(4)心肾不交:三才交泰方或加淮小麦、芡实、覆盆子、龙齿等。中成药知柏地黄丸。

(5)相火炽盛:平火旺水方。中成药龙胆泻肝丸。

5. 西医常用疗法

(1)外用药:复方利多卡因乳膏外用,于每晚沐浴清洗后外涂于龟头处,每日 1 次,勃起功能障碍或硬度欠满意者不宜使用。

(2)选择性 5-羟色胺再摄取抑制剂(SSRIs):达泊西汀 30mg,性交前 3～6 小时口服,或每日一次,连用 6 个月,勃起功能障碍或硬度欠满意者不宜使用。可提高射精阈值,延缓射精,或帕罗西汀片 20～40mg,每晚口服 1 次,6 个月为 1 个疗程。

6. 行为疗法

(1)中医古代行为疗法:中医古代文献中,有不少记载了改善性功能、提高性乐趣的性交体位与方式,以及中医药的理法方药,如《景岳全书》:"以迟遇疾,宜出奇由迳,勿遑先声;以疾遇迟,宜静以自持,挑而后战,能反其机,适逢其会矣。《洞玄子》:"凡欲泄精之时……男须候女快与精一时同泄,男须浅拔,游于琴弦麦齿之间,阳峰深浅如孩儿含乳,即闭目内想,下拉下颚,鞠脊引头,张鼻歙肩,闭口吸气,精便自上。节限多少,莫由人,十分之中只得泄二、三矣。"以上可见,古人对于解决早泄的问题已有相当高水平的认识,性交时,若见即将有射精的感觉时,将阴茎慢慢外提,浅置于阴道或阴道口,同时心思安静,闭眼默想以分散注意力,翘臀低头弯腰,内收肩膀,深呼吸,可使减缓会阴部的强烈收缩而不致提早射精。这种方法与现代性治疗学采用的转移注意力,增加间歇期以降低性兴奋,从而延缓射精时间的思路及方法如出一辙,但比西方早了几百年。

(2)动-停训练法:具体方法是刺激阴茎勃起,到快要射精程度时即停止刺激,直至兴奋高潮减退后再次刺激阴茎,如此反复进行直到男方能耐受大量的刺激而又不射精。通过此法训练,承受刺激所增加的次数和延缓射精所需要停歇的时间很快会减少,能很快耐受连续刺激而不必间歇,以提高阈值,建立起最小刺激与反应之间的联系。

(3)挤捏技术:此法的目的是加强丈夫的自控射精能力,并提高妻子的性快感,由女方实施此法效果较好。具体做法是充分刺激阴茎,当男方阴茎勃起至快要射精之前,女方将拇指放在阴茎的系带部位,食指与中指放在阴茎的另一面正好在冠状缘上下方,稳捏压迫 4 秒,然后突然放松。施加压力的方向是从前向后,绝不能从一侧向另一侧。女方要用指头的腹侧,避免用指甲捏夹或搔刮阴茎。挤捏所用的力大小与阴茎勃起的硬度成正比。

三、临证指要

1. 早泄的原因大多为精神性的,但需排除器质性因素。如多发性硬化、前列腺炎、尿道炎、泌尿生殖系炎症等;精神因素大多由于婚前习惯于快速手淫射精,或性交时紧张,环境不合适,怀疑性功能力低下等,致性活动过分仓促、紧张而形成不良的条件反射,因而造成过度焦虑而致射精失控。

2. 建议夫妻双方一起参加治疗。良好的性行为需处于安宁、温馨的感情氛围中,女方乐意配合参与治疗,可以建立起一种亲昵情感,而不是单独的对性本身的追求,常可使治疗事半功倍。

3. 应掌握一些有关性知识,如性交时男方应保持平静,并注意减慢性交时的速度,降低幅度,规律变换性交体位,采用女上位;戴阴茎套以降低阴茎头的敏感性;性交过程中使注意力转移;以及适当中断性交等,对轻度早泄的治疗均有帮助。

4. 多数男子在新婚阶段均有射精较快或早泄的现象。这是由于缺乏经验而过度兴奋和冲动,可能经过数周至数月努力,才会逐步形成射精自控。年轻者还可以采取重复性交等方法,以达到延缓射精的作用。

5. 长期禁欲后或高度兴奋,也会出现很快射精。也有不少早泄患者源自于快速自慰习惯,在年轻时自慰怕别人发现,或与性伴侣独处时间很短,因而需尽快射精,久而久之就形成了快速射精的习惯。这不是一种病态,不要背上心理包袱。

四、医经撷萃

1.《针灸聚英·卷一下》:"然谷……主淋沥白浊,男子精泄。"

2.《针灸正宗》:"病早泄……非灸关元、气海、中极、肾俞无功效也,且灸至百壮。"

3.《千金方》:"大赫,然谷,主精溢。"

4.《扁鹊心书》:"若人一见女子精即泄者,乃心肾大虚也,服大丹五两,甚者灸巨门五十壮。"

5.【手太阴经穴主治·手阳明经穴主治·考正穴法】:"肩髃……《素注》针一寸,灸五壮;又云:针六分,留六呼。主……劳气泄精。"

第三节 不射精症

不射精主要是指在性交过程中,男性虽然具有正常的性兴奋和阴茎勃起,阴茎插入阴道并做抽动,但始终不能达到性高潮且不能产生节律的射精动作,也没有精液射出尿道外口的异常现象。临床上所见的不射精症多数属于功能性,但部分也由于器质性原因引起,例如脊髓疾病或脊柱损伤、交感神经节损伤、睾丸肿瘤患者广泛后腹膜淋巴结切除术,糖尿病以及其他神经性疾病、慢性酒精中毒,或服用过量的镇静安神药物或α-肾上腺素阻断剂等,均可抑制射精功能。

本病属于中医"精不射""精闭"范畴。中医认为,射精是在心神的主持下由肝、肾等脏参与并协调完成的一个复杂过程。其中心主君火,肝、肾主宗筋,亦主相火,相火与君火的相互作用使阴茎勃起,心肾相交、肝肾调和,精室开启,随即射精。现代中医学家罗元恺教授认为:"不射精可分为虚实两种,虚者因肾气不足,精液亏损;实者一由于相火过旺,一由于肝气郁而不泄。"不射精症病性分虚、实两类,实者以气滞、肝火、湿热、瘀血为主,虚者以阴虚火旺和命门火衰较为常见。诸病机之间,可由实转虚,也可因虚致实,形成虚实夹杂证。

一、病因病机

1. 肝郁气滞 情志不遂,抑郁不舒,肝失疏泄,气滞不畅。精关开启失调,射精不能。

2. 痰凝精窍 湿热久蕴,聚而生湿,郁而化热,煎熬水津,湿成痰浊,闭阻精窍,精关失阖,射精不能。

3. 瘀阻精窍　思欲不断,忍精不射,败精阻窍,久蕴精室;或跌仆损伤,或湿毒内聚,气滞血瘀,阻滞精窍,精关失阖,射精不能。

4. 精关失度　先天异禀,肾气不充,精关开阖失度或后天知识未开,房事失技巧,精关失于扳动,故见不射精。

5. 心脾两虚　劳心过度,心气亏耗,无以温煦脾土,脾虚失运,化源不充,气虚血少,宗筋失养,精关开合无力,无力射精。

二、治疗

1. 首选针灸疗法

(1)辨证取穴与操作

[主穴] 第一组　气海　大赫

　　　　第二组　关元　归来

①肝郁气滞

[主症] 性交不射精,房事久坚,焦虑不已,百般尽力,青筋尽露,无奈不射,会阴胀闷,甚或胀痛,久不缓解,阳久不弛软,平素精志抑郁,常善太息,嗳气不舒,或激动易怒。舌淡或边红,苔薄黄,脉弦。

[治则] 疏肝行气,利窍通精。

[配穴] 肝俞、行间或胆俞、阳陵泉。

[操作] 两组主穴交替使用,配穴每次选2个,归来、大赫用青龙摆尾、赤凤迎源法,其余用平补平泻。

②痰凝精窍

[主症] 性交不射精,形体肥胖,头目眩晕,形寒肢倦,纳食不香,性交不能射精,甚或勃起不佳,会阴胀坠。舌淡胖或有齿印,苔白腻,脉濡或缓。

[治则] 化痰利湿,利窍通关。

[配穴] 丰隆、急脉或三焦俞、昆仑。

[操作] 两组主穴交替使用,配穴每次选2个,归来、大赫用青龙摆尾、赤凤迎源法,其余用泻法或透天凉。

③瘀精阻窍

[主症] 性交不射精,下腹胀滞,久不舒缓,甚或茎囊刺痛,房事不射精后尤甚。舌黯红,苔薄白,脉涩或弦。

[治则] 活血散瘀,利窍通关。

[配穴] 阴廉、血海或气冲、太冲。

[操作] 两组主穴交替使用,配穴每次选2个,归来、大赫用青龙摆尾、赤凤迎源法,其余用泻法或白虎摇头。

④心脾两虚

［主症］性交不射精,性欲下降,勃起不佳,常伴头晕目眩,心悸怔忡,不寐多梦,纳呆,便溏腹胀。舌淡,苔薄白,脉细。

［治则］养心健脾,润窍通关。

［配穴］脾俞、次髎或阴郄、地机。

［操作］两组主穴交替使用,配穴每次选2个,归来、大赫用青龙摆尾、赤凤迎源法,其余用烧山火或先针刺后加灸或温针灸,或灸法。

⑤精关失度

［主症］性交不射精,虚实不明显,或偶见神疲乏力,时常遗精,小便清长,余沥不断,夜尿频数,日久可因悲观致性欲淡漠。舌淡红,苔薄白,脉弦。

［治则］调补肾气,利窍通关。

［配穴］急脉、太溪或石门、三阴交。

［操作］两组主穴交替使用,配穴每次选2个,归来、大赫用青龙摆尾、赤凤迎源法,其余穴位用导气法。

(2)辨治释义:气海为任脉穴,先天元气聚会之处,能总调下焦气机,司气机开阖,补肾固精之功。大赫为足少阴肾经脉气所发,为冲脉与足少阴之交会穴,内应精室,为水中之火穴,下焦元阳升发之处,尤善调理下焦,是治疗生殖系统疾病之要穴。气海与大赫相合,补之可滋肾养阴,健脾益中,益气养心,泻之可疏泻肝火,行气活血,化痰利湿。关元穴当肝、脾、肾、任脉四经之交会穴,为元气之所藏,肾气之所发,三焦气之所出,实证或阴虚火旺可平补平泻,通调精室,虚证宜灸宜补,培补阳气。归来穴性主调和,功善益气活血,调理冲任,理气解郁。关元与归来相配,补之则培补冲任,温肾强精之力壮,泻之则和血通经,调气降逆之力强,适用于不射精症各证型。

肝俞是足厥阴肝脉之气输注之处,补之能养肝理气,泻之能清肝解郁。行间为足厥阴肝经脉气所溜之荥火穴,本经之子穴,性善清泻,长于清泻肝火,化瘀通络,为治疗肝经实热证之要穴。胆俞为胆腑精气输注腰背之处,内通于胆,以清泻肝胆火旺之邪为要,疏调肝胆气机,能清利肝胆湿热。阳陵泉为足少阳经脉气所入之合土穴,筋气聚会之筋会,功善疏肝解郁,清肝利胆,为疏肝解郁之要穴与首选穴。肝俞配行间可疏肝泻火,通关利窍,胆俞合阳陵泉能疏肝泻热,理气通窍。诸穴合用可疏肝泻火,活血通精,与主穴合用能疏肝泻火,利窍通精,适用于不射精症肝郁化火证。

丰隆为足阳明胃经络穴,别走太阴,能够沟通脾胃二经,性通降,故刺之能够行气化湿,祛痰降浊;急脉为足厥阴肝经脉气所过,位于肝经绕阴器抵小腹之处,能疏通肝气,行血活络。三焦俞是三焦之气输注腰背之处,内应三焦,能助肾火而利水化湿。昆仑为足太阳膀胱经经气所行之经金穴,性善疏通,刺之可清热利湿,化瘀通经。丰隆配急脉则有涤痰化浊、活血通络之功效,三焦俞合昆仑则利水祛湿,化瘀通经之力胜,与主穴合用则可化痰利湿,利窍通关,适用于不射精症痰凝精窍证。

阴廉为足厥阴肝经气所发,位于肝经过阴器抵小腹之前段,刺之可活血通经,调理下焦。血海为足太阴脾经穴,主治血分疾病,刺之可理血止痛,活血通络;气冲为足阳明胃经穴,穴当冲脉冲起气街之处,三阳之气由此冲出,三阳之精由此冲来,为胆脉所出,胃脉所入,为气之出路,刺之可理气通络,平冲降逆,行气活血。太冲为足厥阴肝经脉气所注之输土穴、原穴,其性下降,善于和肝敛阴,疏泄开导,是治疗肝经经气郁结之要穴。阴廉合血海则益气活血,散瘀通窍之效佳,气冲配太冲则疏肝开窍,活血通经之功著。诸穴合用可健脾益气,散瘀通经,与主穴合用能活血散瘀,利窍通关,适用于不射精症瘀精阻窍证。

脾俞为脾脏背俞穴,脾为后天之本,气血生化之源,故补之灸之能温中健脾,益气养血,是治疗气血亏虚之常用穴。次髎穴归属足太阳膀胱经,位于腰骶部,邻近二阴及盆腔,为泌尿生殖系统与大、小肠分野之处,调补冲任,能强腰补肾,活血通经。阴郄为手少阴心经气血深聚之郄穴,具有养血安神,益阴潜阳之功。地机为脾经气血深聚之郄穴,刺之可健脾益气,养血通经。诸穴与主穴合用可养心健脾,润窍通关,适用于不射精症心脾两虚证。

急脉功善疏通肝气,行血活络,是治疗前阴病之常用穴。太溪为足少阴肾经脉气所注之输土穴、原穴,为滋阴之要穴。石门本穴为肾经脉气所发,又属三焦之募穴,穴在下腹部,石门不开则机关不利,下窍不通,泻之能调理三焦气化,培元固本。三阴交为肝、肾、脾经交会穴,补脾之中兼顾益肾,滋阴之中可助柔肝,善守而不走,泻之能疏通滞气、通调下焦、清泻精室,为生殖系统、泌尿系统疾病常用穴。诸穴合用可补益肾气,利窍通关,适用于不射精症精关失度证。

2. 其他针灸疗法

(1)针刺手法电刺激:适用于各证型不射精症。可代替针刺疗法,尤其是惧怕针刺的患者,可根据针灸治疗辨证选穴,并选用特定波形(青龙摆尾、赤凤迎源、苍龟探穴、白虎摇头等)进行手法刺激治疗,每天1次,每次20分钟。

(2)子午流注开穴法:根据患者证型取穴按时治疗或按就诊时间开穴治疗。每日1次,每次20分钟。

(3)艾灸疗法:可采用隔姜灸、隔盐灸、隔附子灸,适用于精关失度、痰凝精窍及心脾两虚证不射精症。

(4)耳针:根据不同疾病及证型选用适当穴位,采用王不留行籽或磁珠进行耳穴按压治疗。每3天1次,每次4~6穴。

3. 其他外治法

(1)性感集中训练及性交技巧指导:改变性交体位及性交幅度,增强阴茎刺激度,诱导阴茎射精。

(2)促射精电动按摩:采用促射精电动按摩仪刺激阴茎,加大对阴茎刺激度,诱导其射精。每日1次,每次30分钟。

4. 中药经验用药

主方:芪滑通窍方,按辨证分型加减使用,每日1剂,水煎服。

(1)肝郁气滞:上方加娑罗子、郁金、绿萼梅、香橼等。中成药乌灵胶囊。

(2)痰凝精窍:上方加蜈蚣、石菖蒲、桔梗、砂仁等。中成药二陈丸合四妙丸。

(3)瘀精阻窍:上方加三棱、莪术、地龙等。中成药大黄䗪虫丸。

(4)心脾两虚:上方加石菖蒲、丹参、远志、淮小麦等。中成药人参养荣丸。

(5)精关失度:上方加肉桂、黄柏等。中成药知柏地黄丸合右归丸。

三、临证指要

1. 使用飞经走气中青龙摆尾、赤凤迎源这两种手法,既可催气,促气运行,通经接气,又可疏通经络气血壅滞,起到标本兼顾的作用。针刺时,务使气至病所,若针感软弱,也要使用弹、飞等辅助手法加强针感。曾接受过药物、电按摩等方法治疗无效者,可令其禁欲1~2个月,并做好心理指导,以期减轻大脑皮质层对下级中枢的抑制,使射精中枢兴奋性降低,然后再行针刺治疗效果更好。

2. 患者大多因不育而就诊,故应仔细询问病史。服药的同时应进行性交技巧指导,如性感集中训练,也可采用改变性交姿势,加强局部刺激,以达到射精目的。

3. 本症早期,性欲旺盛,阳强不倒,射精不能,遗精频繁,治疗以通窍为主;日久性欲减退,勃起不坚不久,射精不能,遗精减少,治疗宜温肾为主。

4. 对于有自慰的不射精症患者,除了进行性知识指导外,一般让患者禁欲2个月,既不能性生活及亲密举动,更须戒绝自慰,节制房事,给性器官有一个"复原"阶段。同时采用以补肾益气的方法进行调治,意在降低患者的射精阈值,提高其性兴奋。禁欲有助于性欲的积蓄,在进行性生活时,尚需进行性幻想等性心理调摄等综合治疗,大多能获得较为满意的效果。

5. 除了脊髓疾患或脊柱损伤、交感神经节损伤、糖尿病、饮酒或服用镇定安神药物等进行对原发疾病的治疗,或利用阴茎振动器震动刺激诱导射精,对严重射精功能障碍而造成的女方不孕的患者,可用电刺激诱导射精来取得精液,进行人工授精。

6. 女方应关心、体贴男方,配合丈夫治疗。

四、医经撷萃

1. 《中西汇通医经精义》:"精不射者气不足。精少者。气血均不足。"
2. 《古今医统大全》:"还少丹,阳事痿弱,精气不射,尺脉微细,无子者宜服。"
3. 《景岳全书》:"凡男子之不足,则有精滑、精清、精冷者及临事不坚或流而不射者……"
4. 《诸病源候论》"丈夫无子者……泄精,精不出,但聚于阴头,亦无子。"

第四节　性欲亢进

男性性欲亢进是指性欲望、性冲动过分强烈和旺盛,以性兴奋频繁,性行为要求迫切性交频率增加而自我感觉不满足为临床特点。患者常无自我主诉,多发现于性心理调查或性伴侣所述。新婚夫妇结婚半年内,男性对性生活要求较强烈,性要求较强和性交频繁并不属此列。西医多从精神因素和器质性病变两个方面来考虑,认为整日沉于酒色之人,有成瘾性,性欲会亢进;而另外一些脑部疾患因使激素水平紊乱,也容易诱发本病。属中医"阳强""阳强不倒等""花旋风""花癫""脏躁"的范畴。现代中医学多认为性欲亢进的产生与思淫过度致相火妄动,或素体阴虚火旺有关。

一、病因病机

1. 阴虚火旺　多为纵欲过度,房事不节,阴精亏虚,水不济火,虚火上炎,虚阳上亢而妄动,性欲亢进。
2. 相火妄动　年少气盛,欲望频繁,然所欲不遂,焦虑不已,内郁化火,火灼肝阴,肾水不足,肝阳上亢,相火妄动,性欲亢盛。
3. 心火亢盛　年少气盛,过食温燥辛辣之品,郁而化火,或常看情色之书,所愿不遂,郁而化火,火扰心神,性欲亢进。

二、治疗

1. 首选针灸疗法
(1)辨证取穴与操作
[主穴] 大敦、太冲、中极、急脉、水道。
①阴虚火旺
[主症] 性欲旺盛,性交,或手淫频繁,头晕耳鸣,面色潮红,时作梦遗,日久盗汗,烦热,腰脊酸楚。舌红、脉细数,舌苔少或剥。

〔治则〕滋阴降火。

〔配穴〕水泉、曲泉或肾俞、京门。

〔操作〕配穴每次选 2 个,大敦、刺络放血,泻太冲,其余穴位平补平泻。

②相火妄动

〔主症〕性欲强烈,性交频繁,性交后不应期短,或射后不软,性交后无欣快感。烦躁易怒,面红目赤,口干舌燥,便结溲赤日久,不寐多梦,头目胀闷等症。舌尖边红,苔黄或少苔,脉弦数或细数。

〔治则〕清泄相火,滋水涵木。

〔配穴〕肝俞、期门或行间、曲泉。

〔操作〕配穴每次选 2 个,大敦刺络放血,泻太冲,其余穴位平补平泻或泻法。

③心火亢盛

〔主症〕性欲强烈,性交频繁,伴见心烦胸闷、入夜难寐、多梦遗精、日久头晕健忘、时而心悸,口干欲饮,尿短赤涩。苔少,舌红,脉细数。

〔治则〕清心安神,交通心肾。

〔配穴〕神门、内关或大陵、照海。

〔操作〕配穴每次选 2 个,大敦刺络放血,太冲、内关泻法,其余平补平泻或泻法。

(2)辨治释义:大敦为足厥阴肝经所出之井穴,泻之或刺络放血可清泻肝胆,疏泄相火。太冲为足厥阴肝经所输注土穴、原穴,其性下降,既可行气理血,清肝泻火,又可和肝敛阴,养血柔肝。急脉为足厥阴肝经脉气之所发,是治疗前阴病之常用穴,刺之可疏肝清热。三穴均为足厥阴肝经穴位,肝脉"循股阴入毛中,过阴器,抵小腹",故常用于治疗肝火旺盛、肝郁不舒、肝阴不足证。水道为水液的通道,性主通泻,善于疏通三焦气机,清泻三焦郁火、针之兼清膀胱及肾中之热气,使邪从下而出。诸穴合用既可滋阴降火,又可清肝泻火,镇心宁神,适用于各证型性欲亢进的治疗。

水泉为足少阴肾经之郄穴,刺水泉穴可滋养阴水,清泄虚热。曲泉穴为足厥阴肝经所入之合水穴,为母经之母穴,肝肾同源,虚则补其母,精血相互化生,取之补益肝肾,养血滋阴。肾俞是肾脏之背俞穴,刺之可滋肾阴,益肾水,养肾精又可补肾阳以阳中取阴。京门属肾经之募穴,肾为人体元气之本源,水液之门户,刺之可益肾利水,肾俞配京门为俞募配穴法,合用可达滋阴降火之功。诸穴合用可滋阴降火,适用于性欲亢进之阴虚火旺证。

肝俞是足厥阴肝脉之气输注腰背之处,具有清泄肃降之力。期门为足厥阴肝经精气汇聚之募穴。足厥阴、太阴与阴维脉之会,性善清肝,期门与肝俞为俞募配穴法,合而刺之则清肝泻火之力强。阳陵泉为足少阳经脉气所入之合土穴,八会穴之筋会,泻之可清泻肝火,通经活络。行间为肝经所溜之荥火穴,为本经子穴,实则泻其子,功能清泻肝火。曲泉为肝经合水穴,泻之可清肝泄热,疏解肝郁,平补平泻可濡养肝阴,清补肝气,与行间相配,可清泻相火,滋水涵木。适用于性欲亢进相火妄动证。

神门为手少阴心经所注之输土穴、原穴,为本经之子穴,泻之可清泻心火,宁心安神,是治疗心火亢盛之主穴。内关属心包络穴,为八脉交会穴,通于阴维,维络诸阴,心包络为心之臣使之官,代心受其损,故泻之可清心泻火,育阴潜阳,镇心安神。大陵为手厥阴心包经脉气所注之输土穴、原穴,本经子穴,十三鬼穴之一,实则泻其子,泻之可清心泻火,宁心潜阳。照海为肾经之荥火穴,为八脉交会穴,通于阴跷,故刺之可滋阴降火,育阴潜阳。诸穴合用可清心安神,交通心肾,适用于性欲亢进心火亢盛证。

2. 其他针灸疗法

(1)头针:适用于各证型性欲亢进。可选用额旁 3 线、颞后线、额中线等,实证用重刺激手法,虚证用轻刺激手法,虚实夹杂用先轻后中度刺激手法或选用针刺手动治疗仪选用不同波型进行手法刺激。

(2)耳针:适用于各证型性欲亢进。以辨证选穴为主,如心、肝、肾、交感、神门、垂前、肾上腺、耳尖、屏间、内生殖器、外生殖器。辅以对症选穴、按病选穴或根据经验选穴,常用压王不留行、莱菔子、磁珠法,或毫针法,每次 2～4 穴,每 3 天 1 次。

(3)刺络放血:根据经络辨证选用相应的 2～3 个井穴放血,常为大敦、至阴、少冲、中冲、关冲等穴,每 2 天 1 次,7 次为一个疗程。

(4)子午流注开穴法:适用于各证型慢性前列腺炎。根据患者证型及就诊时间开穴治疗,每次 20 分钟,每日 1 次。

3. 其他外治法

(1)低频脉冲疗法:根据患者证型可选用曲池、合谷、血海、阳陵泉、三阴交、太冲、太溪等穴位治疗。

(2)针刺手法治疗仪:适用于各证型性欲亢进,可代替针刺疗法,尤其是惧怕针刺的患者,可根据辨证选穴,并选用特定波型泻法或导气法进行手法刺激治疗,每天 1 次,每次 20 分钟。

4. 中药经验用药　按辨证分型选用相应方剂加减使用,每日 1 剂,水煎服。

(1)阴虚火旺:滋肾育精方加二至丸、地骨皮、银柴胡、滑石等。中成药二至丸合知柏地黄丸。

(2)相火妄动:平火旺水方加味。中成药龙胆泻肝丸。

(3)心火亢盛:三才交泰方加减。中成药朱砂安神丸合二至丸。

5. 西医常用疗法

（1）外用:复方利多卡因乳膏外用:于每晚沐浴清洗后外涂于龟头处,每日1次,降低龟头敏感度。

（2）口服:安定 25mg,每日 3 次;或氨甲丙二酯 0.2g,每日 3 次;或氯丙嗪 25mg,每日 3 次。

三、临证指要

1. 新婚期,房事较多,性兴奋和性行为对夫妇双方来说感到满意,也没有出现不良后果,那么即使性生活次数较一般人多,也不能视为病态。只有性交成癖,甚至一日数次,女方难以容忍,方为性欲亢进。

2. 性欲亢进的机制是性中枢兴奋过程增强。绝大多数属于精神心理失调而致,或是对性知识认识不足而产生疑虑。少部分是出于病理改变而引起的器质性病变,或是由药物性因素引起的病变,部分可能有脑病变、垂体、睾丸肿瘤、精神分裂症等病变的症状,应查明原因,以免误诊,有些药物可引起性欲亢进,应停止使用。

3. 加强锻炼,参加文体活动以分散性注意力,避免看色情书刊、影视作品,均有助于克制性欲,减少冲动。睡觉时不穿太紧的衣裤,被子不宜太暖,睡前不喝咖啡。少食肉类食物,多吃一些新鲜清淡的素食,注意不要吃葱、姜、蒜、韭菜等辛辣刺激,化热生火之品。

四、医经撷萃

1.《医贯》:"夫所谓阳强者,乃肝肾所寄之相火强也。"

2.《大小诸证方论》:(阳强不倒方)"此虚火炎上,而肺金之气不能下行故耳。若用黄柏、知母,煎汤饮之,立时消散;然自倒之后,终年不能重振,是亦苦也。元参(三两)、麦冬(三两)、肉桂(三分)水煎服。此方妙在用元参以泻肾中之火,肉桂入其宅,麦冬助肺金之气,清肃下行,以生肾水。水足则火自息矣,不求倒而自倒者也。"

3.《三家医案合刊》:"心肾不交,无寐,阴不制阳,阳强易动,与坎离交媾法。熟地、龟板、牡蛎、建莲肉、酸枣仁、茯神、远志、黄柏。"

第五节　性欲低下

性欲低下,系指成年男子在有效的性刺激下,不能引起性兴奋,也没有进行性交的欲望,使性生活能力和性行为水平皆降低的病证。但由于性欲有很大的个体差异,而且可以因精神状态、健康状况、生活环境、年龄而有所不同,所以性欲低下很难用性生活的次数或性兴奋的频率和强度来判断。一般认为除了因年龄增长而出现的性欲衰减外,正常的青壮年、中老年中出现的与年龄不相适应、不和谐的性欲减退即为性欲低下,性欲低下也属性功能障碍,常表现患者数月甚至数年无性欲要求,并对性生活不感兴趣,只有当性伴侣主动要求性交时,才能勉强进行,并且必须给予较强的刺激才能激发其性兴奋。其主要表现为激发性兴奋的阈值提高。但性兴奋激发后,阴茎能勃起,给予一定强度的性刺激后能达到性高潮,也就是说,只要有足够量的性刺激仍能引起性冲动和性高潮。

中医古代文献对本病无明确记载,男性性欲低下的有关论述,往往见于痿证、郁证、虚劳等病证的论治中。现代中医认为本病的发生主要是因为先天不足,或思虑太过,或郁怒伤肝所致,主要责之于肾、心、脾、肝四脏,从这一认识着手,用中药、针灸等结合心理治疗,取得了一定疗效。

一、病因病机

1. 命门火衰　禀赋不足,久病伤阳;或房事过度,浸淫酒色,耗伤肾阳,或年老体衰,肾阳虚弱而致性欲低下。

2. 气血亏虚　房劳过度,劳心过度,耗伤心气;或心火不足,脾失温煦,或思虑伤脾,脾失健运,气血生化乏源所致,宗筋失养,精血亏虚,肾火失养,而致性欲低下。

3. 肝气郁结　七情内伤,情志抑郁;或悲思过度,肝气郁结,无心思欲,故性欲低下。

二、治疗

1. 首选针灸疗法

(1)辨证取穴与操作

[主穴]关元、肾俞、三阴交、阴谷。

①命门火衰

[主症]性欲淡漠,勉强入房,甚或头目眩晕,面白无华,畏寒喜暖,精神萎靡,腰脊酸楚,小便清长,夜尿频繁。舌淡,苔薄白,脉沉细。

[治则]益火培元、温阳壮阳。

[配穴]命门、神阙或志室、足三里。

[操作]配穴每次选 2 个,烧山火或先针刺后加灸,或灸法。

②气血亏虚

[主症]欲念低下,阳勃困难,面色萎黄,头昏目眩,神疲乏力,少气倦怠,纳呆便溏,心悸怔忡,不寐梦多。舌淡,苔薄白,脉细弱。

[治则]健脾补血,益气升阳。

[配穴]膏肓、气海俞或章门、公孙。

[操作]配穴每次选2个,烧山火或先针刺后加灸或温针灸,或灸法。

③肝气郁结

[主症]性欲低下,不欲入房,抑郁不舒,烦躁易怒,胁满肋胀,嗳气太息。舌淡红,苔薄白,脉弦细。

[治则]疏肝理气、解郁升阳。

[配穴]肝俞、期门或胆俞、日月。

[操作]配穴每次选2个,导气法合青龙摆尾。

(2)辨治释义:关元穴为元气蕴藏之处,小肠经经气汇聚之募穴,功能固本培元,升火壮阳,主积冷虚乏,为补肾壮阳之要穴。肾俞是肾脏之精气输注于腰背之俞穴,既温补肾阳,升举阳气,又可益气养阴,填精益髓之要穴。三阴交为足三阴经交会穴,功能健脾养血,补肾养精,柔肝疏肝,功专直补三阴,善守而不走,调运精室。阴谷为足少阴肾经脉气所入之合水穴,肾经之本穴,既可滋肾阴,又能温肾阳,阴阳双补。诸穴合用,既可补肾培元,益气养血,又能行气健脾,疏肝解郁。适用于各证型性欲低下的治疗。

命门穴属督脉,督脉为诸阳之海,穴居肾气之行所,为肾火开阖之门,是治疗命门火衰之要穴。神阙属任脉,为先天之结蒂,后天之气舍,真气之所系,功善回阳救逆,暖经散寒,为治疗下元虚冷、阳气虚衰之要穴。志室在肾俞之旁,为肾气留住止处,藏志之室,功善固本封藏,益精补肾,使肾气封藏不泄,肾火禀实不虚,肾精固涩不泄。足三里为足阳明胃经之合土穴与下合穴,功能补之升阳举陷,扶正培元。诸穴合用可温肾益火,消翳升阳,适用于命门火衰证之性欲低下者。

膏肓俞为足太阳膀胱经穴,内应于心肺,膏生于脾,肓生于肾,补之灸之可益气养血,可补先天之精,又能培后天之本。气海俞为阳气转输于背部之处,气充如海,为化生气血之海,其性善于"疏调",能补肾健脾,益气生血。章门穴是足厥阴肝经和足少阳胆经的交会穴,又是足太阴脾经精气汇聚之募穴,八会穴之脏会,功善调中补虚,调和气血。公孙为脾经之络穴,八脉交会穴之一,通于冲脉,功善健脾温中,益气通阳。膏肓与气海俞合用则益气升阳力壮。章门和公孙相配则养阴生血力佳。诸穴合用可益气升阳,健脾养血,适用于气血亏虚证性欲低下者。

肝俞是肝脏脉气输注于背部之俞穴,内应于肝,善疏泄肝木、调理气血,刺之可疏肝理气而开郁散结。期门为足厥阴肝经精气汇聚之募穴,足厥阴、太阴与阴维脉之会,性善疏肝郁、清肝热、泻肝火,有疏肝理气,活血化瘀之功,为治疗肝气不疏所致诸疾之常用穴。胆俞为胆腑精气输注腰背之处,内通于胆,而胆附于肝,肝胆互为表里,功善疏调肝胆气机而解郁化滞。日月为胆腑经气汇聚之募穴,与胆腑相通,功善利胆疏肝,调气降逆,是治疗肝气郁结之常用穴。期门合肝俞、胆俞合日月均为俞募配穴法。诸穴合用可疏肝理气,行气解郁,调和气血,与主穴合用则疏肝解郁力强,适用于肝气郁结证性欲低下者。

2. 其他针灸疗法

(1)头针:适用于各证型性欲低下。根据临床证型选定适当刺激区治疗,实证用重刺激手法,虚证用轻刺激手法,虚实夹杂用先轻后中度刺激手法。每次 20 分钟,每日 1 次。

(2)艾灸疗法:具有温经散寒,活血通脉,健脾益肾等功效。隔盐灸、隔附子灸、隔姜灸者适用于命门火衰及气血亏虚等虚证性欲低下患者。雀啄灸适用于肝气郁结型性欲低下患者。每次 20 分钟,选取 4 个穴位,每日 1 次。

(3)皮肤针:适用于各证型性欲低下。选用腰背部夹脊穴,实证用重刺激手法,虚证用轻刺激手法,虚实夹杂用先轻后中度刺激手法。每周 1 次,每次以刺激量达治疗量为度。

(4)穴位贴敷:①壮阳方适用于命门火衰性欲低下;②温化方适用于气血不足性欲低下。每次贴敷 30 分钟~1 小时,反应强烈者可提前揭下,过敏者禁用,每 3 天 1 次,每次选 4 个穴位。

(5)穴位注射:按照辨证分型选用相应穴位和药物。

①命门火衰:高丽参注射液、鹿茸注射液、参麦注射液等。

②气血亏虚:黄芪注射液、胎盘组织液、高丽参注射液等。

③肝气郁结:柴胡注射液等。

每日或隔日注射一次,反应强烈者亦可隔 3 日一次,10 次为一个疗程,休息 5~7 天可进行下一个疗程的治疗。

3. 其他外治法

(1)男性性功能康复仪:适用于性欲低下或合并男性勃起功能障碍、早泄、不射精症等其他性功能障碍者。每次 30 分钟,每周 1 次。

(2)微波-毫米波治疗:适用于性欲低下或合并男性勃起功能障碍及早泄、不射精症等其他性功能障碍者。每日 1 次,每次 20 分钟。

4. 中药经验用药　按辨证分型选用相应方剂加减使用,每日 1 剂,水煎服。

(1)命门火衰:温肾强精方,可加用鹿角胶、紫河车、蜈蚣、九香虫等。中成药还少胶囊、龟龄集。

(2)气血亏虚:升阳还精方,可加用阿胶、五爪龙、黄精等。中成药十全大补丸、人参养荣丸。

(3)肝气郁结:解郁逍遥方,可加郁金、黄皮核、芒果核、合欢皮、素馨花等。中成药逍遥丸、柴胡舒肝丸及乌灵胶囊。

5. 西医常用疗法

(1)雄激素补充疗法:睾酮水平低下引起性欲低下者可采用口服雄激素治疗,如十一酸睾酮等,十一酸睾酮起始剂量为160mg/日,共2~3周,维持剂量为40~120mg/日。前列腺癌患者及前列腺增生症出现下尿路症状(LUTS)者禁用,PSA>4.0ng/ml者慎用,定期行肛门指诊、前列腺特异性抗原(PSA)等前列腺癌相关检查,一旦发现异常则停药。

(2)绒毛膜促性腺激素(HCG):主要作用为刺激睾丸间质细胞生成睾酮作用,每次2000U,隔天1次,3个月为一个疗程。

三、临证指要

1. 男子超过30岁,随着年龄增长,性欲逐渐减退,勃起功能也会随之下降,生理发展之必然,不可过服壮阳药以逞欲。然而性欲低下与阳痿有所差异,阳痿以阴器功能低下、障碍为主,性欲低下以欲望低下为主。

2. 心理疏导极为重要,同时要排除抑郁、药物及其他器质性疾病引起的性欲低下,排除工作压力、思想负担及其他生活因素是取得长期疗效的关键。

3. 患者必须自己有治疗的意愿,是收效的关键,在治疗行为上必须"同情"、关爱他们。重点改善夫妻双方性生活的愉悦与协调,不能指某一方是"病态",要克服偏见。

4. 男性性欲下降、女方可主动帮助,可加强语言及其他性刺激,融洽的夫妻关系,可提高疗效。

四、医经撷萃

1.《千金翼方》:"男子失精,膝胫疼冷,灸曲泉百壮。"

2.《扁鹊神应针灸玉龙经》:"膏肓二穴不易求,虚惫失精并上气……复溜偏治五淋病……夜间遗尿觅阴包……两丸牵痛阴痿缩,四满中封要忖量。"

3.《扁鹊神应针灸玉龙经·灸法杂抄切要》:"阳气虚惫,失精绝子,宜灸中极。"

4.《黄帝明堂灸经》:"三里,主五劳虚乏,四肢赢瘦。"

5.《黄帝明堂灸经》:"白环俞,主腰脊急强不能俯仰,起坐难,手足不仁,小便黄,腰尻重不举也。"

6.《黄帝明堂灸经》:"阴市,主卒疝,小腹痛,力萎气少,伏兔中寒,腰如冷水。"

第六节 阴茎异常勃起

阴茎异常勃起是指与性欲和性刺激无关,持续 4 小时以上的阴茎持续勃起状态,性高潮后仍不能转变为疲软状态。可分为缺血性阴茎异常勃起和非缺血性阴茎异常勃起,前者多见,常伴有静脉流出量减少和静脉血液滞留,导致组织细胞低流量血症和酸中毒,可导致 ED、阴茎海绵体纤维化和阴茎畸形。为男科急症之一。

中医一般称之为"强中""阳强""茎强不痿""阴纵不收"等。古代医家对本病认识较早,如《灵枢·经筋》从其症象,名谓"纵挺不收"。《诸病源候论》言其为"强中"。此后在《本草经疏》中更名为"强中不倒。"病理性阳强为久亦不倒,是因阳强过极,肾气失司,宗筋不收,窍道不通而产生的一种病状。

一、病因病机

1. 阴虚火旺 房事不节,沉湎酒色,耗伤肾阳,肾水不足,相火亢盛,水不制火,火扰血络,血不循经,停留茎络,窍道不通可致阴茎异常勃起。

2. 肝阳亢盛 过食辛温壮阳之药,内热炽盛,耗伤肾阴,水不济火,相火亢盛,宗筋失养,气血妄行,阻于茎络,窍道不通,故阴茎异常勃起。

3. 湿热下注 嗜食膏粱厚味,湿热丛生,或以酒助兴,酒后交接,或贪欢延欲,忍精不发,导致宗筋窍道不通。

4. 瘀阻肝络 跌扑损伤,血不循经,溢于脉外,瘀阻宗筋;或注射药物,血络受损,瘀阻下窍导致阴茎异常勃起。

二、治疗

1. 首选针灸疗法
(1)体针
辨证取穴与操作
[主穴]大敦、足窍阴、太冲、足临泣、会阴、急脉、秩边。
①虚火亢盛
[主症]性欲亢盛,阴茎易举且坚挺不收,头目眩晕。舌干咽燥,潮热盗汗,心烦少寐。舌红少津,舌苔少或剥,脉细数。
[治则]滋阴降火、行气通窍。
[配穴]照海、足通谷或曲泉、间使。
[操作]配穴每次选 2 个,大敦、足窍阴刺络放血,其余穴位平补平泻。
②肝火炽盛

［主症］阴茎持续勃起,胀痛不舒,烦躁易怒,胸胁胀满,口苦咽干,便结溲赤,小便短赤。质红舌,苔黄,脉弦数有力。

［治则］清利肝胆,泻火通窍。

［配穴］肝俞、太冲或胆俞、悬钟。

［操作］配穴每次选2个,大敦、足窍阴刺络放血,其余穴位透天凉或泻法或白虎摇头。

③瘀阻宗筋

［主症］阴茎持续挺举,茎肿色暗,疼痛不已,甚或刺痛,排尿不畅,心烦易怒。舌黯或有瘀斑,苔薄白,脉涩。

［治则］行气活血,化瘀通窍。

［配穴］气冲、行间或蠡沟、阴廉。

［操作］配穴每次选2个,大敦、足窍阴刺络放血,其余穴为泻法、烧山火或白虎摇头。

(2)辨治释义:大敦为足厥阴肝经脉气所发之井木穴,泻之或点刺出血可清肝泻火,疏理下焦,主肝经所过之阴器小腹之疾。足窍阴为足少阳胆经经气所出之井金穴,故能克制少阳经相火内盛,泻之清泻肝胆,通利下窍。太冲为足厥阴肝经所注之输土穴、原穴,其性肃降,善于疏浚开导,肃降潜阳,疏肝调肝,理气清火,和肝敛阴。足临泣属胆经流注之输木穴,为本经本穴,性善调达,功善疏泄,刺之可疏肝利胆,善于治疗肝胆经气郁滞或气郁化火所致经脉循行部位病变。会阴穴位于二阴之间,为冲任督三脉之会,故刺之能疏调任督,清利湿热,调气理血。急脉为足厥阴肝经脉气所发,位于肝脉循股阴绕阴器抵小腹之起点,功善疏肝通络,活血止痛,是治疗前阴病之常用穴。秩边位于臀部,为足太阳膀胱经脉气所发,足太阳从腰中夹脊贯臀入腘中,性善疏利,故刺之可清热利湿,通经活络,为治疗泌尿系疾病之常用穴与要穴。诸穴合用,可疏泄肝胆郁气,清泻肝胆实火,调理气血,通利下窍而强中。

照海为肾经穴,为阴跷脉之起始部穴,功善滋养肾阴,清泄虚火。足通谷为足太阳经所溜之荥穴,功善清除膀胱下焦湿热,两穴合用,功能清泄虚火,通经开窍通络。曲泉为足厥阴肝经所入之合水穴,为本经之母穴,肝肾同源,虚则补其母,功能补益肝肾,养阴降火。间使为手厥阴心包经之经金穴,功善疏理厥阴经气,理气通络,宁心安神,是治疗厥阴气机不畅之常用穴。诸穴合用可滋阴降火,行气通窍,适用于阴茎异常勃起虚火亢盛证。

肝俞是足厥阴肝脉之气输注之处,取本穴能疏肝理气而开郁结,调肝补血而滋阴。太冲为足厥阴肝经所注之输土穴、原穴,其性下降,善于疏浚开导,可平肝潜阳、清肝下火、疏肝理气。胆俞为胆腑精气输注之处,内通于胆,以清泻肝胆之邪为要,能清利肝胆湿热而,疏调肝胆气机。阳纲位居胆俞之旁,为胆气传输之处,内应肝胆脾胃,故刺之可疏肝利胆,疏解郁火。诸穴合用可清利肝胆,滋阴潜阳,泻火通窍,适用于阴茎异常勃起肝火内炽证。

气冲为足阳明胃经穴,穴当经气所冲行之道,善于疏理下焦气机,故刺之可理气通经,化瘀止痛。行间为足厥阴肝经脉气所溜之荥火穴,本经之子穴,性善清泻,长于疏肝理气,刺之可疏肝活血,理气通经。蠡沟为足厥阴肝经别走足少阳胆经之络穴,善于沟通二经之经气,故泻之能疏肝行气,活血化瘀。阴廉为足厥阴肝经脉气所发,肝藏血,刺之可活血通经,调理下焦。诸穴合用可行气活血,化瘀通窍,适用于阴茎异常勃起瘀血内阻证。

2. 其他针灸疗法

(1)刺络放血:适用于肝火炽盛证,选取井穴如大敦、隐白、厉兑、至阴、足窍阴、少泽、关冲、中冲、少冲、商阳、少商等以毫针或三棱针快速点刺。

(2)挑治:尤适用于实证性阴茎异常勃起,挑治点为八髎、小肠俞、膀胱俞、中膂俞、白环俞、会阳等或腰骶神经节段分布点或阳性反应点,持续挑6～10穴或直至阴茎勃起消退为止。

(3)子午流注开穴法:适用于各证型阴茎异常勃起。根据患者证型及就诊时间开穴治疗直至阴茎勃起消退为止。

(4)梅花针:适用于各证型阴茎异常勃起。选用腰骶部夹脊穴,实证用重刺激手法,虚证用轻刺激手法,虚实夹杂用先轻后中度刺激手法。直至阴茎勃起消退为止。

3. 其他外治法　冷却法,阴茎上置以冰袋,或以寒水石、玄明粉,用苦胆汁调成糊状,作冷湿敷,或肛门直肠冷灌,降低血流,适用于阴茎勃起时间少于6小时者。

4. 西医常用疗法

(1)缺血型阴茎异常勃起

1)一般治疗:包括镇静、镇痛和阴茎局部冷敷、口服拟交感神经药物缩血管等,能使少部分患者的病情得到缓解或完全解除。

2)阴茎海绵体药物注射:常用的拟交感神经药物有去氧肾上腺素(新福林)、间羟胺(阿拉明)和肾上腺素等。治疗期间建议密切观察病情,注意其主要不良反应:急性血压升高、头痛、面色苍白、反射性心动过速、心律失常等。

3)阴茎海绵体减压治疗:适合低流量异常勃起。在局麻和无菌条件下,用粗注射针头(9号)穿刺阴茎海绵体,或对流穿刺冲洗,吸出积血,直至流出的血液颜色变红、阴茎变软为止,使阴茎海绵体血流恢复正常,注意挤压阴茎海绵体脚,并冲洗至阴茎海绵体变软;一旦发生可重复处理,并可以与海绵体注射拟交感神经药物联合使用。

4)手术治疗:在上述治疗无效后,可考虑应用海绵体分流术。

(2)非缺血型阴茎异常勃起

1)一般治疗:包括阴茎局部冰敷、加压包扎和特定位置(如会阴部等)的压迫等。大部分非缺血型阴茎异常勃起可自行缓解。

2)选择性动脉栓塞:对于持续不能缓解的非缺血型阴茎异常勃起患者,应采取高选择性海绵体动脉栓塞术。

三、临证指要

该病是男科急症之一,对于缺血型阴茎异常勃起,关键在于改善阴茎海绵体的血液回流,减少海绵体内压,改善缺氧状态。异常勃起在 24 小时后海绵体内皮细胞及海绵体窦的组织结构可受到损害,48 小时可发生大面积坏死,因而对于持续不能缓解者必须尽快手术,以免影响性功能。

四、医经撷萃

1.《针灸资生经·第三》:"大敦,主阴挺出。少府,主阴挺长。阴跷,疗阴挺出。"

2.《医述·卷九·杂证汇参·遗精》:"所谓阳强者,非肾脏之真阳强也,乃肝脏所寄之相火强耳。"

3.《验方新编·卷六·前阴》:"阳强不倒精自流出,此名强中,乃阳盛实热,不急治,必发大痈难治。用生地、黄柏、知母、龙骨、大黄、枳壳各一钱,水煎服。若胃虚食少者,则用黄柏,甘草、砂仁各一钱,水煎服。"

4.《诸病源候论·强中候》:"强中病者,茎长兴盛不痿,精液自出"。

5.《外台秘要·强中生诸病方》:"病源:夫强中病者,茎长兴盛不衰,精液自出是也。由少腹五石,石热住于肾中,下焦虚热。少壮之时,血气尚丰,能制于石,及至年衰血气减少,肾虚不能制精液也。若精液竭则诸病生矣。"

6.《东医宝鉴·杂病篇》:"年少阳道坚强,当泄不泄,不泄强泄,胀断嫩皮,初如针眼,畏痛不敢泄,刮日久连茎溃烂痛楚,日甚"。

7.《普门医品·卷十九》:"茎强硬不疾,精流不止,痛如针刺,病名强中,乃肾滞漏疾。"

8.《类证治裁·卷之七》:"强中症,茎举不衰,精流不止,或由肝火太强,或由金石性发,宜泻火解毒。用知母、石膏、元参、生地、大豆、甘草等。夏子益奇疾方,治玉茎长硬不痿,精自出,捏之脆,痒如针刺,用补骨脂、家韭子各一两,研末。每服三钱,水煎,日三次。"

9.《古今医统大全·卷之六十》:"阴纵,谓前阴受热挺长不收也。《灵枢》云:足厥阴之伤于寒则阴缩入,伤于热则纵挺不收。治在行水清阴气是也。又云:足厥阴之别名曰蠡沟,去内踝五寸别走少阳,其别者经胫上睾结于茎,其病气逆则睾肿卒疝,实则挺长,虚则暴痒,取之所别也。"

第三章　前列腺、精囊疾病

第一节　急性细菌性前列腺炎

急性细菌性前列腺炎相当于美国国立卫生研究院（NIH）分类法中的Ⅰ型前列腺炎，是由细菌或其毒素所致的前列腺体和腺管的急性炎症，大肠杆菌为最常见的致病菌。球菌感染常起源于皮肤的化脓性病灶，或扁桃体、牙齿及呼吸道的感染灶，感冒和其他病毒性感染亦可诱发。多发生于青春期后男性，也可见于中年或老年男性。常突然发病，寒战，发热，疲倦，会阴部及耻骨上疼痛，明显的尿路刺激症状和排尿困难。

中医根据其症状常将其归于"淋证""白浊""白淫""热淋""精浊"的范畴，如热毒炽盛化脓，则传统上称为"穿裆发"。吴谦《医宗金鉴·外科心法要诀》："穿裆毒发于会阴前，忧思劳伤湿郁源，焮痛红顺塌陷逆，腐深漏溺收敛难。"若脓肿形成可归到"悬痈"范畴。汪机《外科理例》："谷道前患毒，焮痛寒热，此肝经湿热所致，名曰悬痈。"许克昌《外科证治全书·前阴证治》阐述该病的发病原因和预后："悬痈多由忍精提气而成，所谓欲泄不泄，化为脓血是也，最难疗治。"陈实功《外科正宗》详细地论述了悬痈的病位和局部病变的演变："夫悬痈者，乃三阴亏损，湿热结聚而成。此穴生于谷道之前，阴器之后，又谓海底穴也。初生状如莲子，少痒多痛。日久渐如桃李，赤肿焮痛，欲溃为脓。"

一、病因病机

1. 精室湿热　嗜食辛辣，肥甘厚味，内生热毒；或外感湿热，秽浊聚留，蕴结不散，下注精室；久卧冷湿，感受寒湿，郁而化热，阻遏精室，气血凝滞，膀胱气化不利。

2. 淫毒下侵　恣情纵欲，藏污纳垢，淫毒上行，聚于精室，浸淫下窍，气血凝滞，清浊不分。

3. 热毒炽盛　原有久患，疮毒乳蛾，邪热蕴盛，引动下焦，熏蒸精室，热盛肉腐，邪毒横流。

二、治疗

1. 首选针灸疗法

（1）辨证取穴与操作

［主穴］曲骨、石门、太冲、委中、秩边。

①精室湿热

［主症］发病较急，尿频、尿急、尿赤痛，甚见黄白浊溢出，下腹胀闷，会阴胀痛，腰骶酸痛，伴恶寒发热，大便秘结，或便溏后重，体查见前列腺肿胀，甚见波动感，触之痛甚。舌质红，舌苔黄腻，脉滑数或弦数。

［治则］清热解毒，利湿泄浊。

［配穴］蠡沟、足临泣或束骨、地机或大敦、阳陵泉。

［操作］配穴每次选 2 个，泻法或透天凉。

②热毒壅盛

［主症］多见于中期，高热疲倦，口渴喜饮，会阴部赤肿焮痛，欲溃为脓。小腹胀痛明显或刺痛，尿道灼痛，尿浊黄赤，甚至尿血脓血，大便秘结，腰脊酸痛，前列腺体积增大，有波动感。舌红绛，苔黄干或腻，脉滑数弦数。

［治则］清热利湿，凉血泻火，排脓消痈。

［配穴］足五里、少府或中髎、行间或内庭、井穴。

［操作］配穴每次选 2 个，泻法或透天凉，井穴刺络放血。

③邪留津伤

［主症］多见于急性后期，尿频、尿急，尿道赤热，余沥不净，会阴胀滞，腰膝酸软，胸胁胀满，口干多饮。舌红，苔黄干或少苔，脉细弦数。

［治则］清热解毒，养阴生津。

［配穴］太溪、金门或复溜、经渠。

［操作］配穴每次选 2 个，平补平泻或赤凤迎源。

（2）辨治释义：曲骨位于下腹部，内应膀胱与精室，为任脉与肝经之会，由于任脉、冲脉、督脉皆起于胞中，故泻之可清利湿热，活血通脉。石门为任脉经气所发，又属三焦之募穴，泻之可利湿清热，通调三焦。太冲为足厥阴肝经所注之输土穴、原穴，其性下降，善于疏泄导下，泻之可清肝泻火，利湿泄热，行血活络，平补平泻之可清泄肝热，养阴止痛。委中又名血郄，为足太阳膀胱经脉气所入之合土穴，四总穴之一，性善疏泄清降，泻之能泄膀胱湿热，刺络放血可清热凉血解毒，活血散瘀通络，是治疗瘀证、实证、热证之常用穴。秩边为足太阳膀胱经所发，内应膀胱，可清热利湿，消肿止痛，长于治疗湿热下注之阴部肿痛之症。诸穴合用，既可清热利湿，凉血解毒，消肿止痛，又可养阴止痛，扶正祛邪，适用于各证型急性前列腺炎患者。

蠡沟为足厥阴肝经别走足少阳胆经之络穴,肝胆互为表里,肝经绕阴器而抵小腹,故泻之能清泄肝经湿热。足临泣法为足少阳胆经之输木穴,为本经之子穴,泻之可清泻肝胆郁火,通络止痛。束骨为足太阳膀胱经之输木穴,为本经之子穴,实则泻其子,故泻之可清热化湿,通淋止痛。地机为足太阴脾经气血所聚之郄穴,功善活血,性主疏调,具有活血不伤血,化瘀不伤正的特点,泻之可清热利湿,活血止痛。大敦为足厥阴肝经经气所出之井木穴,泻之或刺络放血可疏理下焦,清热解毒。阳陵泉为足少阳胆经之合土穴,泻之能清利肝胆,解毒泻火,利湿止痛。诸穴与主穴合用,则可清热解毒,利水渗湿,行气止痛。

足五里为足厥阴肝经脉气之所发,位于病所附近,刺之可清泻肝胆湿热,化气利水通癃。少府为手少阴心经之荥火穴,故泻之可清热泻火,宁心除烦,心与小肠互为表里,心火常移热小肠,刺之可清心泻火,利水通淋。行间为肝经之荥火穴,本经之子穴,性善清泻。中髎穴位于骶骨,为膀胱、肝、胆三经交会穴,长于调理下焦,通利水道,实则泻其子,泻之可清肝泻火,凉血活血,通络止痛。内庭为足阳明胃经之荥水穴,实则泻其子,泻之可清热凉血,泻火通经,消痈排脓。点刺十二经井穴,长于清热泻火,通络止痛。诸穴与主穴合用则可清热利湿,凉血泻火,排脓消痈。

复溜为肾经之经金穴,本经之母穴,长于化气利水,通调水道。经渠为肺经之经金穴,肾经之母经母穴,长于宣降肺气,行气开郁,两穴五行属金,肺属金,为水之上源,肾属水,金生水,故补其母能清金热滋肾水,使金水相生,通下焦水道,清下焦之余热,补耗损之津液,滋肾以养阴津,益阴以退虚热,扶正祛邪。太溪为足少阴肾经之输土穴、原穴,功善益肾补虚,滋阴降火。金门为足太阳膀胱经气血深聚之郄穴,最善疏通本经气血,且有通经止痛之功,是治疗本经经气郁滞所致急性痛证之要穴,刺之可清热通经止痛。诸穴合用可滋阴清热,利水通淋,通经止痛。与主穴合用则更能清热解毒,养阴生津,利水不伤阴,扶正不留邪。

2. 其他针灸疗法

(1)穴位注射:适用于急性前列腺炎各证型的治疗。按照辨证分型选用相应穴位和药物:

①湿热下注及热毒壅盛:清开灵注射液、双黄连注射液、喜炎平注射液等。

②邪留津伤:生脉注射液、参麦注射液等。

湿热下注及热毒壅盛选三焦俞与气海俞交替使用,邪留津伤选肾俞与次髎交替使用,每日或隔日注射一次,15~30次为一个疗程。

(2)子午流注开穴法:适用于各型急性前列腺炎。根据患者证型辨证取穴择时治疗或按就诊时间开穴治疗,每次20分钟,每日1次。

(3)耳尖放血:适用于热盛烦渴者,取耳穴三棱针刺血。患者取侧伏坐位,头部置案头枕上,医者左手持患侧耳廓,右手握空拳以拇、食二指沿耳轮、耳垂的腹背两侧来回按摩至充血、发热,常规消毒,右手持三棱针快速旋腕点刺耳尖穴或耳垂,挤出紫血数滴,消毒棉球按压,适用于高热持续不退患者。

(4)刺络放血:适用于急性前列腺炎热毒壅盛证及湿热下注证。选取井穴如大敦、隐白、厉兑、至阴、足窍阴、少泽、关冲、中冲、少冲,商阳、少商等以毫针或三棱针快速点刺,每日 1～2 次,每次 4 穴。

3. 其他外治法

(1)超短波治疗:适用于各证型急性前列腺炎。双电极对置于下腹部及腰骶部,急性期用无热量,康复期用微热量,每日 1 次,每次 20 分钟。

(2)微波穴位照射:适用于各型急性前列腺炎。常用穴位有血海、秩边、中极,阴廉等或按证型选穴,每次选 4 个穴位,每穴 10 分钟,每日 1 次。

(3)中药保留灌肠疗法:采用三花通窍方保留灌肠,每日 1 次,每次保留 30 分钟～1 小时。与超短波合用,效果尤佳。

(4)电脑中频及离子导入治疗:适用于急性前列腺炎各证型的治疗。可将电极板并置于双侧下腹部、腰骶部或辨证选穴,导入药物可用三花通窍方、双黄连针、清开灵针。可多个部位同时进行,每日 1 次,每次 20 分钟。

(5)低频脉冲疗法:适用于急性前列腺炎各证型的治疗,尤其适用于惧怕针刺者,可选用水道、气冲、三阴交、阴陵泉等穴位或辨证选穴,每日 1 次,每次 20 分钟。

4. 中药经验用药 按辨证分型选用相应方剂加减使用,每日 1 剂,水煎服。

(1)湿热下注:千荷清精方加减,伴尿路刺激症状明显者用积雪导赤方加减。中成药用龙胆泻肝丸、八正丸、双石通淋胶囊等。

(2)热毒壅盛:消痈排毒方或清热活血方加减,消痈排毒方用于高热伴前列腺脓肿形成期,清热活血方用于热退及脓肿不明显者,伴有尿血症状者用岗稔宁精方加减。中成药用新癀片、龙胆泻肝丸、三黄片、灵泽片等。

(3)邪留津伤:泽地通精方加减。中成药用二至丸合八正丸。

5. 西医常用疗法

(1)按药敏结果选用相应抗生素,常用如:左氧氟沙星注射液 0.2g,静滴,每日 2 次;或头孢曲松 2.0g,静滴,每日 1 次;或盐酸多西环素片 0.1g,口服,每日 2 次。

(2)α-受体阻滞剂 常用多沙唑嗪、特拉唑嗪、坦索罗辛等,如盐酸坦索罗辛缓释胶囊 0.2mg,口服,每日 1 次。

(3)非甾体抗炎药 常用吲哚美辛、布洛芬、塞来昔布等,如吲哚美辛 25mg,口服,每日 2～3 次。

三、临证指要

1. 急性前列腺炎症状较重,药物治疗很重要,针灸治疗不是主要方法,但对改善症状、缩短疗程、提高疗效方面作用显著。

2. 急性细菌性前列腺炎患者常常会有明显的会阴部疼痛、排尿困难或发热等较为严重的局部与全身症状。身体健康状况良好的患者可在门诊接受治疗,但感染中毒症状严重、免疫抑制、出现尿潴留以及具有潜在疾病的患者需要住院治疗。

3. 由于急性细菌性前列腺炎是一种急性尿路感染,与引起尿路感染的微生物相同,常见为革兰阴性细菌,病理变化为腺体充血水肿及浆液纤维素性、血性或脓性渗出,腺管和周围间质组织有炎性细胞浸润,严重者可形成局限的或多发的前列腺脓肿。故本病需要按药敏结果选用抗生素治疗,疗程约 2～4 周。

4. 患者卧床休息、保持大便通畅、适当补充液体,必要时可以给予退热药、止痛药。发生急性尿潴留的患者,还应进行耻骨联合上穿刺针抽吸和导尿等对症治疗。急性尿潴留伴有前列腺增生患者,宜采取膀胱穿刺造瘘引流尿液,而不宜行经尿道留置尿管,因为后者能引起患者严重的不适,并加重前列腺的感染。患者在治疗期间应该适当增加饮水量并加强食物营养。除酒类、辣椒可造成尿道炎或前列腺炎局部症状加重的辛辣食品以及可能影响抗菌药物吸收或活性的食品之外,通常不必选择或拒绝食物的类别。

5. 急性发作期前列腺触诊尤需轻柔,不宜取前列腺液或行尿道器械检查,以防感染扩散,如有尿潴留者,可留置导尿管数日。若前列腺脓肿形成,病情较重,可经会阴部作切开引流术。

四、医经撷萃

1.《灵枢·邪气脏腑病第四》:"膀胱病者,小腹偏肿而痛,以手按之,即欲小便而不得,肩上热,若脉陷,及足小指外廉及胫跟后皆热,若脉陷,取委中央。"

2.《针灸甲乙经·卷九·三焦膀胱受病发少腹肿不得小便第九》:"少腹中满,热闭不得溺,足五里主之。行间,溺难,痛,白浊,……行间主之。"

3.《针灸聚英·卷一下·足厥阴肝经》:(太冲)"足大指本节后二寸,或云一寸半内间,动脉应手陷中,足厥阴肝脉所注为俞,主腰引小腹痛,小便淋,小便不利。"

4.《针灸资生经·第三》:"然谷,治小腹胀(见疝)。""京门,(见肠鸣)。蠡沟,(见疝。)""中封,治小腹肿(见疝)。""胞肓,治小腹坚急(见腹痛)。""水道,治小腹满,引阴中痛,腰背强急,膀胱有寒,三焦结热,小便不利。""大敦,治小腹痛,中热,喜寐。小便不利,小腹胀满,虚乏,灸小肠俞随年。""(千)五脏虚劳,小腹弦急胀热,灸肾俞五十壮,老小损之,若虚冷、可百壮。""委中,主小腹坚肿。"

5.《针灸集成·卷二》:"大小便不利,大肠俞、营冲三壮,小肠俞三壮,经中(在脐下寸半两旁各三寸)灸百壮,中髎。""小便黄赤不禁,腕骨、膀胱俞、三焦俞、承浆、小肠俞。小便状如散火,关元百壮,复溜五壮。"

6.《类经图翼》:"委中者,血都也,凡热病汗不出,小便难,衄血不止,脊强反折,瘛疭癫疾,足热厥逆不得屈伸,取其经血立愈。"

7.《铜人腧穴针灸图经》:"肾俞,治溺血小便浊出精,阴中痛。"

第二节 慢性前列腺炎/慢性盆腔疼痛综合征

慢性前列腺炎是按照1995年美国国立卫生研究院(NIH)分类方法而言:前列腺炎可分为急性细菌性前列腺炎(Ⅰ型)、慢性细菌性前列腺炎(Ⅱ型)、慢性前列腺炎/慢性盆腔疼痛综合征(Ⅲ型)和无症状前列腺炎(Ⅳ型)。由于Ⅱ型与Ⅲ型前列腺炎症状基本相同,Ⅱ型前列腺炎可发现细菌,但不一定存在前列腺内,其致病性存在广泛争议,本节探讨的慢性前列腺炎治疗方法主要针对Ⅱ型和Ⅲ型前列腺炎。

慢性盆腔疼痛(chronic pelvic pain,CPP)指男性或女性盆腔的疼痛持续或反复发作至少6个月,疼痛与消极的认知、行为、性活动及情感有关,伴随有下尿路症状以及胃肠道、骨盆底、妇科异常或性功能障碍。CPP没有明显盆腔局部器官、组织感染或其他病理改变者,称为慢性盆腔疼痛综合征(CPPS)。与男性生殖泌尿系统相关的CPPS常见有:前列腺疼痛综合征、膀胱疼痛综合征、阴囊疼痛综合征、睾丸疼痛综合征、附睾疼痛综合征、输精管结扎术后疼痛综合征、阴茎疼痛综合征、尿道疼痛综合征等,本节探讨的CPPS治疗方法主要针对前列腺疼痛综合征,其余类型可按照相关章节或中医辨证分型参考使用。

近年Shuskes、Nickel等建立了慢性前列腺炎/慢性盆腔疼痛综合征(CP/CPPS)的表型分类系统——UPOINT,对认识、诊断及治疗CP/CPPS提出了新的思路。UPOINT表型分类系统,作为评估CP/CPPS个性化特征工具,用于制定个性化综合性的治疗方案。其中U指尿路症状及/或夜尿。P指心理症状,包括抑郁、焦虑、应激及应对不良。O指器官特异性症状(前列腺触痛与前列腺镜检可见白细胞、血精、B超可见前列腺钙化)。I指感染症状,包括明确的下尿路感染或前列腺特异性标本(EPS或VB3)培养出致病菌或支原体、衣原体。N 指神经病学症状,包括肠易激综合征、纤维肌痛、慢性疲劳综合征以及偏头痛等。T 指盆底肌肉触痛症状,如在会阴、盆底检查时出现肌肉或筋膜的扳机点疼痛。目前国外新的研究增加了性功能障碍因子,即"S"因子,但其能否作为一个独立因子纳入 UPOINT 分类系统尚有争议,国内的流行病学研究也认为前列腺炎与勃起功能障碍、早泄密切相关。

慢性前列腺炎/慢性盆腔疼痛综合征(CP/CPPS)的病因错综复杂,确切的病理生理机制尚未被完全阐明,本病归于中医学的"精浊""白浊""淋证"等范畴。传统中医药具有中药、针灸等多种治疗手段,治疗前列腺炎也有悠久的历史,尤其是近十多年来中医男科采用传统中医药治疗前列腺炎取得了满意疗效,现代中医学借助现代科学技术,形成了整体辨证、局部辨证与微观辨证相结合的现代中医学辨证论治体系,局部辨证体现在前列腺触诊,微观辨证则包括了所有实验室(前列腺液常规、细菌学检查及前列腺液和血液生化检查等)与物理检查(超声、MRI、尿动力学)等。中医领域研究从辨证论治出发,针对某一种中医证候的前列腺炎进行临床研究,但没有形成明确的、系统的 CP/CPPS 诊疗指征、用药与非药物治疗规律。

我们把中医辨证分型治疗与 UPOINT 分类系统结合,形成了 UPOINT 的中医个性化综合治疗方案,找到 UPOINT 表型分类系统与中医辨证分型治疗的吻合点。最常见的中医证候有湿热下注、气滞血瘀、肝肾阴虚及肾阳不足。中医辨证治疗中,早泄、阳痿、遗精等性功能障碍症状一直都作为辨证和治疗的重点。UPOINT 的症状特征不仅与中医辨证分型相吻合,如 U、O、I、T 因子对应湿热下注证;U、P、N、T 因子对应气滞血瘀证;S 因子对应肾阳不足证、肝肾阴虚证。而且西医认为对患者生活质量及行为影响最大并非与前列腺本身有关的 O 因子,而是 P、N 及 T 因子,这一点也与中医辨证治疗的难点相吻合,中医认为前列腺炎缠绵难愈、导致患者反复就诊的常见症状是情志抑郁、善太息、烦躁易怒、五心烦热、头晕眼花、失眠多梦、神疲乏力、眩晕耳鸣、会阴、外生殖器区、下腹部、耻骨部、腰骶及肛周等部位坠胀、疼痛,与 UPOINT 的 P、N 及 T 因子吻合。此外中医治疗的重点性功能障碍症状也与有争议的 S 因子吻合。现代中医学辨证论治体系在诊疗前列腺炎这个过程中,不仅已经把 UPOINT 所有的各个因子相对应的症状全部收集,而且内容更加详尽丰富,UPOINT 的因子可包含几种中医辨证分型,而一个中医证型也包含其各个因子的临床特征。本节把中医辨证分型与 UPOINT 分类系统相结合进行针灸治疗。

一、病因病机

1. 湿热下注　饮食不节,嗜食肥甘,不忌辛辣,湿热丛生;外感诸邪,郁而化热,夹湿兼浊,循经内注,清浊不分,阻遏精宫,湿毒蕴结,气血凝滞。

2. 肝经寒滞　久居湿地,感受寒湿,郁遏阳气,肝脉受阻,气血失畅,精室阻滞。

3. 淫毒内侵　迷于酒色,淫邪侵入,循经上行,停聚精室,血热肉腐,清浊混淆,败精阻窍。

4. 肺脾气虚　脾胃素虚,运化失职,水液内聚,积湿生热,夹湿下注,清浊不分,白浊流溢。

5. 肝郁血瘀　喜怒不时,情志失调,肝失疏泄,或心失所养,心气虚弱,气血不畅,日久成瘀,阻滞肝脉,夹热夹湿,精道瘀阻。

6. 肝肾阴虚　久病伤身,或素体阴虚,或房劳过度,耗伤肝肾,阴精不足,虚火上炎,反灼阴精,水火失济,相火内炽,扰动精室,精离本位,败精外溢。

7. 阳虚不振　久病体虚,或素体阳虚,或肾气虚弱,封藏失司,固摄无力,正虚体弱,无力抗邪,邪易内侵,正虚邪恋,败精成瘀,阻于精室,运化不畅,郁遏精窍。

二、治疗

1. 首选针灸疗法

(1)辨证配穴与手法操作

[主穴]第一组　中极、膀胱俞、水道、水分、阴陵泉、复溜。

第二组　京门、肾俞、三焦俞、石门、中髎、下巨虚。

1)U因子(刺激性或梗阻性排尿症状)

①湿热下注

[主症]尿频尿急,尿道灼痛,尿时滴白,尿后滴沥,伴有阴囊潮湿,小腹坠胀,会阴胀痛,大便干结,口苦口干。舌红,苔黄腻或黄干,脉滑数或弦数。查体前列腺体积增大,质地软而饱满。前列腺液中白细胞较多。

[治则]清热解毒,利水通淋。

[配穴]商丘、束骨或足临泣、秩边。

[操作]两组主穴交替使用,配穴每次选2个,泻法或透天凉或白虎摇头。

②气滞血瘀

[主症]尿频尿急,尿道灼痛,赤涩滴沥,终末滴白,尿后余沥,伴会阴、小腹及阴囊胀痛不舒,甚或刺痛。舌质黯红或有瘀斑,苔薄白,脉弦涩。体查前列腺有炎性硬结,压痛。

[治则]行气活血,通络止痛。

[配穴]气冲、血海或膈俞、肝俞。

[操作]两组主穴交替使用,配穴每次选2个,泻法或赤凤迎源白虎摇头。

③肾虚血瘀

[主症]尿频尿急,尿道灼痛,尿时滴白,余沥不尽,夜尿频多,伴腰膝酸软,不寐健忘,性事下降,可见阳痿、早泄、不射精等。舌质黯或有瘀点瘀斑,脉细沉或细涩。检查见膀胱颈挛缩或前列腺增生,查最大尿流率小于 15ml/s 和(或)呈现梗阻模式,残余尿大于 100ml。

[治则]益肾活血,利水通癃。

[配穴]膈俞、三阴交或经渠、血海。

[操作]两组主穴交替使用,配穴每次选 2 个,先补后泻或青龙摆尾,赤凤迎源。

④尿路瘀阻

[主症]尿频、尿急、尿痛、尿不畅,尿后滴沥,甚者尿中断,夜尿频。舌质黯或有瘀点瘀斑,脉弦或涩。检查见膀胱颈挛缩或前列腺增生,查最大尿流率小于 15ml/s 和(或)呈现梗阻模式,残余尿大于 100ml。

[治则]行瘀散结,利水通癃。

[配穴]秩边、水泉、次髎、阴廉、中都。

[操作]两组主穴交替使用,配穴每次选 2 个,泻法或透天凉合白虎摇头。

2)P 因子(心理症状)

①肝郁气滞

[主症]焦虑抑郁,不寐健忘,伴胸胁胀闷,时喜叹息,多疑善虑,少腹胀痛,甚或烦躁易怒,口干口苦,伴尿频尿急,尿痛滴白,尿后滴沥。舌淡,苔薄白,脉弦。

[治则]疏肝理气,利水通淋。

[配穴]内关、公孙、太冲、光明。

[操作]两组主穴交替使用,配穴每次选 2 个,泻法或赤凤迎源合青龙摆尾。

②阴虚火旺

[主症]焦虑抑郁,虚烦不寐,遗精多梦,五心烦热,头晕目眩,心悸健忘,腰膝酸软,潮热盗汗,伴尿频尿急,尿道灼痛,尿时滴白,尿后滴沥。舌红,苔少,脉细数。

[治则]泻火滋阴,利水通淋。

[配穴]太溪、束骨、涌泉、神门。

[操作]两组主穴交替使用,配穴每次选 2 个,平补平泻或青龙摆尾合赤凤迎源。

3)O 因子(器官特异症状)

①特异性的前列腺疼痛:常见于瘀阻经脉证。

瘀阻经脉

［主症］特异性的前列腺疼痛,如阴茎、尿道、腰骶部、耻骨部、会阴部、肛周等部位疼痛,和或伴有刺激性或梗阻性排尿症状。

［治则］行气活血,通络止痛。

［配穴］参照 U 因子尿路瘀阻证取穴。

［操作］参照 U 因子尿路瘀阻证操作。

②血精:常见的有湿热下注、气滞血瘀、阴虚火旺、脾肾气虚等证。

［主穴］隐白、三阴交、中都、地机。

A. 湿热下注

［主症］初发多见,血精量多,色红或鲜红,小便赤涩,尿频、尿急尿道刺热,会阴部、小腹、腰骶部胀滞不舒。口苦口干。舌红,苔黄腻,脉弦数或滑数。

［治则］清热利湿,凉血止血。

［配穴］参照 U 因子湿热下注证取穴。

［操作］参照 U 因子湿热下注证操作。

B. 气滞血瘀

［主症］血精量少,色黯红或夹血块,少腹部胀、会阴刺痛,小腹胀滞。舌黯红或瘀斑、瘀点,苔薄白,脉弦或涩。

［治则］活血化瘀,通络止血。

［配穴］参照 U 因子气滞血瘀证取穴。

［操作］参照 U 因子气滞血瘀证操作。

C. 阴虚火旺

［主症］精血鲜红、量少,射精疼痛,会阴坠胀不适,腰膝酸软,眩晕耳鸣,五心烦热,潮热盗汗,不寐多梦,早泄遗精,面部红赤,咽燥口干。舌红少津,苔少或剥,脉细数。

［治则］滋阴降火,宁络止血。

［配穴］参照 P 因子阴虚火旺证取穴。

［操作］参照 P 因子阴虚火旺证操作。

D. 脾肾气虚

［主症］血精淡红,日久不愈,时多时少,头眩目晕,面白神疲,少气懒言,夜寐不安,纳呆便溏。舌淡,苔薄白,脉细弱。

［治则］健脾益肾,补气摄血。

［配穴］肾俞、京门、脾俞、章门。

［操作］配穴每次选 2 个,平补平泻或补法、赤凤迎源。

③广泛的前列腺钙化:常见瘀阻精宫。

［主症］广泛的前列腺钙化可按血瘀型用药,症状明显者需处理,若无特

殊症状,可不作处理。

[治则] 理血活血,化瘀通络。

[配穴] 参照 U 因子尿路瘀阻证取穴。

[操作] 参照 U 因子尿路瘀阻证操作。

4) I 因子(感染):常见于湿热下注或气滞血瘀证,针灸辨证治疗同 U 因子。

5) N 因子(神经性症状):超出腹部以及盆腔区域的疼痛、肠易激综合征、纤维肌痛、慢性疲劳综合征,常见血瘀证及阳气虚证。

①瘀阻经脉

[主症] 超出腹部以及盆腔区域的疼痛、肠易激综合征、纤维肌痛、慢性疲劳综合征,如会阴、阴茎、肛周部、尿道、耻骨部、腰骶部等部位疼痛,和(或)伴有刺激性或梗阻性排尿症状。

[治则] 行气活血,通络止痛。

[配穴] 参照 U 因子尿路瘀阻证取穴。

[操作] 参照 U 因子尿路瘀阻证操作。

②脾肾阳虚

[主症] 超出腹部以及盆腔区域的疼痛、腹泻便溏,里急后重,肢体疼痛、面色无华,神疲乏力,形寒肢冷,腰膝酸痛,尿后滴沥,性欲淡漠,阳痿、早泄、不射精等。舌淡白,脉沉细。

[治则] 温肾健脾,通络止痛。

[配穴] 命门、肾俞、三阴交、交信。

[操作] 两组主穴交替使用,配穴每次选 2 个,补法或烧山火或灸法。

6) T 因子:会阴或盆底或侧壁压痛及(或)肌肉痉挛或疼痛扳机点,临床常见会阴、阴茎、肛周部、尿道、耻骨部、腰骶部等部位疼痛,治疗同 O 因子瘀阻经脉证。

7) S 因子:性功能障碍,常见肝肾阴虚证与肾阳不振证。

①肝肾阴虚

[主症] 性功能障碍,可见性欲亢进,早泄、继而阳痿、不射精等,伴有五心烦热、潮热盗汗、头晕眼花、腰膝酸软。舌红甚绛,苔少或光红无苔,脉细数。查体前列腺瘦少,前列腺液量少。

[治则] 滋补肝肾,清泄相火。

[配穴] 然谷、曲泉或太溪、阴包或行间、照海。

[操作] 两组主穴交替使用,配穴每次选 2 个,平补平泻或青龙摆尾。

②肾阳不足

[主症] 小便清长,尿时滴白,面色㿠白,神疲乏力,形寒肢冷,腰膝酸痛,性

欲淡漠,甚或阳痿、早泄、滑精。舌淡胖,边有齿痕,脉沉细无力。查体前列腺缩小,前列腺液量少稀薄。

〔治则〕温补肾阳,固精导浊。

〔配穴〕命门、阴谷或足三里、肾俞。

〔操作〕两组主穴交替使用,配穴每次选2个,灸法(悬灸或隔姜灸、隔附子灸)及补法或烧山火合青龙摆尾。

(2)辨治释义:中极是膀胱经气结聚的部位,属膀胱经之募穴,内应精室、膀胱,又是肾、肝、脾经和任脉之会。膀胱俞位于骶部,为膀胱经气转输之处,与中极合用为俞募配穴法,针之可清热利水,调理下焦、通利膀胱、通淋止痛。水道为水液的通道,性主泄泄,可清泻三焦,尤其是肾与膀胱邪气郁结之证。水分为任脉与足太阴经之交会穴,刺之可泌清别浊,分利水湿。复溜为足少阴肾经经气所行之经穴,功善疏通经气,化气利水,通调水道。阴陵泉为足太阴脾经所入之合水穴,功善健脾化湿,淡渗利湿,治疗一切湿证。诸穴合用共奏清热利湿,活血化瘀,通调水道,通淋止痛,使水液渗注膀胱,湿热得清,膀胱得利。

肾俞是肾脏之气输注于腰部之处。京门为肾之募穴,肾为元气之本源,水液之门户,俞募配穴可调补肾气,利水通癃。三焦俞为三焦之气转输之处。石门为肾经脉气所发,又属三焦之募穴。俞募配穴,功能调理三焦,行气利水,通利膀胱。中髎为足太阳膀胱经八髎之一,可补肾强腰,调理下焦,刺之可化气利湿,行气止痛。下巨虚为小肠经之下合穴,主清下泄浊,能清泻下焦之热邪而分利水湿,分清泌浊。诸穴合用共奏通调三焦,行气利水,疏利膀胱,通淋之痛,并调补肾气。两组穴交替使用,根据辨证分型配用相应的手法适用CP/CPPS各证型治疗。

商丘为足太阴脾经所行之经金穴,为脾经之子穴,功善泻脾胃湿热,泻之可利湿泄浊,消中焦积聚之滞气。束骨为足太阳膀胱经所注之输木穴,为膀胱之子穴,泻其子可清泄湿热,除膀胱滞留之湿阻。足临泣为足少阳胆经之所注输木穴,泻之可见清热泻火,通经活络之效。秩边为膀胱经气所发,泻之具有清热利湿,调理下焦之功,为治疗慢性前列腺炎特效穴。诸穴泻之可清热利湿,利水通淋。适用于CP/CPPS湿热下注证。

气冲理气活血,行滞通瘀,善主腹中满热,淋闭不得溺。血海乃血液汇聚之海,功善行血活血。膈俞为八会穴之血会,善于治疗诸血之证。肝俞为肝脏经气输注背部之处,刺之可疏肝理气,活血补血。气冲、血海、膈俞与肝俞相配可行气活血,化瘀散结,通络止痛,并可补血扶正。适用于CP/CPPS气滞血瘀证的配用。

膈俞善于治疗诸血之证。三阴交为脾、肝、肾经交会穴,可补脾益肾,既能补血活血,又能凉血活血。经渠为肺经所行之经穴,肺为水之上源,本穴为肾经之母经母穴,刺之为补母之法。血海行血活血。诸穴合用,补三阴交、经渠而泻膈俞、血海可益肝活血、利水通癃。适用于 CP/CPPS 肾虚血瘀证的配用。

水泉为肾经气血深聚之郄穴,性善疏通水道,能疏水之极源。阴廉为足厥阴肝经脉气所发,可活血通络,通调下焦。中都为足厥阴肝经气血深聚之郄穴,善治血证、痛证,刺之可疏肝理气,活血通经,为治疗前阴血瘀证之要穴。次髎穴归属足太阳膀胱经,邻近二阴及盆腔,为泌尿生殖系统与大、小肠分野之处,与肾、肝、脾、胆经及督脉相通,泻之能活血通经,调理下焦,疏通经络,为治泌尿、生殖系统疾病要穴。水泉、阴廉、中都、次髎合用,能行气活血,化瘀生新,通利水道。适用于 CP/CPPS 尿路瘀阻证、瘀阻经脉证及瘀阻精宫证。

内关为心包经与三焦经相通之络穴,合于冲脉,功善理气降逆,宁心安神,交通阴维脉而主一身之阴络,长于通调上中下三焦气机。公孙为足太阴与足阳明之络穴,通于冲脉,功善健脾养胃,清热化湿。内关与公孙为八脉交会穴对穴,上下相应,泻之能疏肝理气,宁心安神。太冲为足厥阴肝经所注之输木穴、原穴。光明为胆经别走肝经之络穴。二穴合用为原络相配,取之可疏肝理气,清肝泻火。诸穴合用可疏肝理气,化湿利水。适用于 CP/CPPS 肝郁气滞证的配用。

太溪为足少阴肾经之所注之输土穴、原穴,刺之以土克水,滋阴降火。束骨为足太阳膀胱经所注之输木穴,为膀胱经之子穴,泻之可清热利湿。涌泉为足少阴肾经脉气所出之井木穴,本穴脉气如泉水汩汩而出,其性主降,故有滋阴降火之能。神门为手少阴心经之原穴,为脉气所输注之输土穴,泻之可清心泻火。诸穴合用可泻火滋阴,利水通淋,适用于 CP/CPPS 阴虚火旺证的配用。

隐白为足太阴脾经之井木穴,十三鬼穴之一,灸之补之可健脾益气固摄,活血统血止血,是为治疗血证之要穴。三阴交为脾、肝、肾经之交会穴,刺之可疏调气血,理脾益肾,和血养血。中都为肝经之郄穴,善治血证、痛证,刺之可疏肝理气,活血通经,为治疗少腹及前阴血瘀证之要穴。地机为脾经之郄穴,性主疏调,功能活血理血。诸穴合用,刺之共奏宁血止血,和血固摄之功。适用于 CP/CPPS 见血精各证型的治疗。

肾俞、脾俞分别是肾脏、脾脏之背俞穴,京门为肾之募穴,章门为脾之募穴。肾俞与京门、脾俞与章门为俞募配穴法,合用可健脾温肾,温中补虚,益气摄血。

命门位居两肾俞之间,为肾火存留之所,是治肾阳不足之要穴,灸之可温补脾肾之火。肾俞为肾之精气输注之处,性喜温,功专补肾,为补肾之专穴。三阴交为肝、脾、肾三经交会穴,补之可健脾补肾,和血通络。交信为足少阴经脉气之所发,阴跷脉气血深聚之郄穴,肾经之脉由此交会于脾经之三阴交,补之能补肾活血。诸穴合用,共奏健脾补肾,温中补火,通络止痛之功。适用于

CP/CPPS脾肾阳虚证的配用。

　　然谷为足少阴肾经所溜之荥火穴,肾脏经气在此处尚弱,迁留而过,未成大流,故其阴易虚,其火易亢,刺之能镇潜龙雷之火,滋肾养阴、清泻虚火。曲泉为足厥阴肝经之合水穴,为本经母穴,虚则补其母,功善补血养肝,肾为水脏,肝肾同源,二穴相配可滋补肝肾,养阴通络。太溪为足少阴肾经之原穴,功善滋肾养阴,益水通络。阴包属足厥阴肝经,刺之可滋补肾阴。行间为足厥阴肝经之荥火穴,功善清肝泻火。照海属足少阴肾经,为八脉交会穴之一,通于阴跷脉,是阴跷脉气所发之起始穴,刺之可滋阴泻火,补养阴益肾。诸穴合用可滋补肝肾,清泄虚火,养阴通络。适用于CP/CPPS肝肾阴虚证的配用。

　　命门为命火开阖之门,专于温阳补肾,主夜多小便、腰痛虚痿。肾俞为肾之背俞穴,肾脏经气输注之处。命门配肾俞,补肾阳力强。阴谷为足少阴肾经脉气所入之合水穴,肾经之本穴,故灸之可温补肾阳,滋养肾阴。足三里为足阳明胃经之合土穴、下合穴,经气之枢纽,为回阳九针穴之一,刺之可健脾和胃,益气生血,补后天以充先天之源。诸穴合用可温补肾阳,固精导浊。适用于CP/CPPS肾阳不足证的配用。

　　2. 其他针灸疗法

　　(1)艾灸疗法:适用于脾肾气虚、肾阳不足、肾虚血瘀、气滞血瘀、瘀阻精宫、瘀阻经脉及尿路瘀阻型CP/CPPS,必选会阴穴、秩边穴,再按辨证取穴,每次20分钟,选4个穴位治疗,每日1次或按热敏灸操作。

　　(2)穴位注射:按照辨证分型选用相应穴位和药物。

　　①湿热下注:清开灵注射液、双黄连注射液、喜炎平注射液等。

　　②气滞血瘀、瘀阻精宫、瘀阻经脉及尿路瘀阻:延胡索乙素注射液、丹参注射液、丹红注射液、血塞通注射液、复方氨林巴比妥注射液等。

　　③肝郁气滞:柴胡注射液、延胡索乙素注射液等。

　　④脾肾阳虚:黄芪注射液、胎盘组织液、高丽参注射液等。

　　⑤肾虚血瘀:A组:高丽参注射液、鹿茸注射液等;B组:丹参注射液、丹红注射液、血塞通注射液等;A组与B组药物交替使用。

　　⑥阴虚火旺及肝肾阴虚证:生脉注射液、参麦注射液等。

　　⑦肾阳虚证:高丽参注射液、鹿茸注射液、参附注射液等。

　　每日或隔日注射一次,每次一种药物,按正常肌注用量1/4～1/2,15次为一个疗程,休息5～7天可进行下一个疗程的治疗。

　　(3)穴位贴敷:按辨证分型选穴。

　　①壮阳方:适用于脾肾阳虚及肾阳虚型CP/CPPS;

　　②温化方:适用于肾虚血瘀型CP/CPPS;

　　③活血止痛方:适用于CP/CPPS湿热下注、气滞血瘀、瘀阻精宫、瘀阻经

脉及尿路瘀阻等证型。

(4)针灸手法治疗仪,适用于各型 CP/CPPS。按辨证分型,配用相关手法波型,每次 20 分钟,每日 1 次。

(5)耳针:适用于各证型 CP/CPPS。以辨证选穴为主,辅以对症选穴、按病选穴或根据经验选穴,常用穴位有肝、脾、肾、前列腺、精宫、尿道、外生殖器、膀胱、三焦、神门、交感等,常用压王不留行、莱菔子、磁珠、揿针法或毫针刺法,每次 2～4 穴,每 3 天 1 次。

(6)子午流注开穴法:适用于各证型 CP/CPPS。根据患者辨证择时治疗,按就诊时间开穴治疗,每次 20 分钟,选 3 对穴位,每日 1 次。

3. 其他外治法

(1)中药保留灌肠疗法:适用于湿热下注、气滞血瘀、瘀阻精宫、瘀阻经脉及尿路瘀阻等证型 CP/CPPS。湿热下注者采用三花通窍方保留灌肠,气滞血瘀、瘀阻精宫、瘀阻经脉及尿路瘀阻者采用红莓通窍方保留灌肠,每日 1 次,每次保留 30 分钟～1 小时。

(2)多效应前列腺治疗仪:适用于各型 CP/CPPS。每日 1 次,每次 20 分钟。

(3)微波-毫米波治疗:适用于 CP/CPPS。尤对合并男性勃起功能障碍、早泄、不射精症等性功能障碍者效果佳,每日 1 次,每次 20 分钟。

(4)超短波治疗:适用于各证型 CP/CPPS。双电极对置于下腹部及腰骶部,用微热量或温热量,每日 1 次,每次 20 分钟。使用前先行中药保留灌肠后使用效果尤佳。

(5)微波穴位照射:适用于各型 CP/CPPS。照射下腹部气冲穴或根据辨证选穴治疗,每日 1 次,每次 20 分钟,照射时绝对避免照射睾丸。

(6)电脑中频及离子导入治疗:适用于各型 CP/CPPS。可将电极板置于双侧下腹部或辨证取穴,每日 1 次,每次 20 分钟,可多个部位同时进行。离子导入的药物可根据证型选用相应药物或处方。

4. 中药经验用药　按辨证分型选用相应方剂加减使用,每日 1 剂,水煎服。

(1)湿热下注:千雪清精方或葡藤解毒方,可加赤芍、三桠苦、入地老鼠、穿破石、石楠藤等。中成药用四妙丸、龙胆泻肝丸、双石通淋胶囊等。

(2)气滞血瘀、瘀阻精宫、瘀阻经脉及尿路瘀阻:活血通精方,可加红景天、熟大黄、入地老鼠、野葡萄根、藤梨根、蛇莓等。中成药用大黄䗪虫丸、血府逐瘀胶囊、前列舒通胶囊等。

(3)肝肾阴虚、肾虚血瘀:泽地通精方,可加杜仲、桑寄生、红景天、千斤拔等。中成药用知柏地黄丸合灵泽片。

（4）肾阳亏虚和脾肾阳虚和（或）伴有血瘀：景天通精方加减。中成药用金匮肾气丸、济生肾气丸、人参养荣丸等。

（5）肝郁气滞：解郁逍遥方加减。中成药用乌灵胶囊、逍遥丸等。

（6）阴虚火旺：三才交泰方加减。中成药用二至丸合用知柏地黄丸、百令片。

（7）慢性前列腺炎伴精囊炎血精者：岗稔宁精方，可加大黄炭、山芝麻。中成药可用三七胶囊。

5. 西医常用疗法

（1）α-受体阻滞剂：能松弛前列腺和膀胱等部位的平滑肌而改善下尿路症状和疼痛，常用 α-受体阻滞剂主要有：多沙唑嗪、坦索罗辛和特拉唑嗪等，疗程至少应在 12 周以上。

（2）抗生素：适用于细菌性慢性前列腺炎，根据细菌培养结果和药物穿透前列腺的能力选择抗生素，如氟喹诺酮类，疗程为 4～6 周，期间应对患者进行阶段性的疗效评价。疗效不满意者，可改用其他敏感抗生素。不推荐前列腺内注射抗生素的治疗方法。

（3）植物制剂：主要指花粉类制剂与植物提取物，其药理作用较为广泛，如非特异性抗炎、抗水肿、促进膀胱逼尿肌收缩与尿道平滑肌松弛等作用，推荐使用的植物制剂有：普适泰、沙巴棕及其浸膏等。

（4）非甾体抗炎药：主要用于缓解疼痛症状，常用如塞来昔布、吲哚美辛等。

（5）戊聚糖多硫化物：大剂量口服戊聚糖多硫化物（3300mg/d）可改善 PPS 症状。

（6）肉毒素 A：可能通过痛觉感受传入途径缓解疼痛。

（7）阿片类药物：但须防止阿片类药物治疗的风险，包括本身的不良反应、生活质量下降、成瘾、阿片耐受和阿片类药物诱导的痛觉过敏。

6. 心理治疗　CP/CPPS 症状加重会导致生活质量下降，而心理问题又能够预示生活质量。对有明显心理困扰的 PPS 患者实施针对性的心理治疗。

三、临证指要

1. 前列腺炎治愈的标准是自觉症状消失或明显缓解，前列腺触诊正常或改善，前列腺液常规检查且细菌培养阴性，但患者临床症状的完全缓解率在 30%～40%，其余患者往往有残余症状存在，尤其是在饮酒、进食肥甘厚味辛辣之品、久坐或久骑车、性生活后出现间歇性会阴部或前列腺区域疼痛或胀闷不适症状，这些症状往往是由于炎症后所致组织损伤、纤维化、钙化、疤痕形成、前列腺结石以及局部神经损害有关。对于这些患者，需进行心理疏导，改善生活方式,避免一切导致前列腺长期充血的因素,绝不可长期采用抗菌治疗。

2. 本病的症状加重会导致生活质量降低,而心理问题又会导致症状加重,缠绵难愈,病情反复,因此,把心理状态纳入治疗目标,尤其要重视药物难治性患者的心理状态。增强体质,调节精神,预防感冒。治疗可能存在的病灶,如泌尿生殖道感染及口腔、咽喉等疾病。

3. CP/CPPS 患者平时适量增多饮水,保持大便通畅。忌食酒、辣椒、葱、蒜、姜、咖啡等刺激性食物,以免引起前列腺充血而加重病情。

4. CP/CPPS 患者应进行规律、适度性生活,禁止性交中断或忍精不发,不应纵欲过度,平素减少不必要的性刺激,减少前列腺长期充血。

5. UPOINT 表型分类系统相关研究还处于起步阶段,但其实用性及有效性已经得到临床研究的初步验证,对于 CP/CPPS 可以进行分类并指导临床医师制订治疗方案,为提高疗效做出清晰的指引。根据中医药辨证论治理论治疗 CP/CPPS,是基于某一个中医证候提出治疗方法,也就是说只针对 CP/CPPS 某一个因子提出一个个体化的特异性治疗方案,目前尚未见到按照 UPOINT 系统来进行综合性研究本病的中医文献。鉴于 UPOINT 表型分类系统与中医辨证分型治疗有着众多的吻合点,按照现代中医学辨证论治体系,把中医辨证分型治疗与 UPOINT 分类系统结合,形成了 UPOINT 的中医个性化综合治疗策略。在临床上取得了满意效果,但其相关研究还未完善,其有效性还需要更大样本、多中心的临床研究进行进一步的验证,以进一步优化该病的临床决策。

四、医经撷萃

1.《针灸资生经·第三·小腹胀满》:"曲骨,治小腹胀满,小便淋涩不通,溃疝小腹痛。然谷治小腹胀。京门、蠡沟、中封,治小腹肿。胞肓,治小腹坚急。水道,治小腹满,引阴中痛,腰背强急,膀胱有寒,三焦结热,小便不利。大敦,治小腹痛,中热,喜寐。小便不利,小腹胀满,虚乏,灸小肠俞随年。五脏虚劳,小腹弦急胀热,灸肾俞五十壮,老小损之,若虚冷、可百壮。委中,治小腹坚肿。"

2.《针灸资生经·第三·治梦遗失精》:"虚劳白浊,灸脾俞百壮,或三焦俞、肾俞、章门各百壮。""阴痛溺血精出,灸列缺俞五十一。腰脊冷疼溺浊,灸脾募百壮。白浊漏精,灸大椎骨、尾龟骨并中间共三穴,以绳量大椎至尾龟骨折中取中间穴。""虚劳尿精,阳陵泉或阴陵泉随年壮,或十椎十九椎旁三十壮。"

3.《针灸资生经·第三·小便不禁》:"关元、涌泉,主小便数。""阴陵泉、阳陵泉,主失禁遗尿不自知。"

4.《针灸资生经·第三·小便难》:"中封、行间,主振寒溲白,尿难痛。""中极、承扶、屈骨端,主小便不利。""太冲,治腰引小腹痛,小便不利,状如淋、疝、小腹肿,溏泄遗溺阴痛,面目苍色,胸胁支满,足寒,大便难。"

5.《扁鹊神应针灸玉龙经·一百二十穴玉龙歌》:【胆寒心惊鬼交白浊】"胆寒先是怕心惊,白浊遗精苦莫禁。夜梦鬼交心俞泻,白环俞穴一般针。心俞,在背五椎两旁一寸半,沿皮向外一寸半,灸七壮,不可多,先补后泻,亦不宜多补。白环俞,在二十一椎两旁一寸半,直针一寸半,灸五十壮,夜梦鬼交,妇人白浊,宜补多。"

6.《扁鹊神应针灸玉龙经·六十六穴治证》:

【庚手阳明大肠经】偏历,"手阳明络,别走太阴,在腕后三寸,治小便不利。"

【乙手厥阴心包络经】大陵,"为输土,在掌后两筋间陷中,治小便不利。"

【乙足厥阴肝之经】行间,"为荥火,在足大趾间动脉中,治溺难。"太冲,"为输土,在足大趾本节后二寸骨罅间,动脉中,系太冲脉,治遗精,五淋。""蠡沟,别走少阳,在内踝五寸,治小便不利。"

【己足太阴脾之经】阴陵泉,"为合水,在膝下内侧辅骨下陷中,屈膝伸足取。治小便不利。""三阴交,通三阴聚会处,在内踝上三寸,骨下陷中,孕妇勿用,治小便不利,五淋。"

【戊足阳明胃之经】丰隆,"别走太阳,外踝上八寸下廉,外廉陷中,治大小便难。"

【癸足少阴肾之经】大钟,"走太阳,在足跟冲中,当踝后,绕跟取,治小便不利。"

【壬足太阳膀胱经】至阴,"为井金,在小趾外侧,去爪甲角如韭叶,治小便难。"

7.《神应经·阴疝小便部》:"遗精白浊,肾俞、关元、三阴交。"

8.《针灸大全·卷之四》:"遗精白浊,小便频数,关元一穴,白环俞穴,太谿二穴,三阴交穴。"

9.《针灸聚英·卷之一·手太阴脉穴经》:【尺泽】"小便数而欠,溺色变。"【列缺】"健忘,溺血,精出,阴茎痛,小便热。"

10.《针灸聚英·卷之一·足太阴脉穴经》:【地机】"主小便不利,精不足。"【阴陵泉】"主遗尿失禁不自知,小便不利,气淋。"

11.《针灸聚英·卷之一·足少阴脉穴经》:【涌泉】"主小便不利,小腹痛。"

12.《针灸聚英·卷之一·足厥阴脉穴经》:【太冲】"主腰引小腹痛,两丸骞缩,溏泄遗溺,阴痛,小便淋,小便不利。"【蠡沟】"主小腹胀满,暴痈如癃闭,小便不利,脐下积气如石。"【阴包】"主腰尻引小腹痛,小便难,遗溺。【章门】主溺多白浊。"

13.《针灸聚英·卷之二·窦氏八穴》:【列缺】"主小便下血、小便不通。"【照海】"主小便冷痛、小便淋涩不通、膀胱气痛、小腹胀满。"

14.《针灸聚英·卷之二·治例·伤寒》:【小便不利】"邪蓄于内,津液不行,阴寒甚,下闭者,灸之。阴证,小便不利,必阴囊缩入小腹,痛欲死者,灸石门。"

15.《针灸聚英·卷之四》:【百证赋】"小便赤涩,兑端独泻太阳经。针三阴于气海,专司白浊久遗精。且如肓俞横骨,泻五淋之久积。"

16.《针灸节要·十二经穴治证》:

【手厥阴心包络经】"太陵二穴,土也,在掌后两筋间陷中,手厥阴脉之所注也,为腧,治小便如血。"

【足厥阴肝经】"行间二穴,火也,在足大趾间动脉应手陷中,足厥阴脉之流也,为荥,治溺难,又白浊,寒疝少腹肿。太冲二穴,土也。在足大趾本节后二寸或一寸半陷中。足厥阴脉之所注也,为腧,治腰引少腹痛,小便不利状如淋,疝少腹肿,遗溺,阴痛。"

【足少阴肾经】"然谷二穴,火也,一名龙渊。在足内踝前起大骨下陷中。足少阴脉之所流也,为荥,治淋沥,男子精溢。复溜二穴,金也,一名冒阳,一名伏白,在足内踝上二寸陷中,是足少阴脉之所行也,为经,治溺青赤黄白黑,青取井,赤取荥,黄取腧,白取经,黑取合,五淋,小便如散。"

17.《医学纲目·卷之十四·肝胆部·闭癃遗溺》:

小便多,"命门(随年壮灸)、肾俞(一分,沿皮向外六分,补六呼,泻一吸)。"

小便滑数,"中极(灸)、肾腧、阴陵泉、气海、阴谷、三阴交。"

18.《医学纲目·卷之二十九·肾膀胱部·梦遗》:"遗精白浊,夜梦鬼交,心俞(一分,沿皮向外一寸半,先补后泻,灸不宜多。)、白环俞(一寸半,泻六吸,补一呼。)、白环俞(一寸半,灸五十壮,与中极相平。)、肾俞、中极(灸随年壮。)、又法肾俞、心俞、膏肓、关元、三阴。"

19.《针灸大成·卷之三·玉龙歌》:"(杨氏注解)胆寒由是怕惊心,遗精白浊实难禁,夜梦鬼交心俞治,白环俞治一般针。更加脐下气海两旁效。肾败腰虚小便频,夜间起止苦劳神,命门若得金针助,肾俞艾灸起遭迍。"

20.《针灸大成·胜玉歌》:"遗精白浊心俞治,心热口臭大陵驱,肾败腰疼小便频,督脉两旁肾俞除。"

21.《针灸大成·杂病穴法歌》:"足厥阴疝,少腹满,小便不利,刺太冲。七疝大敦与太冲,五淋血海通男妇,小便不通阴陵泉,三里泻下溺如注。"

22.《类经图翼·卷十一·二阴病》："白浊,脾俞、小肠俞、章门、气海（五壮）、关元、中极、中封。""五淋,膈俞、肝俞、脾俞、肾俞、气海、石门（血淋）、关元、间使（能摄心包之血）、血海、三阴交（劳淋。）、复溜（血淋）、然谷、大敦。"

23.《针灸易学·卷上·二 认症定穴·聚英先生百症赋认症定穴治法》："小便赤涩,兑端、太阳。""白浊遗精,三阴、气海。五淋,肓俞、横骨。"

24.《针灸易学·卷上·二 认症定穴·继洲杨先生胜玉歌认症定穴治法》："遗精白浊,心俞。肾败腰痛,小便频,肾俞（灸）。"

25.《针灸易学·卷上·二 认症定穴·继洲杨先生治症总要认症定穴治法》："遗精白浊,心俞、肾俞、关元、阴交、命门、白环俞。小便淋沥,阴谷、关元、气海、三阴交。"

26.《针灸逢源·卷五·证治参详》：【二阴病】"白浊,肾俞、关元、中极。"【徐氏八法证治】"凡治病先取照海为主,次取各穴应之。""小腹冷痛小便频数,肾俞、气海、关元、三阴交。""遗精白浊小便频数,白环俞、关元、太谿、三阴交。"

27.《针灸集成·卷二》：【阴疝】"阴头痛:大敦、太冲、肾俞、阴交。""溺白浊,照海、期门、阴跷、肾俞、三阴交,皆灸。"

28.《针灸集成·卷二》：【大小便】"大小便不利,大肠俞、营冲三壮,小肠俞三壮,经中（在脐下寸半两旁各三寸）灸百壮,中髎。""小便黄赤不禁,腕骨、膀胱俞、三焦俞、承浆、小肠俞。""小便状如散火,关元百壮,复溜五壮。"【小便】（针灸法）"小便滑数,中极（灸）、肾俞、阴陵泉、气海、阴谷、三阴交。（《纲目》）。""遗尿不禁,取阴陵泉、阳陵泉、大敦、曲骨（东垣）。""白浊,灸肾俞,又取章门、曲泉、关元、三阴交。"

29.《黄帝明堂灸经·卷上》：【正人形第六】石门,"一穴,在脐下二寸陷者中,灸七壮,主腹大坚、气淋、小便黄。"【正人形第八】复溜,"二穴,在足内踝上二寸,动脉中陷者是。灸七壮。主五淋,小便如散灰也。"

30.《黄帝明堂灸经·卷中》：【背人形第六】承扶,"二穴,在尻臀下衡文中,灸三壮。主腰脊鸠臀股阴寒痛五肿,小便不利。"【背人形第七】胞肓,"二穴,在第十九椎下,两旁各三寸陷者中,俯而取之。灸五壮。主腰痛不可忍,俯仰难,恶寒,小便涩也。"

31.《普济方·卷四百二十三·针灸门·小便难》："治小腹肿痛,不得小便,邪在三焦,纳取太阳大络,视其结脉,与厥阴小络,结而血者肿上及胃脘,取三血。""治小便不利,小便胀满虚乏,穴大小肠俞,灸随年壮。""治小肠热满,穴阴都,灸随年壮。""治阴跳,遗尿,小便难,穴箕门、委中、委阳、大敦。"

第三节　良性前列腺增生

良性前列腺增生是引起中老年男性排尿障碍原因中最为常见的一种良性疾病。主要表现为组织学上的前列腺间质和腺体部分的增生,解剖学上的前列腺增大,下尿路症状为主的临床症状及尿动力学上的膀胱出口梗阻。良性前列腺增生引起的下尿路症状主要表现为储尿期症状、排尿期症状、排尿后症状及相关并发症。部分患者可以出现膀胱过度活动综合征,常伴有尿频和夜尿症状。

本病属于中医"精癃""癃闭"范畴。历代医家将小便不利,短少点滴,病势较缓者称为"癃";小便困难,闭塞不通,病势较急者称为"闭"。两者常合而称为"癃闭"。历代医著对本病的病因病机和诊断治疗都有详细描述。《素问·灵兰秘典论》曰:"膀胱者,州都之官,津液藏焉,气化则能出矣"。《灵枢·经脉》曰:"肝足厥阴之脉……是肝所生病者……遗溺闭癃。"《素问·宣明五气论》中说:"五气所病,膀胱不利为癃,不约为遗溺。"《医学纲目》中说:"闭癃合而言之一病也,分而言之有暴久之殊,盖闭者暴病为溺闭,点滴不出,俗名小便不通是也,癃者久病,为溺癃淋沥点滴而出,一日数十次或百次。"肾主水液而司二便,与膀胱相表里,人体水液的输布与排泄,有赖于三焦的气化,而三焦气化又有赖于肺、脾、肾三脏尤其是肾的气化。本病的发生主要是由于年老肾虚,气化失司,开阖不利,诸多原因,影响三焦气化,从而发生"癃闭"。以脾肾亏虚为本,以肾虚为主,湿热、血瘀、气滞为标。其病位在精室与膀胱,与肺、脾、肾、三焦密切相关。

一、病因病机

1. 肾阳虚衰　年高肾亏,命门虚惫,肾失温煦,气化失司;或肾气不足,三焦水液停聚,气化无权,而成癃闭。

2. 下焦积热　嗜食辛辣,肥甘厚味,酿湿生热;或湿热素盛,心火移热小肠,肾火下移膀胱,膀胱积热,下焦湿热,壅滞不通,气化不利,发为癃闭。

3. 肺脾两虚　肺虚失于肃降,不能通调水道;脾虚失于转输,中气下陷,清气不升,浊气不降,小便不利,而致癃闭。

4. 瘀阻下窍　情志抑制,肝郁不疏,气滞不行,败精痰浊,瘀血内停,阻遏水道,气化不利,发为癃闭。

5. 阴虚火旺　房劳过度,肾阴受损,阴虚火炎,阳无以化,水液无以下传,发为癃闭。

二、治疗

1. 首选针灸疗法

(1)辨证取穴与操作

［主穴］第一组　关元　中极　水道　足三里　阴陵泉

　　　　第二组　肾俞　膀胱俞　曲骨　昆仑　水泉

①肾阳虚衰

［主症］小便无力,排尿踌躇,淋漓不尽,尿如细线,断续而出,滴沥不爽,时或自遗,夜尿频数,面色㿠白,神疲肢倦,畏寒肢冷,纳呆便溏,神气怯弱,动则喘甚,腰膝酸软。舌淡,苔薄白,脉沉细或沉迟。

［治则］温阳补虚,化气行水。

［配穴］八髎穴、关元俞或然谷、腰阳关。

［操作］两组主穴交替使用,配穴每次选 2 个,烧山火或先针刺后加灸或温针灸,或灸法。

②瘀阻下窍

［主症］小便频数,淋漓不尽,尿如细线,滴沥不爽,甚或点滴不通,可见尿血,小腹胀满疼痛。舌黯红或有瘀斑、瘀点,脉弦涩。

［治则］化瘀行气,利尿通窍。

［配穴］冲门、太白或血海、漏谷。

［操作］两组主穴交替使用,配穴每次选 2 个,泻法、或青龙摆尾合白虎摇头。

③阴虚火旺

［主症］小便频数,淋漓不尽,尿如细线,滴沥不爽,时发时止,遇劳加重,经久不愈,腰膝酸软,头晕耳鸣,口干咽燥,五心烦热,潮热盗汗,颧红面赤,大便干结。舌红少津,苔少或剥,脉细数。

［治则］滋阴降火,化气利水。

［配穴］阴谷、涌泉或太溪、肓门。

［操作］两组主穴交替使用,配穴每次选 2 个,平补平泻或赤凤迎源。

④中气下陷

［主症］小便频数,淋漓不尽,尿如细线,滴沥不爽,甚或点滴不通,语声低弱,动则喘甚,少气懒言,神疲肢倦,纳呆食少,下腹坠胀,甚或临厕努挣,气坠脱肛。舌淡,苔薄白,脉濡弱。

［治则］补气升提,化气利水。

［配穴］脾俞、气海俞或太白、大都。

［操作］两组主穴交替使用,配穴每次选 2 个,烧山火或先针刺后加灸或温

针灸,或灸法。

⑤下焦积热

[主症] 小便频数,淋漓不尽,尿如细线,滴沥不爽,甚或点滴不通,尿黄赤,甚或见血尿,尿道灼热,排尿踌躇,小腹胀满,胀痛拒按,口苦而黏,渴不欲饮,大便干结。舌红,苔黄腻,脉滑数。

[治则] 清热化湿,利水通窍。

[配穴] 秩边、足临泣或足五里、肓门。

[操作] 两组主穴交替使用,配穴每次选 2 个,泻法或透天凉,白虎摇头。

⑥肺热壅盛

[主症] 小便排出无力,排尿踌躇,淋漓不尽,尿如细线,滴沥不爽,口燥咽干,胸闷咳嗽,呼吸不利,口干欲饮。舌红,苔黄,脉滑数。

[治则] 清肺泄热,通利水道。

[配穴] 阴谷、尺泽或合谷、鱼际。

[操作] 两组主穴交替使用,配穴每次选 2 个,泻法或透天凉,赤凤迎源。

⑦肝郁气滞

[主症] 小便排出无力,排尿踌躇,淋漓不尽,尿如细线,滴沥不爽,情志抑郁,胁腹胀满,心烦易怒,太息不止,会阴隐痛。舌红,苔薄黄,脉弦。

[治则] 疏肝导滞,通利水道。

[配穴] 肝俞、期门或少府、行间。

[操作] 两组主穴交替使用,配穴每次选 2 个,泻法或透平补平泻合青龙摆尾。

(2)辨治释义:关元穴是脾、肾、肝、任脉四经之交会穴,为小肠经募穴,功能温肾壮阳,化气利水,为治疗诸虚百损,积冷虚乏,真阳虚弱之要穴。中极是膀胱经之气汇聚之募穴,又是脾、肾、肝和任脉之会,功能补益肾气,疏利膀胱,为治疗冷气积聚,小便不利之要穴。水道为足阳明胃经穴,为水液的通道,泻之能清热化湿,利水通淋,补之专补肾助阳,化气行水,使水液下注膀胱,膀胱得利,既治膀胱热结,小便不通,又治膀胱虚寒,尿频清长等。足三里为胃经脉气所入之合土穴,胃之下合穴,足阳明多气多血,故补之能举陷升阳,健脾温中以化水,泻之健脾和胃,通腑泄滞以导浊。关元与足三里相合,关元穴补充先天之正气,足三里调运后天之枢机,补之则健肾运脾,通利三焦而化水,泻之则行气祛湿,通利水道而通闭。阴陵泉为足太阴脾经所入之合水穴,能疏利三焦,导泄水液,利水通癃。诸穴合用补之可温肾健脾,益气养阴,利水通癃,泻之可行气活血,化瘀通窍,利湿开闭。

肾俞是肾脏之精气输注于腰背之处,内应肾脏,具有补肾益气,通利腰脊,化气利水之功。膀胱俞为膀胱经气转输之处,具有通利膀胱,利水渗湿之功,常用于治疗膀胱气化不利而致的小便不利、遗尿、癃闭之疾。曲骨为任脉与足厥阴肝经交会穴,刺之灸之可行气利水,通利膀胱。昆仑为足太阳膀胱经经气所行之经火穴,性善疏通,刺之可化瘀通经。水泉穴为足少阴肾经之郄穴,肾为水脏,泉水多从郄出,肾精充足则能化气利水,因而刺水泉穴可活血通经,疏利下焦,化气利水,治疗小便不利等证。诸穴合用补之可温补肾气,健脾利湿,泻之可行气活血,化瘀通窍,从而达到通利膀胱、化气利水、通癃开闭之功。两组穴交替使用,配以相对应手法操作,适用于前列腺增生症各证型患者,随症加减。

八髎穴归属膀胱经,与肾、肝、脾经及胆经、督脉相通,长于疏调诸经,为补肾强腰,调理下焦之要穴,常用于治疗前后二阴疾病。关元俞属足太阳膀胱经,与任脉之关元穴相对,为元阳真气交汇之处,性善“温补”,功能温阳补肾,壮腰培元,通淋利水,为治疗命门火衰、肾阳亏虚下焦虚寒所致泌尿生殖系统疾病之常用穴。然谷为足少阴肾经所溜之荥火穴,补之灸之可通调下焦,温阳利水。腰阳关属督脉,为督脉与足太阴膀胱经交通之关,督脉主一身阳气,功善补火壮元阳,温肾暖寒水。诸穴合用共奏温阳补虚,化气行水,与主穴合用,适用于前列腺增生症肾阳虚衰证配用。

冲门为足太阴之气上冲于腹之门户,功善司开阖升降,调理下焦气血,泻之降浊,补之升阳。太白属足太阴脾经之输土穴、原穴,故刺之可健脾化湿,和中降浊。冲门与太白合用则活血化瘀行气,化湿导浊力强。血海为足太阴脾经穴,刺之有引血归脾之效,主治血分疾病,刺之可理血止痛,活血散结。漏谷性善渗下,健脾利湿,凡中州失运,水湿滞留者,皆可治之。血海与漏谷合用则行气活血,健脾祛湿之力盛。诸穴合用可活血化瘀,行血散结,健脾利湿,行气导浊,与主穴合用,适用于前列腺增生症瘀阻水道证配用。

阴谷为足少阴肾经脉气所入之合水穴,刺之可益肾滋阴。涌泉为足少阴肾经脉气所出之井木穴,肾中脉气如清泉外涌,其性清降,刺之滋阴泻火,引火归原。阴谷与涌泉合用则滋阴降火之力盛。太溪为足少阴肾经之输土穴、原穴,为回阳九针之一,功善益肾阴,补肾水,滋阴降火,为滋阴之要穴。肓门为三焦气出入门户,功善调气机,利三焦,行气利水。太溪与肓门相配则滋阴清热之力强,与主穴合用则可滋阴降火,化气利水,适用于前列腺增生症阴虚火旺证配用。

脾俞为脾脏精气转输之背俞穴,治中主守,功在于升运,故补之灸之能温补脾气,益气升阳。气海俞为阳气转输于背部之处,其性善于“疏调”,能益气行气、调和气血,常用于气虚血瘀之前后二阴疾病。脾俞与气海俞合用善健脾益气,行气散瘀。太白属足太阴脾经之输土穴、原穴,为本经之本穴,故刺之可健脾和中,化湿祛浊。大都为脾经之荥火穴,为本经之母穴,虚则补其母,故补之能健脾益气,温中化湿。太白与大都相配善健脾温中,益气升提,诸穴合用可温中健脾,益气升阳,与主穴相配则补气升提,化气利水,适用于前列腺增生症中气下陷证配用。

秩边为足太阳膀胱经脉气之所发,性善疏通,具有清热利湿,通经利窍之功,为治疗前列腺疾病特效穴。足临泣属足少阳胆经流注之输木穴,经气下注于本穴,为膀胱经之子经子穴,实则泻其子,刺之可疏泄肝胆郁滞火热。秩边与足临泣相合可清热化湿,通经利水。足五里为足厥阴肝经脉气之所发,故刺之可清利湿热,解郁开闭。肓门调理气机,疏利三焦。足五里与肓门相配可清热利湿,活血通经。诸穴合用可清热利湿,通调水道,与主穴合用能清热化湿,利水通窍,适用于前列腺增生症膀胱积热证配用。

阴谷为足少阴肾经脉气所入之合水穴,肺经之子经子穴,泻之则可清金泻肺,兼助肾化气,通调水道。尺泽为手太阴肺经之合水穴,乃本经之子穴,实则泻其子,故泻本穴能清泄肺热,肃降肺气从而通调水道。阴谷与尺泽合用可清热宣肺,利水通淋。合谷乃手太阴肺经相表里之大肠经之原穴,性善轻清走表,升而能宣发,泻而能降浊,既能宣通上焦,开窍启闭,清宣风热,又能清泄气分热邪,为治疗上焦和气分病之要穴,故刺之可清热泻肺,通腑泄热。鱼际为手太阴肺经之荥火穴,泻之可化肺金水湿,散脾土蕴热。合谷与鱼际相配能清泻肺热,启闭通癃。诸穴合用清肺热,降肺气,利水运。与主穴合用可清肺泄热,提壶揭盖,通调水液之源。适用于前列腺增生症肺热壅盛证配用。

肝俞是足厥阴肝脉之气输注之处,内应肝脏,善于疏肝、养肝,取本穴能疏肝理气而开郁结。期门为足厥阴肝经精气汇聚之募穴,足厥阴、太阴与阴维脉之交会穴,性善清肝、泻肝,有清肝利气,活血化瘀之功。期门与肝俞为俞募配穴法,合而刺之则疏肝解郁之功显。少府为手少阴心经之荥火穴,为肝经之子经子穴,泻之可清肝泻火而散郁热。行间为足厥阴肝经脉气所溜之荥火穴,本经之子穴,性善清泻,泻之可使肝清热泄而行郁结也。少府合行间能疏肝泻火,行气导滞。诸穴合用可疏肝清热,泻火导滞,配主穴则疏肝导滞,通利水道之功强。适用于前列腺增生症肝郁气滞证配用。

2. 其他针灸疗法

(1)艾灸疗法:适用于前列腺增生症,属肾阳虚衰及中气下陷证者。可采用隔盐灸、隔附子、隔姜灸、悬灸或热敏灸。必取会阴,八髎穴,另按辨证分型取4个穴位,每日1次,每次20分钟。肝郁气滞者可用隔橘皮灸、悬灸、温针灸等。

(2)穴位注射:按照不同证型选用不同的药物和穴位治疗。

①肾阳虚衰:鹿茸注射液、高丽参注射液、参附注射液等。

②瘀阻水道:丹参注射液、丹红注射液等。

③阴虚火旺:生脉注射液、参麦注射液等。

④中气下陷:黄芪注射液、高丽参注射液等。

⑤膀胱积热及肺热壅盛:清开灵注射液、双黄连注射液、丹参注射液等。

⑥肝郁气滞:柴胡注射液等。

肾阳虚衰、阴虚火旺取肾俞与志室交替使用,瘀阻水道、膀胱积热取三焦俞与膀胱俞交替使用,中气下陷取脾俞与胃俞交替使用,肺热壅盛取肺俞与曲池交替使用,肝郁气滞选肝俞与阳陵泉交替使用,隔日注射一次,5 次为一个疗程,休息 5～7 天可进行下一疗程。

(3)穴位贴敷:

①壮阳方:适用于肾阳虚衰、中气下陷型前列腺增生症。

②活血止痛方:适用于肝郁气滞、瘀阻水道、膀胱积热、肺热壅盛及阴虚火旺型前列腺增生症。每次贴敷 30 分钟～1 小时,过敏者禁用,每 3 天 1 次,每次选 4 个穴位。

(4)子午流注开穴法:适用于前列腺增生症各证型的治疗。根据患者证型取穴择时开穴或按就诊时间开穴治疗,每次 20 分钟,每日 1 次。

3. 其他外治法

(1)超短波治疗:适用于各证型前列腺增生症。双电极并置于下腹部及腰骶部,用温热量,每日 1 次,每次 20 分钟。使用中药保留灌肠后使用效果尤佳。

(2)中药保留灌肠疗法:适用于前列腺增生症属肺热壅盛、膀胱积热、瘀阻下窍及肝郁气滞证型者。肺热壅盛、膀胱积热者采用三花通窍方保留灌肠,瘀阻下窍及肝郁气滞者采用红莓通窍方保留灌肠。

(3)微波治疗:适用于前列腺增生症及照射下腹部双气冲穴,八髎穴,每日 1 次,每次 20 分钟。

(4)盐包、药物包:外敷下腹部及腰骶部,药物可采用肉桂、郁金、甘遂、通关散等。

(5)多效应前列腺治疗仪:适用于实证型前列腺增生症。

(6)电脑中频及离子导入治疗:适用于前列腺增生症,可将电极板置于下腹部或腰骶部治疗。导入药物可用三花通窍方、红莓通窍方或丹参注射液,丹红注射液等。

4. 中药经验用药　主方:通癃开闭方。

按辨证分型选用相应方剂加减使用,每日 1 剂,水煎服。

(1)下焦积热:主方加六一散、土牛膝、冬葵子或清热活血方加减。中成药用双石通淋胶囊。

(2)中气下陷:主方加红景天、五爪龙、升麻、当归或升阳还精方加减。中成药用补中益气丸、人参养荣丸。

（3）瘀阻下窍：主方加毛冬青、红景天、三棱、莪术、失笑散等或活血通精方加减。中成药用大黄䗪虫丸、鳖甲煎丸、灵泽片等。

（4）阴虚火旺：主方加山茱萸、熟地、生地、天花粉、牡蛎等或泽地通精方加减。中成药用知柏地黄丸、二至丸。

（5）肾阳虚衰：主方加杜仲、淡附子、五味子、沙苑子、鹿角等或景天通精方加减。中成药用金匮肾气丸、济生肾气丸合灵泽片。

（6）肺热壅盛：主方加杏仁、黄芩、穿破石等。中成药用防风通圣丸、黄连上清胶囊。

（7）肝郁气滞：主方加梅花、素馨花、合欢皮、土沉香、桂枝或解郁逍遥方加减。中成药用丹栀逍遥丸、乌灵胶囊。

5. 西医常用疗法

（1）西药治疗：轻者可观察性等待或使用中药，中度以上或不能接受手术的患者，合用以下西药：

1）α-受体阻滞剂：盐酸坦索罗辛缓释胶囊 0.2mg，或多沙唑嗪缓释片4mg，或特拉唑嗪 2mg，口服，每日 1 次，视症状或残余尿变化调整剂量，一般连续服药 3 个月以上。

2）5α 还原酶抑制剂：与 α-受体阻滞剂合用，非那雄胺片 5mg，口服，每日 1次，约需连续口服 4 年，以期缩小前列腺体积，避免手术。

（2）手术治疗：手术指征 当 BPH 导致以下并发症时建议手术治疗。

①尿潴留（至少在一次拔管后不能排尿或 2 次尿潴留）；②反复血尿；③反复尿路感染；④继发膀胱结石；⑤继发性上尿路积水，伴或不伴肾功能损害；⑥膀胱较大憩室。

三、临证指要

1. 许多病人的症状在相当长的时间内很少发展，不同患者各自的耐受程度也有很大差别，因而应充分了解患者的意愿，向患者交待包括观察等待、药物治疗、外科治疗在内的各种治疗方法的疗效及副作用，说明下尿路症状以及生活质量的下降程度是治疗措施选择的重要依据。对于观察等待的患者，可充分利用中医药方法，尽可能延后或防止症状出现，提高生活质量。

2. 对于前列腺增生症患者到达药物治疗阶段，采用 α 受体阻滞剂和 5α 还原酶抑制剂联合应用，可快速高效消除尿道梗阻症状。中医药使用的目的是尽可能控制前列腺增生程度以能避免手术。

3. 生活要有规律，戒烟及辛辣刺激性食物，保持大便通畅。若有尿潴留应及时到医院导尿。

四、医经撷萃

1.《针灸甲乙经》:【太冲】"小便不利如癃状,太冲主之。"【京门】"溢饮,水道不通,溺黄,小腹痛,里急肿,洞泄,体痛引背,京门主之。"【前谷】"劳瘅,小便赤难,前谷主之。"【委阳】"三焦病者,腹胀气满,少腹尤坚,不得小便,窘急,溢则为水,留则为胀,候在足太阳之外大络,络在太阳、少阳之间,亦见于脉,取委阳。""胸满膨膨然,实则癃闭,虚则遗溺,脚急,兢兢然,筋急痛,不得大小便,腰痛引腹,不得俯仰,委阳主之。"【委中】"膀胱病者少腹偏肿而痛,以手按之则欲小便而不得,眉上热,若脉陷及足小指外侧及胫踝后皆热者,取委中。""筋急身热,少腹坚肿,时满,小便难,尻股寒,髀枢痛,引季肋,内控八髎,委中主之。"【胞肓】"腰脊痛,恶寒,少腹满坚,癃闭下重,不得小便,胞肓主之。"【秩边】"腰痛骶寒,俯仰急难,阴痛下重,不得小便,秩边主之。"【涌泉】"少腹中满,小便不利,涌泉主之。""丈夫癫疝,阴痛,痛引篡中,不得溺,腹中支胁下榰满,闭癃……涌泉主之。"【长强】"内闭不得溲,刺足少阴,太阳与骶上,以长针。""小便黄闭,长强主之。"【大钟】"腰脊相引如解,实则闭癃……大钟主之。"【横骨】"少腹痛,溺难,阴下纵,横骨主之。"【期门】"癃,遗溺,鼠鼷痛,小便难而白,期门主之。"【会阴】"小便难,窍中热,实则腹皮痛,虚则痒搔,会阴主之。"【曲骨】"膀胱胀者,曲骨主之。""小便难,水胀满,出少,转胞不得溺,曲骨主之。"【关元】"胞转不得溺,少腹满,关元主之。"【石门】"不得小便,两丸骞,石门主之。"【阴交】"上腹腹坚,痛引阴中,不得小便,两丸骞,阴交主之。"【漏谷】"小腹胀急,小便不利,厥气上头巅,漏谷主之。"

2.《针灸资生经·第三·阴茎疼》:"曲泉、行间,主癃闭,茎中痛。"

3.《针灸资生经·第三·小便难》:"涌泉疗小便不通。曲泉主阴跳,痛引茎中不得尿。阴交、石门、委阳主小腹坚痛引阴中,不得小便。关元主三十六疾不得小便。气冲主淋闭不得尿。大敦主小便难而痛。横骨、大巨、期门主小腹满,小便难,阴下纵。阴谷、大敦、箕门、委中、委阳主阴跳遗,小便难。中封、行间主振寒溲白,尿难痛。曲骨主小腹胀,血癃,小便难。列缺主小便热痛。中极、承扶、屈骨端主小便不利。少府、三里主小便不利,癃。阴陵泉主心下满,寒中,小便不利。包肓、石门、关元、阴交、中极、曲骨主不得小便。京门主溢饮,水道不通,溺黄。"

4.《扁鹊神应针灸玉龙经·磐石金直刺秘传》:"伤寒小便不通,支沟(泻),水泉,阴谷(泻)。小便不通,支沟(泻)。"

5.《普济方·卷四百二十三·针灸门·淋癃》:"治淋癃,穴长强,小肠俞;治癃闭、阴痿,穴曲泉;治癃闭茎空痛,穴行间;治癃疝,穴然谷;治小腹胀、血癃、小便难,穴曲谷;治癃闭下重,不得小便,穴胞肓、秩边;治气淋、疝、阴急、股引腑内廉骨痛、及卒疝、大小便难、穴交信。"

6. 《普济方·卷四百二十三·针灸门·小便难》:"治腰痛,小便不利,及苦胞转,灸玉泉七壮,又灸第十五椎五十壮,又灸脐下一寸,又脐下四寸,各随年壮。治阴中诸病,前后相引,不得大小便,穴会阴。""存仁方云:尝记一人小便闭不通者三日,小腹胀几死,百药不效,余用甘遂末大蒜,捣细和成剂,安脐中,令资以艾灸二七壮,随后通用此方,无不效。""治小便不利,大便频注,灸屈骨端五十壮。""治小便不利,大便注泄,天枢灸百壮,又关元灸五十壮,又灸侠玉泉相去一寸半,三十壮,兼灸气淋(又云足大拇指岐间,有青脉,针挑出血,灸三壮愈)。""治小便数而少,且难用力,辄失精者,令其人舒两手,合掌并两手大指令齐,急通之,令两爪甲相近,以一炷灸两爪甲本节肉际后方,自然有角,令炷当角中,小侵入爪上,此两相共用一炷也,亦灸脚大指与手同法,各三炷而已,经三日,又灸之。"

7. 《神应经·阴疝小便部》:"淋癃,曲泉、然谷、阴陵、行间、大敦、小肠俞、涌泉、气门(百壮)。"

8. 《针灸大全·卷之四·窦文真公八法流注·八法主治病证》:"小便淋沥不通,阴陵泉穴、三阴交穴、关冲二穴、合谷二穴。"

9. 《针灸聚英·卷之一·足阳明胃经》:【大巨】"外陵下一寸,主小腹胀满,烦渴,小便难。"【水道】"大巨下二寸,主大小便不通。"【箕门】"主淋小便不通,遗溺。"

10. 《针灸聚英·卷之一·足太阳膀胱经》:【胞肓】"十九椎下,主淋沥,不得大小便,癃闭、下肿。"

11. 《针灸聚英·卷之一·足厥阴脉穴经》:【行间】"足大指缝间,动脉应手陷中,足厥阴肝脉所溜为荥,主遗溺癃闭,小腹肿,茎中痛。"【中封】"足内踝骨前一寸,筋里宛宛中,主五淋不得小便。"【曲泉】"膝股上内侧,辅骨下,大筋上,小筋下陷中,屈膝横文头取之,足厥阴肝脉所入为合,主阴股痛,小便难,癃闭,房劳失精,阴茎痛,小腹肿。"【五里】"气冲下三寸,阴股中动脉应手,主腹中满,热闭不得溺。"

12. 《针灸聚英·卷之一·任脉穴》:【会阴】"两阴间,任督冲三脉所起,主阴汗,阴头疼,阴中诸病,前后相引痛,不得大小便,阴端寒,冲心窍,中热皮疼痛,阴门肿痛。"【阴交】"脐下一寸,当膀胱上口,三焦之募,任脉、少阴、冲脉之会,主下引阴中,不得小便,两丸骞,疝痛。"

13. 《针灸聚英·卷之一·十五络脉》:"足少阴之别,名曰大钟,其病气逆则烦闷,实则闭癃,泻之,虚则腰痛,补之。"

14. 《针灸节要·十二经穴治证》:【足厥阴肝经】"曲泉二穴,水也,在膝内辅骨下大筋上小筋下陷中,屈膝取之,足厥阴脉之所入也,为合,治小便难,癃闭。"【足少阴肾经】"阴谷二穴,水也,在膝内辅骨后大筋下小筋上,按之应手,屈膝乃取之,少阴脉之所入也,为合,治溺难,少腹急引阴痛。"

15.《医学纲目·卷之十四·肝胆部·闭癃遗溺》:"《内经》刺灸小便不利法有五:其一取肝。经云:肝足厥阴之脉,所生病者癃闭。又云:小腹满,身寒热,小便不利,取足厥阴。又云:癃取阴跷及三毛,上及血络出血是也。其二取三焦。经云:三焦病者,腹气满,小腹丸坚,不得小便,窘急,溢则水流即为胀候,在足太阳之外大络,大络在足太阳少阳之间,亦见于脉,取委阳。又云:小腹痛肿,不得小便,邪在三焦,约取之太阳大络(大络,委阳),视其络脉,与厥阴小络结而血者(当有取之二字)是也。其三取肾络。经云:足少阴之别,名曰大钟,当踝后绕跟,别走太阳。其病实则癃闭,取之所别也。其四取脾。经云:足太阴之脉所生,病者溏瘕泄水闭,视虚实寒热陷下,而施补泻疾留灸也。其五杂取。经云:内闭不得溲,刺足少阴太阳与骶骨上,以长针,气逆则取其太阴、阳明、厥阴,甚则取少阴、阳明,动者之经也。"

16.《针灸大成·卷之二·玉龙赋》:"老者便多,命门兼肾俞而著艾。心俞、肾俞,治腰肾虚乏之梦遗。"

17.《针灸大成·卷之七·足少阳胆经》:"悬钟,主阴急,大小便涩。"

18.《针灸大成·卷之七·足厥阴肝经》:"蠡沟,主小腹胀满,暴痛如癃闭,小便不利。"

19.《类经图翼·卷十一·针灸要览·诸证灸法要穴·二阴病》:"小便不利不通,三焦俞、小肠俞、阴交、中极、中封、太冲、至阴。"

20.《针灸集成·卷二》:【大小便】"大小便不通,膀胱俞三壮,丹田二七壮,胞门五十壮,营冲(在足内踝前后陷中)三壮,经中穴(在脐下寸半两旁各三寸)灸百壮,大肠俞三壮。小便不通,脐下冷,膀胱俞、胞门、丹田、神阙、营冲,皆灸。小便难,灸对脐脊骨上三壮。尿血,胃俞、关元、曲泉、劳宫、三焦俞、肾俞、气海,年壮壮,太冲三壮,少府三壮,膀胱俞、小肠俞。"【小便】"癃闭,取阴跷(即照海穴)、大敦、委阳、太钟、行间、委中、阴陵泉、石门(《甲乙》)。小便淋闭,关元(八分)、三阴交(三分即透)、阴谷、阴陵泉、气海、太溪、阴交。"

21.《黄帝明堂灸经·卷上》:【正人形第三】"丰隆,二穴,在外踝上八寸陷者中,灸七壮,主大小便难。"【正人形第十六】"关元、交信,二穴,在内踝上二寸后廉筋间陷者中,灸三壮,主气淋,卒疝,大小便难。"【正人形第十九】"曲骨,一穴,在横骨上,中极下一寸,其毛际陷者中,灸七壮,主五淋,小便黄,小便闭涩不通,但是虚乏冷极者,皆宜灸之。"【侧人形第一】"阴跷,二穴,在足内踝下陷者中,灸三壮,主小便难也。"

22.《扁鹊神应针灸玉龙经·一百二十六玉龙歌》:【虚弱夜起】"老人虚弱

小便多,夜起频频更若何。针助命门真妙穴,艾加肾俞疾能和。命门,在背骨十四椎下,与脐平。灸二七壮,禁针,针则愈甚,宜补不宜泻。肾俞,在命门两旁各一寸半。灸法依前,针法依前。"

23.《玉龙经》:"老人虚弱小便多,夜起频频更若何。针助命门真妙穴,艾加肾俞疾能和。"

第四节　前列腺癌术后

前列腺癌是男性最常见的恶性肿瘤之一,根据 2012 年世界范围的调查结果,前列腺癌在中国的发病率出现了显著上升,1988—1994 年期间中国每年前列腺癌发病率的增长率为 2.1%,到 1994—2002 年间,前列腺癌发病率每年增长 13.4%。根据国家癌症中心的最新数据,前列腺癌自 2008 年起成为泌尿系统中发病率最高的肿瘤,2009 年的发病率达到 9.92/10 万,在男性恶性肿瘤发病率排名中排第 6 位,在所有男性恶性肿瘤中排第 9 位。前列腺癌患者主要是老年男性,高峰年龄为 75~79 岁。

前列腺癌早期通常没有症状,晚期可出现尿频、尿急、排尿困难、甚至急性尿潴留、血尿、尿失禁、骨痛等的病症。根治性前列腺切除术是治愈局限性前列腺癌最有效的方法之一。主要术式有传统的开放性经会阴、经耻骨后前列腺癌根治术及近年发展的腹腔镜前列腺癌根治术和机器人辅助腹腔镜前列腺癌根治术。前列腺癌术后,早期可出现血尿及尿路刺激症状,后期可出现疲倦乏力、局部疼痛、出血、腹胀、纳呆等全身虚弱症状,术后主要并发症有阴茎勃起功能障碍、尿失禁、膀胱尿道吻合口狭窄、尿道狭窄、高碳酸血症、继发出血等。

中医古代文献并无前列腺癌的记载,但据其临床表现可参考中医精癃、血尿、积聚、癥瘕、虚劳的范畴。《难经》云"积者,五脏所生;聚者,六腑所成也"。《诸病源候论》云"盘牢不移动者是癥也","久病必瘀","十瘤九瘀"。此类患者多属年老体弱,正气不足,手术治疗可视为中医祛邪手段,但祛邪就不免耗气伤血,严重降低患者的抵抗力与康复能力。此外,术后普遍还要进行内分泌性治疗或化疗及放疗,生活质量都较低,因而前列腺癌根治术后应在相应的《前列腺癌诊断治疗指南》基础上,采用中医药辅助治疗,术后早期可参照中医"虚劳"辨证治疗,后期可参照"五劳损伤、正虚邪陷""阴阳两虚、邪气内盛""少阴寒化证""少阴热化证"等来辨证施治及调理保养。中医整体辨证与综合调养的方法,可起到增效减毒,延长生存期,提高病患生活质量的作用,具有良好的应用前景。

一、病因病机

前列腺癌术后血脉受伤、血不循经、蕴结化热,阻遏精室,下焦瘀热,气血凝滞,膀胱气化不利。继而因年老体衰,遭受创伤,进食困难,脾失健运,水谷精微生化无源,营养不良;或失血过多,导致气血两虚;久病体虚,热伤阴精,劫夺肾阴,导致气阴两虚;或久用药物,损伤脾胃,水湿内阻,痰浊内聚,清阳不升、浊阴不降,导致脾胃失调;肝肾同源,精血互生,此时血虚精伤,故见肝肾阴虚;患病日久,药毒内聚,脏腑受损,元气亏虚,肾精衰微,命门火衰,导致阴阳两虚。

二、治疗

1. 首选针灸疗法

(1)辨证取穴与操作

①前列腺术后早期(术后 3 天内)

[主症]尿频、尿急、尿道涩痛、血尿,或伴低热,口干,纳差,寐差。舌淡苔黄而干,脉弦数。

[治则]清热利湿通淋,活血凉血止血。

[取穴]中极、膀胱俞、阴陵泉、复溜、中都、地机。

[操作]先泻后补或导气法合青龙摆尾。

②前列腺手术数天以后(术后第 4～14 天)

[主症]腰膝酸软,头晕目眩,气短盗汗,神疲肢乏,尿频尿急,或尿无力或余沥不尽,自汗。舌暗淡,苔少而干,脉细弱。

[治则]扶正祛瘀,攻补兼施。

[取穴]关元、气海、足三里、三阴交、膈俞、大都。

[操作]导气法合青龙摆尾。

③患者出院后(术后 15 天以后)

[总治则]补虚扶正,健脾祛邪。

[主穴]关元、气海、足三里、三阴交。

1)气血两虚

[主症]常见神疲肢倦,面色苍白,爪甲不华,头晕心悸,气短自汗,尿频。舌淡,苔薄白,脉沉细无力。

[治则]益气养血,祛湿解毒。

[配穴]阴陵泉、蠡沟。

[操作]补法合灸法、烧山火或青龙摆尾合赤凤迎源。

2)气阴两虚

[主症] 面色苍白或两颧潮红,心烦不舒,口干咽燥,神疲肢乏,头晕,手足心热,胃脘痞满,食后尤甚,食欲不振,小便淡黄,尿频,大便干燥。舌淡红苔少,边有齿痕,脉细数而无力。

[治则] 益气养阴,利湿解毒。

[取穴] 太溪、阴包。

[操作] 导气法合青龙摆尾。

3)脾胃失调

[主症] 胃脘痞闷,似胀非胀,食少纳呆,食后发堵,倦怠乏力,腹胀便溏,完谷不化。舌质淡或胖,苔薄白或厚腻,脉细弱或缓细。

[治则] 健脾和胃,化浊解毒。

[取穴] 脾俞、滑肉门。

[操作] 补法合灸法或先补后泻。

4)肝肾阴虚

[主症] 头晕目眩,耳鸣目涩,易疲劳,肢体麻木,口燥咽干,失眠多梦,两胁隐痛,腰膝酸软,尿血。舌红少苔,脉弦细数。

[治则] 补益肝肾,养阴排毒。

[取穴] 肝俞、蠡沟。

[操作] 导气法合青龙摆尾。

5)阴阳两虚

[主症] 神疲乏力,少气懒言,纳呆便溏,呕心欲呕,面黄消瘦,声喑音哑,骨蒸潮热,盗汗,心烦不寐,小便清长,或尿频尿急,排尿无力,余沥不尽,五更泄泻。舌淡苔白,脉沉细。

[治则] 滋阴补阳,扶正托毒。

[取穴] 命门、肾俞、阳陵泉、阴陵泉。

[操作] 烧山火合灸法。

(2)辨治释义:中极属膀胱经之募穴,是膀胱经气结聚之处,内应精室与膀胱,又是肾、肝、脾经和任脉之会。膀胱俞位于骶部,为膀胱经气转输之处,与中极合用为俞募配穴法,针之可调理下焦、通调水道、化气利水。复溜为足少阴肾经经气所行之经穴,经穴为经气如泉水汇集成大流之处,功善行气利水,通调水道。阴陵泉为足太阴脾经所入之合水穴,合穴为经气如大流汇入大海,深入脏腑之处,两穴合用健脾化湿,淡渗利水。中都为足厥阴肝经气血深聚之郄穴,刺之可疏肝理气,理血通经,为治疗少腹及前阴血瘀证之要穴。地机为脾经之郄穴,性主疏调,功能活血理血。郄穴为经气深入之处,善治血证、痛证、急证,二穴合用,刺之共奏利水通淋、宁血止血、和血止痛之功。宜于术后早期使用。

关元穴善大补元气、培元固本，为治疗虚损诸证之要穴，实证或阴虚火旺可平补平泻，虚证宜灸宜补，以培补肾中阳气。足三里为足阳明胃经所入之合土穴，补之可培元扶正，补气益血，泻之可化浊导滞，行气通络。关元合用足三里，能培补先天之气，疏运后天之机。气海具有益肾固精、大补元气、疏调气机之功。既可培补一身元气，又可通调下焦气机，使精津四布，浊阴自排。三阴交补之能补脾生血，又能滋肾养精，泻之能运化积滞、又能调护精室，气海合用三阴交，功能行气调血、养阴生血、祛湿导滞。大都功善温补，能健脾生血，为脾经母穴。膈俞可和血理血，为血证要穴。诸穴合用，匡扶正气，攻补兼施。宜于术后后期使用。

关元、气海、足三里、三阴交培元扶正，补气益血，行气调血、祛湿导滞。阴陵泉为足太阴脾经合水穴，能健脾利湿。蠡沟为肝经之络穴，泻之可清肝利湿、疏肝理气。诸穴合用可培元益气养血，清热利湿解毒。宜于术后气血两虚证配用。

太溪为足少阴肾经之原穴，功善滋肾益阴，阴包属足厥阴肝经，刺之可滋养肝肾，清肝利湿，与主穴合用可滋阴益肾，祛湿解毒。宜于术后气阴两虚证配用。

脾俞为脾之背俞穴，功善健脾和胃，益气温中。滑肉门为胃经穴，性善滑利通降，能助肠蠕动而调理胃肠，利湿降浊而助运化水谷。与主穴合用具健脾和胃，行气化浊之功。宜于术后脾胃失调证配用。

肝俞为肝之背俞穴，功善疏肝解郁，养血柔肝。蠡沟为肝经之络穴，泻之可清肝利湿、疏肝理气。与主穴合用可补肝益肾养血，养阴排毒利湿。宜于术后肝肾阴虚证配用。

命门为元气之所系，真阳之所存，穴属督脉，督脉为诸阳之海，补之能升阳化气，培补元阳，为治疗肾虚火衰之要穴。肾俞穴为肾脏经气输注于背部之处，既可温补肾火，强筋壮腰，又可滋养肾水，填精益髓。阳陵泉功善疏肝解郁，清肝利胆，为疏肝解郁之要穴与首选穴。阴陵泉为足太阴脾经合水穴，能利水渗湿，健脾和中，通利三焦。与主穴合用可滋阴补阳，扶正托毒。宜于术后阴阳两虚证配用。

2. 其他针灸疗法

(1)艾灸疗法：适用气血两虚、脾胃失调、阴阳两虚证使用。可使用隔姜灸、隔附子灸及隔盐灸或督脉灸，按辨证选穴，每次选用8～10个穴位，每次20分钟，重者甚至可取足三阴经、督脉、任脉全经脉穴位灸疗。

(2)穴位注射：适用于出院后各证型使用。按照辨证分型选用相应穴位和药物。

①阴阳两虚证：高丽参注射液、鹿茸注射液等。

②肝肾阴虚、气阴两虚证:生脉注射液、参脉注射液等。

③气血两虚、脾胃失调证:黄芪注射液、当归注射液等。

3. 中药经验用药

(1)术后早期(术后 3 天内)小蓟饮子、八正散或石韦散加减,尿痛明显者加田七粉冲服。中成药用双石通淋胶囊、八正丸等。

(2)术数天以后(术后第 4～14 天)扶正祛瘀方加五爪龙、杜仲、续断、桑寄生、玄参、浙贝。中成药用补中益气丸和灵泽片。

(3)患者出院后(术后 15 天以后)

①气血两虚:十全大补汤加鳖甲、土茯苓、蛇舌草、半枝莲、鸡血藤、阿胶等。中成药用八珍丸、十全大补丸等。

②气阴两虚:生脉散合六味地黄汤加西洋参、玄参、黄芪、石斛、生地、白花蛇舌草、半枝莲、蛇莓、炒山楂、黑芝麻、肉苁蓉等。中成药用生脉胶囊、百令片等。

③肝肾阴虚:一贯煎加山茱萸、鳖甲、土茯苓、蛇莓、白花蛇舌草、二至丸等。中成药用六味地黄丸、一贯煎丸等。

④脾胃失调:升阳益胃汤(《脾胃论》)加减,或加土茯苓、半枝莲、花蛇舌草、蛇莓、炒麦芽、炒谷芽等。中成药用香砂养胃丸、补中益气丸等。

⑤阴阳两虚:添精补髓丹(《丹溪心法》)加黄精、鳖甲、黄芪、紫河车、小茴香等。中成药用人参养荣丸、十全大补丸、龟龄集等。

三、临证指要

1. 前列腺癌根治术后应在按照《前列腺癌诊断治疗指南》治疗的基础上,采用中医药辅助治疗,一是扶正,调节机体免疫功能,增强机体抵抗力;二是祛邪,抑制肿瘤细胞;三是增效,增加放疗、化疗敏感性;四是减毒,降低放疗、化疗毒副作用。

2. 前列腺癌术后临床表现多为虚实夹杂,邪去正虚,以虚为主。因此,临床用药,必须遵循扶正补虚,攻补兼施原则,兼清热解毒、活血化瘀、利水渗湿、化痰散结等法祛邪。而其中最主要的是:首先以扶正为主,兼顾祛邪;其次注意保护脾胃,因脾胃为后天之本,古人云"有胃气则生,无胃气则死",人体必要的营养均需通过脾胃运化吸收才能获得,如此一来,患者才有正气继续抗邪,所谓"正气存内,邪不可干,邪之所奏,其气必虚";再次应注意调畅患者情志,由于长期的用药,其副作用明显,加上一些家庭社会因素,影响患者的依从性,在很大程度上影响治疗效果。此外,不良的心理状态,如抑郁等可能导致患者放弃治疗,甚者选择轻生,所以心理疏导和疏肝解郁法当贯穿治疗始终。

四、医经撷萃

1.《神应经·诸积聚》："厥气冲腹及解溪,短气大陵尺泽上,大陵少冲三里穴,然谷至阴与气海,欠气通里及内庭,阴谷解溪通谷穴,脾俞三焦俞上治,天突通前二穴宜。少气间使神门医,下廉行间兼肺俞,十一穴治病自除。诸积三里治之宁,上脘肺俞膈俞应,九穴治之命不倾。"

2.《神应经·疝》"寒疝腹痛阴市宜,并及太溪与肝俞。疝瘕须治阴跷穴。卒疝大敦与丘墟,兼治阴市与照海,四穴不失大效随。㿗疝曲泉与中封,再兼商丘与太冲。疝癖小腹下痛,太溪三里脾俞同,三阴交穴曲泉穴,宜兼阴陵六穴攻。腹中之病云疝瘕,阴陵太溪丘墟佳,更兼照海通四穴,从此治之无所差。肠癖㿗疝小肠痛,灸至百壮通谷用,京骨穴与大肠俞,三穴治之有神应。"

"阴肿大小便数分,或阴人腹大敦宜,阴肿曲泉太溪穴,大敦三阴交肾俞,阴茎肿痛治曲泉,阴陵阴谷与行间,太冲大敦太溪穴,肾俞中极三阴痊。阴茎痛兮阴汗出,太溪鱼际与中极,更治一穴三阴交,四穴治之多有力。转胞不溺只淋沥,关元疗病真可必。肾脏虚冷日渐羸,阴疼少气遗精瘵,不须别求疗此病,只治一穴是肾俞。"

3.《金针赋》："五曰子午捣臼,水蛊隔气,落穴之后,调气均匀,针行上下,九入六出,左右转之,千遭自平。六曰进气之诀,腰背肘膝痛,浑身走注疼,刺九分,行九补,卧针五七吸,待气上行,亦可龙虎交战,左捻九而右捻六,是亦住痛之针。七曰留气之诀,疝癖癥瘕,刺七分,用纯阳,然后乃直插针,气来深刺,提针再停。"

4.《针灸聚英·任脉穴》："气海……主伤寒饮水过多,腹胀,气喘,心下痛,冷病面赤,脏虚气惫,真气不足,一切气疾久不缓,肌体羸瘦,四肢力弱,贲豚七疝,小肠膀胱肾余癥瘕结块,状如覆杯,腹暴胀,按之不下,脐下冷气痛,中恶,脱阳欲死,大便不通,小便赤……"

5.《针灸聚英·杂病》："淋,属热,热结,痰气不利,胞痹为寒,老人气虚,灸三阴交。小水不禁,灸阴陵泉、阳陵泉。"

6.《针灸聚英·玉机微义》："淋,小便涩痛也。热客膀胱,郁结不能渗泄故也。严氏曰:气淋者,小便涩,常有余沥;石淋者,茎中痛,尿不得卒出;膏淋,尿似膏出;劳淋者,劳倦即发,痛引气冲;血淋,遇热即发,甚则溺血。刘氏曰:大抵是膀胱蓄热而成,灸法:炒盐不拘多少,热填满病人脐中,却用箸头大艾炷七壮,或灸三阴交。"

7.《针灸聚英·灵光赋》："劳宫,医得身劳卷,水肿水分灸即安。"

8.《灵枢注证发微》："此言刺癃者之法也,膀胱不利为癃,谓小便不通也,膀胱与肾为表里,当取肾经之照海穴以刺之,乃阴跷脉气所发也。及肝经之大敦穴,在足大趾外侧之三毛。上及二经之有血络者,皆取之出血。"

第五节　精　囊　炎

精囊炎是继发于泌尿生殖系统感染累及精囊而发生的炎症,其主要特征是"血精"。临床上并不少见。重则肉眼血精,轻者显微镜下可见红细胞,临床表现多以性交时出现血精为主要症状,可伴有射精痛、性功能障碍、生殖器疼痛不适、膀胱刺激症状及全身症状如发热、盗汗等,且常与前列腺炎同时发生。精囊炎可分为急性与慢性两种,青年、中老年皆可发病。有病原体感染以及局部的易感因素是诱发急性前列腺、精囊炎的重要原因。任何导致前列腺、精囊充血的因素,例如酗酒、受寒、纵欲过度、会阴损伤或长时间受压等都能诱发急性精囊炎的发生。精囊非特异性感染的病原体以大肠杆菌为主,约占80%。慢性精囊炎多由急性精囊炎转化而来,即使在急性精囊炎时给以有效的抗生素治疗,由于精囊本身的解剖特点,感染的引流不畅,感染病灶可以残留,急性精囊炎容易转为慢性。造成精囊前列腺长期充血的因素,例如嗜食辛辣烟酒、频繁的性兴奋或手淫也可继发性感染,引起慢性精囊炎。

本病相当于中医之"赤浊""精血"。隋代巢元方《诸病源候论·虚劳精血出候》,是有关血精的最早中医文献记载,其谓之"精血",指的就是肉眼血精。此后,明代戴思恭《证治要诀·遗精》说:"失精梦泄……见赤浊亦自热而得。"明代李中梓《医宗必读·赤白浊》中更有"精血杂出""半精半血"的记载。传统中医学认为血精的病位在于"精室"(王孟英)、"精房(朱丹溪)、"精府"(李用梓)、"精宫"(张幸青)等。现在习惯称为"精室"。并认为精室为肾所主,精之藏制在肾,血精不离肾,房劳过度是血精的主要病因,因而肾虚是血精的主要病机。现代中医学认为本证多为房劳内伤,肾阴亏耗,水不制火,虚火上炎,灼伤血络,血溢脉外所致;其次,中焦湿热下注,或下焦湿热蕴结,熏蒸精室,迫血妄行;又或因劳倦过度,思虑伤脾,耗伤中气,气不摄血,血不循经也是血精的主要病因病机。治疗上多以滋阴降火、清利湿热、益气摄血为主。

一、病因病机

1. 精室湿热　嗜食肥甘,常进酒辣,湿热内生;或房事不洁,淫毒内侵;或外感湿热,循经下行,蕴藏精宫,热伤血络,而致血精。

2. 瘀血内阻　邪热蕴结,日久不消,久而成瘀,瘀夹败精,郁而内聚;或外伤阴部,络破血溢,瘀血内阻,血不循经,新血不得归经而成血精。

3. 阴虚火旺　素体阴虚,频繁手淫;或房事不节,耗损肾精;或过服温燥助阳之品,热伤阴分,阴虚内热,火炎精室,血络破损,血行于外而致血精。

4. 气虚失摄 久病体虚,中气虚弱;或劳倦过度,脾胃受损,耗伤中气,气失摄纳,血不循经而致血精。

二、治疗

1. 首选针灸疗法

(1)辨证取穴与操作

[主穴] 中极、归来、三阴交、血海、交信。

①精室湿热

[主症] 血精量多,精色鲜红,射精疼痛,会阴胀痛,郁闷不适,小便赤涩,频数而痛,口苦口干。舌红、苔黄腻,脉滑数。

[治则] 清利精室,凉血止血。

[配穴] 肝俞、委中或地机、中封。

[操作] 配穴每次选2个,泻法或透天凉。

②瘀阻血络

[主症] 血精量少,色黯红或夹血块,会阴部疼痛,小腹胀滞。舌黯红或瘀斑、苔薄白,脉涩。

[治则] 活血通络,化瘀止血。

[配穴] 膈俞、肝俞或中都、地机。

[操作] 配穴每次选2个,泻法或白虎摇头合青龙摆尾。

③阴虚火旺

[主症] 精血鲜红、量少,射精疼痛,会阴坠胀不适,心烦不寐,颧红潮热,五心烦热,盗汗遗精,口干咽燥。舌光红少津,苔少或剥,脉细数。

[治则] 滋阴降火,宁络止血。

[配穴] 阴谷、曲泉或阴郄、水泉。

[操作] 配穴每次选2个,平补平泻和青龙摆尾。

④气虚失摄

[主症] 血精淡红,日久不愈,时多时少,或仅见镜下血精,头目眩晕,面色淡白,神疲体倦,少气懒言,纳呆便溏。舌淡胖有齿印,苔薄白,脉细弱。

[治则] 健脾和中,益气摄血。

[配穴] 脾俞、章门或地机、隐白。

[操作] 配穴每次选2个,平补平泻或补法合赤凤迎源。

(2)辨治释义:中极位居下焦,又是肾、肝、脾和任脉之会,能疏调下焦气机。归来属胃经,性主调和,泻之理气和血,通络活血。三阴交为肝、肾、脾经交会穴,补脾之中兼顾补肾,滋阴之中可助柔肝,善守而不走,能滋阴养血,调和气血,通经活络,为生殖、泌尿系统疾病常用穴。三穴合用,补之则活血止血,补肾益精。血海为足太阴脾经穴,乃血液汇聚之海,刺之引血归脾,导血归海,专治血分证,功善理血止痛,活血通络。交信为肾经与脾经交汇之处,又为阴跷脉之郄穴,郄主血证,补之能温经止血,养血活血,平补平泻能调理冲任,活血止血。诸穴合用补之既可滋阴降火,宁络止血,又可健脾益肾,补气摄血;泻之既可清利精室,凉血止血,又可活血通络,化瘀止血,按辨证分型,配以对应的手法操作,适用于精囊炎各证型的治疗。

肝俞为肝脏精气输注之处,内应于肝,以疏泄肝木为要,具肃降之力,刺之可清泄肝胆,疏肝通络。委中为足太阳膀胱经穴,又名血郄,血气深聚之处,泻之能清热利湿,凉血止血。地机为脾经郄穴,郄主血证,既可健脾利湿,调理大肠,又可健运脾胃,调气理血。中封为足厥阴肝经脉气所行之经金穴,金能克木,故泻之能疏肝理气,清热利湿,为治疗肝经湿热下注所致诸疾之常用穴。诸穴合用可清利精室,凉血止血,适用于精囊炎精室湿热证的配用。

膈俞是八会穴之血会,膈上为主血之心,膈下为藏血之肝,通治一切血证,故刺之可和血理血。肝俞是肝脏背俞穴,内邻肝脏,善于疏肝、调肝,刺之可疏肝理气,活血通脉。中都为肝经气血深聚之郄穴,功善疏通肝气,活血通经,行血止血。地机为脾经之郄穴,主治血证,性善疏调,功能理血,故刺之可活血通经,凉血止血。诸穴合用可活血通络,和血止血,适用于精囊炎瘀阻血络证的配用。

阴谷为足少阴肾经脉气所入之合水穴,肾经之本穴,刺之可滋肾益阴。曲泉穴为足厥阴肝经所入之合水穴,肝藏血,肾藏精,精血互化,肝肾同源,取之可益肝肾而养精血,清虚热而宁精室。阴郄为心经气血深聚之郄穴,刺之可滋阴养血,泻火止血。水泉为足少阴之郄穴,郄主血证,刺之可滋阴清热,调经止血,疏利下焦。诸穴合用可滋阴降火,宁络止血,适用于精囊炎阴虚火旺证的配用。

脾俞为脾脏精气输注之背俞穴,能补脾气,温中阳,益气血。章门穴是脾经之募穴,八会穴之脏会,故刺之能调中补虚,益气生血。地机为脾经之郄穴,脾主统血,刺之可引血归脾,补脾摄血。隐白为脾经脉气所出之井穴,为脾脉之根,功能益气摄血。诸穴合用可健脾益肾,补气摄血,适用于精囊炎脾肾亏虚证的配用。

2. 其他针灸疗法

(1)梅花针:选用腰背部夹脊穴,实证用重刺激手法,虚证用轻刺激手法,虚实夹杂用先轻后中度刺激手法。

(2)穴位注射

①精室湿热:喜炎平注射液、双黄连注射液等。

②瘀阻血络:丹参注射液、丹红注射液等。

③阴虚火旺:生脉注射液等。

④气虚失摄:黄芪注射液、高丽参注射液等。

根据辨证取穴,每日或隔日注射 1 次,15 次为一个疗程,休息 3～5 天可进行下一疗程的治疗。

3. 其他外治法

(1)中药保留灌肠疗法:采用清热利湿、活血止痛类中药汤剂保留灌肠。适用于精室湿热、瘀阻血络型精囊炎或合并前列腺炎者,精室湿热者采用三花通窍方保留灌肠,瘀阻血络者采用红莓通窍方保留灌肠。

(2)电脑中频治疗:适用于各型精囊炎。可将电极板置于下腹部或八髎穴,每日 1 次,每次 20 分钟。

(3)低频脉冲疗法:根据患者证型可选用关元、气海、水道、足三里、三阴交、阴陵泉等穴位治疗,每日 1 次,每次 20 分钟。

(4)超短波:电极置于下腹部及腰骶部,急性期用无热量,慢性期用微热量,每天 1 次,每次 20 分钟,10 天为一个疗程。

4. 中药经验用药　主方岗稔宁精方,本方具有宁血止血之功,每日 1 剂,水煎服,适用于各型精囊炎。

(1)精室湿热:主方加槐花、地榆、野菊花、侧柏炭、珍珠草。中成药用前列舒通胶囊、双石通淋胶囊。

(2)瘀阻血络:主方加三七、红景天、生地炭、大黄炭。中成药用血府逐瘀胶囊、少腹逐瘀胶囊。

(3)阴虚火旺:主方加知母、女贞子、旱莲草、丹参、白茅根、仙鹤草。中成药用知柏地黄丸。

(4)气虚失摄:主方加五爪龙、黄芪、红景天、棕榈炭、侧柏炭。中成药用补中益气丸。

5. 西医常用疗法　若由于急性前列腺炎、尿道炎、膀胱炎等细菌性感染并发的精囊炎,应给以敏感抗生素治疗,并配合局部的物理疗法,可促进药物的局部吸收。

三、临证指要

1. 本病急性期可见尿痛、尿频、尿急、血尿、排尿困难等尿路刺激症状和发热、盗汗等全身症状,发病时忌房事,尽量减少性刺激,以免局部充血、出血。避免不必要的检查及按压。慢性精囊炎往往由于急性精囊炎转化而来,这是由于精囊本身的解剖特点,感染引流不畅,感染病灶残留所致,适当的前列腺按摩对于本病治疗有帮助。

2. 本病虽然多见血精，但一般不需要止血药，嘱患者暂停房事 2 周，或加服田七粉 3g，每日 1 次，止血效果尤佳。

3. 慎食辛辣肥甘之品，戒绝烟酒。平时可用温开水坐浴，以利炎症吸收。

4. 血精可有多种原发病因，如精囊炎、前列腺炎、附睾炎、精囊肿瘤等。治疗前应查明病因。由于出血部位和血量的不同，血精的外观也有所区别：从勃起时充血的尿道黏膜出的血呈鲜红色，不与精液混匀，像混杂的血丝；各种炎症和外伤引起的血精混合均匀，呈红至咖啡色，这是由于血液储存较久颜色发生了改变。

5. 积蓄在精囊腺里的精液不是一次射精就能排空，即使得到及时与充分治疗，血精也要持续一段时间后才会消失。

6. 反复血精者有必要行精囊镜检查，排除其他疾病，如精囊结石、结石、囊肿与癌变等。

四、医经撷萃

1.《神灸经纶·卷之四·二阴症治》："尿血精出，列缺。"

2.《备急千金要方·卷十九肾脏方·精极第四》："男子阴中疼痛，溺血精出，灸列缺五十壮。"

3.《医宗金鉴·刺灸心法要诀·卷七·手部主病针灸要穴歌》："……列缺主治嗽寒痰……男子五淋阴中痛，尿血精出灸便安。"

4.《西方子明堂灸经·卷四·伏人背脊图》："肾腧二穴，在十四椎下两旁各一寸半，与脐对是。灸三壮。主……小便浊，阴中疼，血精出，五劳七伤……小便难、赤、浊……"

5.《诸病源候论·虚劳精血出候》："此劳伤肾气故也。肾藏精，精者血之所成也，虚劳则生七情六极，气血俱损，肾家偏虚，不能藏精，故精血俱出矣。"

6.《医宗必读·赤白浊》："浊病即精病，非溺病也……精者血之所化，浊去太多，精化不及，赤未变白，故成赤浊，此虚之甚也。所以少年天癸未至，强力行房，所泄半精半血，少年施泄无度，亦多精血杂出……虚滑者，血不及变，乃为赤浊。"

7.《针灸聚成·卷三·手太阴肺经》："列缺，男子阴中痛，尿血精出，灸五十壮。"

第四章 睾丸-附睾疾病

第一节 附睾-睾丸炎

附睾-睾丸炎是泌尿男性生殖系统常见的炎性疾病,主要特点是附睾或(和)睾丸的疼痛及肿胀,可伴有发热等。临床上比较常见的是附睾炎或附睾炎并发睾丸炎,单纯的睾丸炎比较少见,主要见于腮腺炎性睾丸炎。依据病程的长短又有急性与慢性之分。急性附睾炎发病急,首先表现为一侧阴囊肿大伴疼痛,疼痛向同侧腹股沟、下腹部放射,可伴有寒战、高热。主要由局部炎症扩散所致,常见于后尿道炎、膀胱炎、下尿路梗阻、前列腺手术、导尿管留置等,少数为血行或淋巴管感染。病原体主要为大埃希菌或金黄色葡萄球菌,其次为链球菌,特异性感染可见淋球菌、衣原体、支原体、结核杆菌、腮腺炎病毒等病原体。慢性附睾炎多见于处在性活跃期的中青年男性,慢性附睾炎可由急性附睾炎迁延而成,但多数病人并无急性发作史。某些感染(如衣原体)可直接导致慢性附睾炎,有些患者无明显症状,也可见局部不适、坠胀、阴囊疼痛,这些症状有时还可能出现急性发作,慢性附睾炎可分为慢性炎症性附睾炎、阻塞性附睾炎和慢性附睾痛。部分附睾-睾丸炎可能导致不育。

本病属中医"子痈""子痛"等范畴。部分医家将其归于疝门,如"㿉疝""癫疝""癥疝",如隋代巢元方等撰《诸病源候论》中云:"㿉病之状,阴核肿大……使人腰背挛急,身体恶寒,骨节沉重,此病由于损肾也。"宋至明时期将此病称之为"囊痈",如明代陈功实《外科正宗》云:"囊痈,初起寒热交作,肾子作痛,痛连小腹者,宜发散寒邪。"而清代以后逐渐统一将本病命名为"子痈"。清代许克昌、毕法合撰《外科证治全书》中云:"肾子作痛,下坠不能升上,外观红色者,子痈也。或左或右,故俗名偏坠,迟则溃烂莫治。当其未成脓时,用枸橘汤一服即愈。"其理论与方药一直延用至今。

一、病因病机

1. 湿火蕴结　湿热外感,循经下注;或嗜食膏粱,辛辣烟酒,湿热内蕴,下传精室;或使用尿道器械清洁不足,外邪直入,气血闭阻,湿热煎熬,火盛肉腐而为急性子痈。

2. 痰瘀互结　情志不舒，肝郁气滞，气机运行不畅，水滞成痰，血瘀成结，痰瘀互结，聚于外肾。

3. 肝肾阴虚　子痈日久，痰瘀结聚，久而化热，热伤阴精，肝肾阴虚，精失所养成慢患，无子；或外邪内聚，久留不去，郁遏精室，耗伤肾阴，精失所养而为慢性子痈。

二、治疗

1. 首选针灸疗法

（1）辨证取穴与操作

［主穴］急脉、横骨、三阴交、行间、蠡沟。

① 精室湿热

［主症］相当于附睾炎急性期，初期阴囊肿胀，皮肤红赤，附睾部疼痛明显，触之疼痛，痛引少腹及腹股沟，可伴有恶寒发热，头痛烦渴，溲赤便结。舌红，苔黄腻，脉弦数。

［治则］清利精室，泻火止痛。

［配穴］膀胱俞、大敦或三焦俞、隐白。

［操作］配穴每次选 2 个，泻法或透天凉或白虎摇头，隐白、大敦刺络放血。

② 湿毒壅盛

［主症］附睾肿硬剧痛，时有跳痛，阴囊红肿灼热，触及剧痛，若已成脓则按之软，指下有波动感，高热口渴，小便黄少。舌红，苔黄腻，脉滑数。

［治则］泻火解毒，溃坚止痛。

［配穴］足五里、侠溪或阴包、井穴。

［操作］配穴每次选 2 个，泻法或透天凉合白虎摇头。

③ 热伤阴津

［主症］相当于急性期后期，阴囊肿痛减轻，热退或尚有微热，身困乏力，口干口燥。舌红少津或尖红无苔，苔黄腻，脉滑数。

［治则］养阴清热，消肿散结。

［配穴］照海、阴包或太溪、水泉。

［操作］配穴每次选 2 个，泻法或平补平泻。

④ 肝郁气滞

［主症］相当于由急性转慢性期，阴囊疼痛隐隐，胀闷下坠，附睾有结节，压痛较轻，偶见痛引下腹。舌淡，苔薄白，脉弦细。

［治则］疏肝解郁，行气散结。

［配穴］肝俞、期门或阳陵泉、日月。

［操作］配穴每次选 2 个，泻法或平补平泻法。

⑤痰瘀互结

［主症］相当于由急性转慢性期，囊内隐隐胀痛，下坠不舒，附睾瘰疬或呈条索、串珠状，压痛时重，时见痛引下腹及下肢内侧呈刺痛状固定不移。舌黯红，或有瘀斑、瘀点，苔白厚或白腻，脉弦涩。

［治则］行气祛瘀，化痰散结。

［配穴］中都、章门或阴包、丰隆。

［操作］配穴每次选2个，泻法或青龙摆尾、赤凤迎源等。

⑥肝肾阴虚

［主症］相当于慢性期，附睾结硬，下坠不舒，时有酸痛，可影响精液质量，或睾丸肿胀消退，隐痛时作，胀滞下坠，进而睾丸变软，逐渐萎缩，甚至完全消无，无精不育，日久可见头晕体倦，腰膝酸软，性欲下降，举而不坚，不寐梦多，五心烦热，口干咽燥。舌淡或苔少而红，脉细弱。

［治则］滋肾益肝，养阴散结。

［配穴］肾俞、肝俞或曲泉、膈俞。

［操作］配穴每次选2个，烧山火或平补平泻。

（2）辨治释义：急脉为足厥阴肝经穴，肝脉由此环绕阴器抵小腹，长于疏肝活血，通络止痛。三阴交为足太阴脾经穴，肝、肾、脾三经汇聚之处，泻之可直达三经而清泄下焦、活血通经。横骨位于下腹部，内应精宫与膀胱，是少阴、冲脉之会，取之既可补肾通阳，鼓舞下焦，又可疏利下焦，清热利湿，宣通气机。行间为足厥阴肝经脉气所溜之荥火穴，性善清泻，功于清泻肝火，解毒散结。蠡沟为足厥阴肝经之络穴，长于清利肝胆，利湿消肿。诸穴合用，泻之可清热利湿，活血通经，消肿止痛，补之可益气养阴，活血通络，散结消肿。适用于子痈各证型的治疗。

膀胱俞位居下焦，能利膀胱，渗水湿，清湿热，理下焦。大敦为足厥阴肝经脉气所出之井木穴，长于疏肝理气，通经止痛，泻之或刺络放血可清肝泻火，凉血消肿，主经脉所过之阴器小腹疼痛。三焦俞是三焦之气输注之处，内应三焦，通调水道，清泄相火，刺之可通调三焦而清热化湿，利水消肿。隐白为足太阴脾经之井木穴，点刺出血则可清热凉血，消肿止痛。诸穴合用可清热利湿，消肿止痛，与主穴合用可清利精室，消肿止痛，适用于子痈精室湿热证配用。

足五里为足厥阴肝经脉气之所发，故刺之可清利肝经湿热。侠溪为足少阳胆经经气所溜之荥水穴，刺之可清肝肝胆实火。阴包为足厥阴肝经脉气之所发，肝经沿股内侧上行，绕阴器，会任脉，抵小腹，善于疏理下焦，功能理气活血，消肿止痛。十二井穴长于清热泻火，通络止痛。诸穴合用可清湿泻火，溃坚止痛，适用于子痈湿毒壅盛证的配用。

照海为肾经穴,八脉交会穴之一,为阴跷脉所生,故刺之能滋阴清热。阴包善于疏理下焦,故刺之能理气活血,消肿止痛。太溪为肾经输土穴、原穴,刺之能滋阴降火,为滋阴之要穴。水泉穴为肾经之郄穴,阴经郄穴主治血证,长于养阴清热,活血通经、消肿止痛。诸穴合用可养阴清热,消肿散结,适用于子痫热伤阴津证的配用。

肝俞内应肝脏,性善柔肝理气,为肝之背俞穴。期门性善疏肝清肝,为足厥阴肝经精气汇聚之募穴,足厥阴、太阴与阴维脉之会。期门与肝俞为俞募配穴法,合而刺之尤善疏肝柔肝,理气解郁,活血开结。阳陵泉为筋气聚会之筋会,足少阳经脉气所入之合土穴,功善疏肝解郁,清肝利胆。日月位于胸胁部,内应肝胆,为胆腑经气汇聚之募穴,足少阳与足太阴交会之穴,故刺之可疏肝化郁利胆气,理气降逆散瘀结。诸穴合用,主穴共奏疏肝解郁,行气散结之功。

中都为肝经郄穴,善治血证、痛证、急症,刺之可疏泄肝气,行血消肿,通络止痛,为治疗少腹及前阴血瘀证之要穴。章门穴是脾经募穴,八会穴之脏会,肝、胆二经交会穴,刺之能清肝利胆,健脾祛湿,化痰散结。阴包疏理下焦,理气活血,消肿止痛。丰隆为足阳明胃经络穴,别走足太阴,能够沟通脾胃二经,刺之可健脾化湿,化痰泄浊。诸穴合用可行气祛瘀,化痰散结,适用于子痫痰瘀互结证的配用。

肾俞是肾脏之气输注之处,调补肾脏精气而滋肾温肾。肝俞为肝脏精气输注之处,调理肝脏之气血而养肝柔肝。肾俞、肝俞同补,刺之可养肝益肾,滋水涵木,精血相生。曲泉穴为足厥阴肝经所入之合水穴,肝肾同源,虚则补其母,精血相互化生,取之补益肝肾,养血填精。膈俞为血会,既可补血养血,又可活血调血。诸穴合用,既可滋阴补肾,敛阴柔肝,又可化瘀散结,通络止痛。适用于子痫肝肾阴虚证的配用。

2. 其他针灸疗法

(1)芒针:选用阳陵泉透阴陵泉、大肠俞透膀胱俞、命门透腰阳关等。

(2)穴位注射

1)湿毒蕴结:热毒宁注射液、喜炎平注射液、清开灵注射液、双黄连注射液等。

2)痰瘀互结:丹参注射液、丹红注射液、痰热清注射液等。

3)热伤阴津、肝肾阴虚:生脉注射液、参麦注射液等。

4)肝郁气滞:柴胡注射液。

根据辨证取穴,每日注射一次,反应强烈者亦可隔2～3日一次,10次为一个疗程,急性附睾炎者肿痛消退就可停用,慢性者休息3～5天可进行下一疗程的治疗。

（3）天灸（穴位贴敷）

活血止痛方：适用于痰瘀互结型附睾炎。取穴同针刺法。

（4）隔橘皮灸：适用于慢性附睾炎。把鲜橘子皮剪成直径1～2cm的圆片，中心处用粗针刺数孔，上置艾炷，放置于附睾硬结的阴囊皮肤上，在施灸时如患者稍觉热感时，可用镊子将橘子皮提举稍离皮肤，灼热感觉缓解后重新放下再灸，直到皮肤出现潮红为度。但要注意不可过热，不要造成阴囊皮肤灼伤。隔天一次，每次3～5壮。15次为一个疗程。

（5）耳尖放血：适用于急性附睾炎伴发热患者。

（6）刺络放血：取十二经脉井穴，适用于急性附睾炎伴发热者。

3. 其他外治法

（1）电脑中频合离子导入治疗：离子导入可选用清开灵或痰热清注射液。可将电极板置于双侧少腹部或血海、阴廉、急脉、三阴交、阴陵泉、太冲等穴，每日1次，每次20分钟。

（2）低频脉冲疗法：根据患者证型可选用水道、气冲、足三里、血海、三阴交、阴陵泉等穴位治疗。每日1次，每次20分钟。

4. 中药经验用药

（1）清开灵注射液静脉滴注：清开灵注射液40ml加生理盐水稀释有缓慢滴注，每日1次，可加入地塞米松2～10mg，既可减轻组织水肿，又可减少清开灵过敏反应的发生率。

（2）中药汤剂

1）精室湿热：清肝解毒方加减。中成药用新癀片、龙胆泻肝丸。

2）湿毒壅盛：消痈排毒汤加减。中成药用新癀片、栀子金花丸。

3）肝郁气滞：解郁逍遥方加枸橘、失笑散、川牛膝、青皮等。中成药用茴香橘核丸。

4）痰瘀互结：活血散结方加减。中成药用少腹逐瘀丸。

5）肝肾阴虚：滋肾育精方加海藻、昆布、牡蛎、玄参、野葡萄根等。中成药用鳖甲煎丸、内消瘰疬丸。

5. 西医常用疗法　抗生素，可选用喹诺酮类抗生素治疗，一般运用1～2周。

三、临证指要

1. 由于附睾-睾丸炎多见于革兰阴性菌感染，起病急，症状重，药物的及早治疗很重要，针灸在于辅助治疗、消除症状及提高疗效。

2. 对于细菌性附睾-睾丸炎使用抗生素很有必要，常用头孢类抗生素静滴加喹诺酮类抗生素口服，以后再根据培养结果选择敏感抗生素。在能有效控制感染的情况之下,同时小剂量、短期地配合应用糖皮质激素,可有效地减少炎症反应,防止炎症水肿严重压迫睾丸动脉或致睾丸缺血坏死。

3. 急性期应卧床休息,避免房事,垫起阴囊或用阴囊托,并做冷敷以减轻充血、水肿和疼痛;炎症晚期或慢性可用热敷,以加快血运,每月2~3次,有生育要求者慎用。

4. 急性期忌食辛辣刺激、油腻食物,如酒、葱、蒜、辣椒等,并戒烟禁酒。注意保持阴囊清洁,减少感染机会。

5. 急性化脓性睾丸炎,如已形成肿胀,应尽早切开引流,以免破坏整个睾丸组织。

四、医经撷萃

1.《针灸节要·十二经穴治证》:"大敦二穴,木也,在足大指端去爪甲如韭叶及三毛中,足厥阴脉之所出也,为井,治卒疝,小便数,遗溺,阴头中痛,阴上入腹,阴偏大。曲泉二穴,水也,在膝内辅骨下大筋上小筋下陷中,屈膝取之,足厥阴脉之所入也,为合,治丈夫疝,阴股痛。"

2.《针灸大成·卷七》:蠡沟(一名交仪),"内踝上五寸,足厥阴络,别走少阳,主疝痛,小腹胀满。"

3.《针灸资生经·第三·小腹胀满》:"曲骨,治小腹胀满,溃疝小腹痛。"

4.《针灸资生经·第三·溃疝》:"曲泉,溃疝,阴跳,痛引脐中。中都、合阳、中郄、关元、大巨、交信、中封、太冲、地机,主溃疝。中封,主溃疝瘭暴痛,痿厥。""气冲,主溃阴肿痛。交信,主气癃溃疝阴急,股枢腨内廉痛。""交信、中都、大巨、曲骨,治溃疝。曲泉,治丈夫溃疝。"

5.《黄帝明堂灸经·卷上》:"太冲二穴,在足大趾本节后二寸,骨罅间陷者中,灸五壮,主卒疝,小腹痛,小便不利如淋状。【正人形第十六】"关元一穴,在脐下三寸陷者中,灸五壮,主溺血,小便黄,卒疝,小腹痛,转胞,不得小便。"【正人形第十八】"交仪(蠡沟)二穴,在内踝上五寸陷者中,灸五壮,主卒疝,小腹痛,小便不利。"

6.《黄帝明堂灸经·卷中》:"蠡沟二穴,在内踝上五寸陷者中,灸七壮,主卒疝,小腹肿,小便不利。"

7.《针灸聚英·卷之一·任脉穴》:"任脉、少阴、冲脉之会,主下引阴中,不得小便,两丸骞,疝痛。"

8.《针灸甲乙经·卷之九》:"阴跳,遗溺,小便难而痛,阴上入腹中,寒疝阴挺出,偏大肿,腹脐痛,腹中㘊㘊不乐,大敦主之。气癃、癫疝、阴急、股枢腨内廉痛,交信主之。"

附一　特殊类型附睾睾丸炎

急性腮腺炎性睾丸炎

由腮腺炎病毒引起，是流行性腮腺炎的常见并发症，主要发生在未接受免疫接种的人群。典型的腮腺炎性睾丸炎往往以头痛和发热为初期症状，同时出现腮腺的肿痛，约一周后出现阴囊疼痛，部分病例以睾丸肿胀为首发症状，然后见腮腺肿大。属于中医"卵子瘟"范畴，青春期后男性腮腺炎患者约40%合并睾丸炎，耽误治疗常可导致睾丸软化和萎缩，若累及双侧睾丸时常可导致不育症。

一、病因病机

风热流注：风热炽盛，疹腮毒邪，受而发病，流注肝脉，下注精室，结于肾子，而成卵子瘟。

二、治疗

1. 首选针灸疗法

（1）辨证取穴与操作

风热流注

［主症］先患疹腮，寒战高热，腮帮肿痛，约1周后热退体凉，随后见单侧或双侧睾丸肿痛，阴囊肿胀，痛引下腹，伴烦渴欲饮，尿赤便结。苔黄腻或黄干，舌质红，脉数或浮数。

［治则］疏风清热，解毒消肿。

［穴位］尺泽、阴谷、合谷、太冲、急脉、蠡沟。

［操作］泻法，透天凉。

（2）辨治释义：尺泽为手太阴肺经所入之合水穴，为本经子水穴，根据子能盗母气，实则泻其子的原则，泻尺泽可疏风清热，凉血解毒。阴谷为足少阴肾经脉气所入之合水穴，肺经之子经子穴，实则泻其子，故泻阴谷可清热利湿，利水消肿。太冲为足厥阴经原气经过与留止之处，功能平肝降逆，理气止痛，与合谷配，为"四关"穴，长于开窍启闭，痛经止痛。急脉为肝经穴，长于清肝热，通络止痛。蠡沟为肝经络穴，功善清肝胆湿热，通肝络而止痛。合谷为大肠经原气通过与留止之处，功能疏散风邪，清热解毒。诸穴相配，功能疏风清热，解毒消肿，通络止痛。

2. 其他针灸方法参考睾丸附睾炎。

3. 中药经验用药：清肝解毒方加桔梗、连翘、薄荷、土牛膝。

4. 必要的西医治疗

可使用干扰素 α-2b 300 万 U 肌肉或皮下注射,每日 1 次,连用 7 日,具有广谱抗病毒活性和免疫调节作用。

三、临证指要

注意做好预防工作,对患者要采取隔离措施,积极治疗原发病,直至腮腺肿大完全消退为止,对易感人群接种流行性腮腺炎疫苗。

结核性附睾睾丸炎

结核性附睾睾丸炎是由结核杆菌引起,又称为附睾睾丸结核,是最常见的男性生殖道结核。其中附睾最常受累,也可侵及睾丸,有时合并肾结核,可伴有前列腺结核或精囊结核,其主要的损害是附睾管和近端的输精管不全性或完全性梗阻,导致少精或无精,从而导致不育。本病起病较缓,表现无痛性或疼痛性的阴囊肿胀,一侧或双侧附睾尾部有较大结节,输精管成串珠样改变。久不痊愈成脓溃破,脓反稀薄,又称"穿囊漏",伴或不伴阴囊窦道形成。属于中医"子痰"等范畴。

一、病因病机

1. 阴虚浊阻　禀赋不足,素体阴虚,体弱易感,运化力弱,痨虫乘虚而入,痰浊内阻肝脉,循经下注,郁结肾子,耗气伤阴。

2. 痰瘀互结　情志不舒,肝郁气滞,气机运行不畅,痰浊乘虚而入,水湿内停,血瘀成结,痰瘀互结,聚于肾子。

二、治疗

1. 首选针灸疗法

(1)辨证取穴与操作

①阴虚浊阻

[主症]阴囊肿大,精索肿胀,结节明显,隐痛时作,胀痛下坠,腰膝酸软,五心烦热,盗汗不寐,舌红,苔少或无苔,脉细数滑。

[治则]滋阴清热,化浊散结。

[穴位]曲泉、血海、三阴交、丰隆、阴廉。

[操作]泻法或合赤凤迎源。

②痰瘀互结

[主症]囊内隐隐胀痛,下坠不舒,附睾瘰疬或呈条索状,痛引下腹及下肢内侧,苔薄黄或白腻,舌边红,脉弦滑。

〔治则〕行气祛瘀,化痰散结。

〔穴位〕急脉,横骨,三阴交,行间,蠡沟,中都,丰隆。

〔操作〕泻法或青龙摆尾、白虎摇头。

(2)辨治释义:曲泉穴为足厥阴肝经所入之合水穴,肝肾同源,虚则补其母,精血相互化生,取之补益肝肾,养血填精。血海为足太阴脾经穴,刺之有引血归脾之效,主治血分疾病,刺之可理血止痛,活血通络。三阴交为足三阴经交会穴,脾脉属脾络胃,上注于心,故主治心、肝、脾、肾之疾,既能补脾养血,气血双补,又能行气活血,祛湿消肿,化瘀止痛,平补平泻可调气和血,通经散结,为治疗子痫等生殖系统疾病之常用穴。丰隆为足阳明胃经络穴,别走太阴,能够沟通脾胃二经,故刺之可健脾祛湿,化痰散浊。阴廉为足厥阴肝经脉气所发,肝藏血,刺之可活血通经,调理下焦。诸穴合用,可滋阴养血,行气活血,化痰散浊。

痰瘀互结证辨治释义见睾丸附睾炎。

2. 其他针灸方法参考睾丸附睾炎

3. 中药经验用药

(1)阴虚浊阻:温胆涤精方合一贯煎加减。中成药用陈夏六君丸合二至丸。

(2)痰瘀互结:活血散结方加减。中成药用茴香橘核丸。

4. 必要的西医治疗　早期、联合、适量、规律、全程抗结核治疗。推荐标准短程方案 2HRZ/4HR;前 2 个月为强化阶段,服用异烟肼 300mg/天、利福平 450mg/天、吡嗪酰胺 1500mg/天;后 4 个月为巩固阶段口服异烟肼、利福平。对于复发性结核巩固阶段应为 6 个月。药物治疗无效时可考虑手术切除。

三、临证指要

结核性附睾炎对生育能力有较大的影响,往往导致阻塞性无精症,偶可累及其他器官结核性感染,因而注意系统、规律用药。用药期间定期检查尿常规、肝肾功能。停药后应坚持长期随访,定期复查。

附二　附睾囊肿

附睾囊肿是常见阴囊内囊性疾病,多发生于附睾或睾丸的鞘膜内或外,其特点是囊内液含有精子,一般认为是输精管道系统的部分梗阻所致。本病好发于青壮年,多无明显症状,少数病人可有阴囊部坠胀不适或轻微疼痛。本病预后较好。中医无此病名,属中医学的"痰核"范畴。

一、病因病机

情志不舒,气机不畅。肝经气滞,气血不畅,化瘀聚痰,阻滞精室。

二、治疗

1. 首选针灸疗法

(1)辨证取穴与操作

痰瘀互结

[主症]附睾光滑,可触及稍硬囊性圆形小包块,一般无特殊症状,偶有阴囊疼痛及下坠感,部分患者精液质量欠佳。苔薄白、舌淡红,脉滑。

[治则]祛痰化瘀,行气散结。

[主穴]肝俞、期门、太白、丰隆、中极、大敦。

[操作]泻法或青龙摆尾,白虎摇头。

(2)辨治释义:期门为足厥阴肝经精气汇聚之募穴,足厥阴、太阴与阴维脉之会,性善疏肝以理气,清肝以化湿,泻肝以化瘀。肝俞位于背部,内邻肝脏,是足厥阴肝脉之气输注腰背之处,取本穴能行气疏肝而开郁结,清肝利胆而泻湿热。期门与肝俞为俞募配穴法,合而刺之可疏肝理气,活血消肿,散结止痛。太白与丰隆为原络配穴,太白属足太阴脾经之输土穴,为本经之母穴,又系本经之原穴,故刺之可健脾和中,化湿祛浊。丰隆为足阳明胃经络穴,别走太阴,能够沟通脾胃二经,能够行气化湿,涤痰散浊。大敦为足厥阴肝经脉气所出之井木穴,本经之本穴,刺之可疏肝理气,通经止痛,泻之或刺络放血可清肝泻火,凉血消肿。中极穴属膀胱经之募穴,是膀胱之气结聚的部位,又是足少阴、足厥阴、足太阴和任脉之会所,具有补肾调经、利湿化痰的作用。诸穴合用,可化痰散结、活血化瘀、行气止痛。

2. 其他针灸疗法

(1)挑治:操作部位多以背俞穴、夹脊穴为主,辅以痛点、腰骶神经节段分布点、反应点,每周1次。

(2)穴位贴敷:选用活血止痛方穴位贴敷,常用气冲、血海、阴廉、中极、气海、关元、八髎。

(3)隔橘皮灸:温中健脾,行气化痰。

(4)耳针:选用适当穴位采用王不留行或磁珠进行耳穴按压治疗,常用肝、肾、睾丸、外生殖器、内生殖器、内分泌等。

3. 其他外治法

(1)电脑中频治疗:具有温经通脉,活血止痛功效。多用于伴有腰痛症状者,若下腹部胀痛者,可将电极板置于双侧少腹部治疗。

(2)低频脉冲疗法:根据患者证型可选用水道、血海、足三里、丰隆、三阴交、阴陵泉等穴位治疗。

4. 中药经验用药 活血通精方或活血散结方加减,每日1剂,水煎服。中成药用茴香橘核丸或丹栀逍遥丸。

5. 西医常用疗法 附睾精液囊肿较小时通常不需要特殊治疗,逐渐增大时可尝试抗生素、硬化剂囊内注射,较大者当考虑手术治疗。

三、临证指要

1. 精液囊肿如果较大、自觉症状重或伴有感染者,可作为治疗依据,小而无症状者可不必治疗。

2. 心情调适,起居有常,饮食有节,劳逸适度,房事规律。积极治疗泌尿生殖系统炎症及性功能紊乱,以减少该病的诱发因素。

3. 服中药无效又有生育要求者可行手术切除。

第二节 睾 丸 扭 转

睾丸扭转是男科的急症,也称精索扭转,由于睾丸和精索发生沿纵轴的异常扭转(180°～720°),从而导致阴囊急性严重疼痛,并且引起同侧睾丸或者其他阴囊结构急性血液循环障碍,严重时可以导致睾丸缺血、梗死。该病大多数发生在 20 岁以下青少年,常有剧烈运动和阴部损伤史,发病急骤,其病因除外伤外,可能与鞘膜壁层在精索的止点高有关,或睾丸系膜过长,睾丸的活动性大。临床表现为突发性的阴囊剧痛、肿胀、皮肤水肿,移动阴囊或按压阴囊内容物时明显疼痛,尤其是托起阴囊时睾丸疼痛加剧,伴恶心呕吐等症状。中医文献没有此病的记载,类似症状分布在"疝",但有学者认为睾丸谓肾子,拟撰名为"子扭"。

一、病因病机

(1)肾气不足:先天禀赋不足,鞘膜宽大,睾丸系膜长而松弛,睾丸的活动性大,固定性差,鞘膜过度包绕睾丸及其他解剖发育异常。

(2)气滞血瘀:过度的运动、劳动或跌仆外伤而挤压精索,睾丸扭转,局部气血瘀滞,不通则痛。

(3)阴寒内盛:素体阳虚,突遇寒侵,寒性凝滞,肝脉阻滞,收引上缩,拘挛痉痛。

二、治疗

1. 首选针灸疗法
(1)辨证取穴与操作
寒瘀内阻

［主症］阴囊上缩，肿胀，继而抽掣疼痛，痛引少腹，下腹疼痛迅速剧烈，托起阴囊时疼痛加重，阴囊皮色苍白或暗紫，伴面色㿠白，冷汗淋漓。舌淡白或青紫，苔薄白，脉弦紧沉。

［治则］行气活血，温经止痛。

［穴位］中极，会阴，急脉，足三里，三阴交，神阙，涌泉。

［操作］精索阻滞麻醉，彩超实时监视下行睾丸手法复位配合针灸治疗，灸法行悬灸或隔姜灸，针法先行青龙摆尾导气再行烧山火后透天凉。

(2)辨治释义：中极内应精室，可通利气机，调理下焦气血，温阳化气，温寒化瘀。会阴穴可调理任、督、冲三脉气机，活血行气，温阳通络。急脉居阴旁动脉处，为肝经脉气所发，其包绕阴气抵小腹，善疏通肝脉，通络止痛。足三里为多气多血之胃经穴。三阴交可贯通肝、脾、肾三阴经，合用可温补气血，使阳气直达三阴经而散寒升阳，理气止痛。神阙归属任脉，为气舍、气合，主治真阳虚衰，下元虚寒，寒极阴盛之疾。涌泉为肾经井木穴，可回阳救急，苏厥开窍。诸穴合用，可疏通肝气，散寒瘀而通络止痛，温阳气补气血而祛阴散寒。

2. 西医常用疗法　手术复位：4～8小时内行手法复位治疗，若无效者立即进行手术复位。由于手法复位后有扭转复发的可能，所以即使手法复位成功，也需要进行睾丸固定术。手术中将睾丸固定后观察睾丸颜色，如颜色恢复正常，即血供恢复，则行睾丸固定术，对侧睾丸亦应探查和固定，如睾丸颜色无变化，即血供无好转，确认睾丸无恢复的可能，则行坏死睾丸切除术及对侧睾丸固定术。

三、临证指要

1. 睾丸扭转是男科急症，需紧急处理，及早诊断与适当处理多不会造成睾丸萎缩坏死。手法复位配合中医针灸治疗有明显优势，提高成功率。

2. 若能在早期发现，扭转程度较轻，血运障碍不严重者，可试行手法复位，一般向外复位，如疼痛反见加重，即可试行相反方向复位。

3. 睾丸扭转极易误诊为急性附睾睾丸炎，对急性睾丸疼痛病人，要详细询问病史，仔细检查，且及时运用彩色多普勒检查，以免误诊。

4. 睾丸扭转治疗的黄金时间为发病后4～6小时以内，一经确诊，多次手法复位失败者当立即手术，以免影响睾丸的生精功能，同时对侧睾丸进行固定以预防扭转的发生。据统计，睾丸扭转6～10小时以内复位睾丸可以成活，超过24小时，多无法成活。

5. 平时加强锻炼，注意营养；在剧烈运动或劳动时注意阴囊的保护，避免阴部的损伤；在睾丸突发性疼痛时，要及时去医院检查治疗；复位后，注意阴部卫生，减少运动适当休息。

四、医经撷萃

1.《针灸摘英集治·男子卒病少腹痛不可忍》:"刺足厥阴经大敦二穴,在足大指外侧端,去爪甲角如韭叶及三毛中。针入二分,留六呼,可灸七壮。次针足阳明经阴市二穴,在膝上三寸伏兔下,若拜而取之。针入三分,可灸五壮。兼刺阴跷经照海二穴,在足内踝下。针入二分,可灸七壮。四穴左取右,右取左,刺之立已。"

2.《针灸大成·卷七》:"蠡沟(一名交仪),内踝上五寸,足厥阴络,别走少阳,主疝痛,小腹胀满。"

3.《针灸资生经·第三·小腹胀满》:"曲骨,治小腹胀满,癞疝小腹痛。"

4.《针灸聚英·十五络脉》:"足厥阴之别,名曰蠡沟,其病气逆则睾丸卒痛,实则挺长,泻之;虚则暴痒,补之。"

5.《针灸集成·卷四·足少阳胆经》:"五枢在带脉直下二寸,针一寸,灸五壮。主治癖,小肠膀胱气攻两胁,小腹痛,腰腿痛,阴疝,睾丸上入腹。"

第五章　阴茎及阴囊疾病

第一节　龟头包皮炎

阴茎龟头炎是指阴茎龟头黏膜的炎症；包皮炎指包皮及其黏膜面的炎症；由于阴茎龟头与包皮感染常同时存在，故泛称为阴茎龟头包皮炎，患者大多有包皮过长或包茎。

本病中医一般归于"疳疮""下疳""袖口疳"范畴。如《外科启玄》："袖口疳乃龟头及颈上有疮……而外皮裹不见其疮，如袖口之包手故名之。"又："玉茎有疮痒且疼，亦有水，盖因交媾不洗，肝经有湿热所致。"本病多责之于肝脾两脏，因湿热淫毒下扰，袭于阴茎而生。

一、病因病机

1. 湿热下注　局部不洁，包皮垢积存，包皮过长或包茎，覆盖污物未能清洗，久之感染邪毒，湿热内侵而为阴茎头包皮炎。

2. 淫毒传染　房事不洁、不洁性交、感染淫毒（淋病、滴虫等），积聚蕴结，结于阴茎头与包皮，邪热炽盛。

二、治疗

1. 首选针灸疗法

（1）辨证取穴与操作

①湿热下注

[主症]阴茎头及包皮潮湿、红肿、疼痛，重者可出现溃疡及渗出液或出血。偶见发热，小便黄赤，大便秘结。舌红苔黄，脉弦数或滑数。

[治则]清热利湿，解毒消肿。

[取穴]阴陵泉、下巨虚、中封、漏谷。

[操作]泻法或透天凉。

②邪热浸淫

[主症]阴茎头包皮肿胀疼痛，或出现丘疹及红斑、水疱，脓液培养或显微镜检查可发现滴虫或真菌，甚或溃烂流脓，腥臭难闻，小便黄赤。舌红，苔黄

腻,脉弦数。

〔治则〕清泻邪热,消毒辟秽。

〔取穴〕阴陵泉、百虫窝、血海、中极、行间。

〔操作〕泻法或透天凉。

(2)辨证释义:阴陵泉为足太阴脾经合穴,阴合属水,能宣泄水液、通利小便,刺之可利水渗湿,令邪外泄。下巨虚为足阳明胃经穴,又为小肠下合穴,理散气结,化湿导滞。中封为足厥阴肝经脉气所行之经金穴,金能克木,故泻之能清热利湿。漏谷性善渗漏,有健脾以助运化,通三焦而利水湿之功。

阴陵泉刺之可利水渗湿,通利三焦,利邪外出。百虫窝功善活血祛风。血海为足太阴脾经穴,清热活血,利湿止痒。中极属膀胱经之募穴,是膀胱之气结聚的部位,具有清利下焦、除热化湿之功。行间为足厥阴肝经脉气所溜之荥火穴,性善清泻,长于清泻肝热,为治疗肝经实热证之要穴。全方功奏清泻邪热,消毒辟秽之功。

2. 其他针灸疗法

(1)穴位注射:按照辨证分型选用相应穴位和药物。选曲池和阳陵泉交替使用,湿热下注及邪热浸淫均可用鱼腥草、热毒清等注射液治疗,隔日注射 1 次,5 次为一个疗程。

(2)子午流注开穴法针刺:适用于各证型龟头包皮炎。根据患者证型及就诊时间开穴针刺治疗,每次 20 分钟,每日 1 次。

3. 其他外治法

(1)红光治疗仪治疗:龟头及包皮清洗干净后,常规消毒,把红光治疗仪光头对准龟头局部照约 10 分钟,每日 1 次,红光治疗完毕后使用呋喃西林溶液局部湿敷。

(2)氦氖激光照射仪治疗:龟头及包皮清洗干净后,常规消毒,把氦氖激光照射仪光头对准龟头局部照约 10 分钟,每日 1 次,氦氖激光照射仪治疗完毕后使用呋喃西林溶液局部湿敷。

(3)中药泡洗:消风散中药颗粒剂溶于 100ml 约 30℃的蒸馏水中,将阴茎包皮及龟头浸泡其中,每日 1 次,每次 20 分钟。

(4)珍珠层粉外用:将局部清洁干净,珍珠层粉适量喷洒在龟头上,每日两次。

4. 中药经验用药　按辨证分型选用相应方剂加减使用,每日 1 剂,水煎服。

(1)湿热下注:清肝解毒方。中成药用龙胆泻肝丸。

(2)邪热浸淫:清肝解毒方加丹皮、水牛角、苍术、薏苡仁。中成药用三黄片,湿毒清胶囊等。

5. 西医常用疗法

1)高锰酸钾外用片:适用于包皮龟头炎无溃疡者。按1∶5000比例溶解于清水后泡洗5～10分钟,每天2次,7次为一个疗程。

2)呋喃西林:适用于包皮龟头炎局部破溃者。用呋喃西林润湿纱布,覆盖于全龟头,保持湿润,一天一换,直至伤口愈合。

三、临证指要

1. 保持外阴清洁,包皮过长、包茎者应尽早行包皮手术。避免不洁性交,水肿明显者切忌勉强将包皮上翻,即使上翻,清洗后即还纳,以防发生嵌顿,同时可以用纱布带将阴茎头部悬起,系于腰部,避免下垂。若出现嵌顿可致阴茎头及包皮水肿,严重者出现缺血、坏死。

2. 急性期应卧床休息,减少活动。如因包茎,引流不畅,药物难于入内者,需行包皮背侧切开,以利用药与引流。

3. 除急性浅表性龟头包皮炎外,其他如念珠菌龟头炎、环状溃疡性龟头炎、浆细胞性龟头炎、干燥性闭塞性龟头炎等,虽然各有不同的临床症状,但都属疳疮所辖范围,可参照本文所述证型论治。

四、医经撷萃

1.《针灸聚英·杂病歌》:"阴茎痛兮阴汗出,太溪、鱼际与中极。"

2.《针灸资生经·第三·阴汗湿痒》:"会阳,治阳气虚乏,阴汗湿。鱼际,疗阴汗。中极、阴跷、腰尻交、阴交、曲泉,主阴痒。会阴,主阴头寒。少府,主阴痒。"

第二节　包皮龟头过敏性水肿

包皮过敏性水肿与荨麻疹一样,是对食物、药物或昆虫叮咬所引起的急性过敏性反应,儿童包皮最易发病,药物过敏者常见于龟头固定性药疹。包皮因高度水肿而发亮,如同大水疱,但一般不影响排尿。可同时发生于口唇、眼睑、手背等皮肤疏松之处。

本病属中医的"鸡豚疳""阴肿"的范畴。《诸病源候论·阴肿候》:"足少阴为肾之经,其气下通于阴。与血气相搏结,则阴肿也"。外感风邪或内生湿热,与血气相搏结于前阴,营卫失和,风淫水阻,水湿停聚而致病。或脾失健运,痰湿内生,聚滞前阴,下注宗筋而致。

一、病因病机

下焦湿热　先天禀赋不足,外感风邪或内生湿热,或脾胃虚弱,水湿不化,痰湿内生,下注宗筋,聚滞前阴,或食物及药物过敏,湿热下蕴,水湿停聚而致病。

二、治疗

1. 首选针灸疗法

(1)辨证取穴与操作

风邪湿热下注

[主症]包皮水肿,光亮如水晶,或微红、灼热瘙痒,小便黄赤,严重者伴有寒热,后期局部可破溃并渗液流出。苔薄黄腻,舌红,脉细弦或濡数。

[治则]祛风利湿清热。

[取穴]箕门、血海、曲池、曲骨。

[操作]泻法或透天凉。

(2)辨治释义:箕门属足太阴脾经穴,功善利水渗湿通淋。血海长于清热利湿活血。曲池为大肠经所入之合土穴,性善游走通导,能清肌腠风邪,又能清泻血中伏热,而通经活血,祛风清热,消肿止痛。曲骨内应膀胱与阴器,为任脉与肝经之会,皆沿股阴绕阴器,泻之清热利湿。全方共奏祛风利湿、清热消肿之功。

2. 其他针灸疗法

(1)穴位注射:清开灵注射液、双黄连注射液、卡介菌多糖核酸针,每次2ml,每个穴位1ml,每日或隔日注射一次,反应强烈者亦可隔2～3日一次,穴位可选用曲池或足三里,上下交替使用。10次为一个疗程,休息5～7天再进行下一疗程的治疗。

(2)耳针:常用穴位有膀胱、肾、外生殖区、小肠、内分泌,肾上腺,常用治疗方法有压王不留行、莱菔子、磁珠法,每次2～4穴,每3天1次。

3. 其他外治法

(1)红光治疗仪治疗:龟头及包皮清洗干净后,常规消毒,把红光治疗仪光头对准龟头局部照约10分钟,每日1次,红光治疗完毕后使用呋喃西林溶液局部湿敷。

(2)氦氖激光照射仪治疗:龟头及包皮清洗干净后,常规消毒,把氦氖激光照射仪光头对准龟头局部照约10分钟,每日1次,氦氖激光照射仪治疗完毕后使用呋喃西林溶液局部湿敷。

4. 中药经验用药

清肝解毒方加减,每日1剂,水煎服。中成药用龙胆泻肝丸合乌蛇止痒丸。

5. 西医常用疗法

(1)呋喃西林:适用于包皮龟头炎局部破溃者。将包皮及龟头泡洗于呋喃西林溶液 5～10 分钟,每日 3～5 次,每次 10 分钟,7 天为一个疗程。

(2)地塞米松针:5mg 静推,1 次,水肿消退不明显者可重复一次。

三、临证指要

1. 忌食鱼腥、辛辣、酒类等刺激性食物及某种明确过敏之食物或食物。

2. 保持心情舒畅,避免精神紧张,包皮水肿处忌手搔,以免破损感染。

四、医经撷萃

1.《古今医统大全·卷之六十·前阴十证》:"太阴司天,湿气下临,肾气上从,阴痿,气大衰而不起是也。阴茎肿或坚而痛,皆是湿热积注而然,亦有房事过多所致。针法取中极、太溪、三阴交、复溜。"

2.《针灸资生经·第三·阴肿阴疮》:"曲泉、阴跷、大敦、气冲,主阴肿。志室、胞育,疗阴痛下肿。昆仑,在外踝后跟骨上,治阴肿。内昆仑,在内踝后五分筋骨间,疗小儿阴肿,灸三壮。曲泉,治阴肿。"

3.《针灸聚英·杂病歌》:"阴肿,曲泉、太溪穴"。

4.《针灸聚英·卷之一》:"志室,主阴中肿痛,背痛。"

第三节 阴茎硬结症

阴茎硬结症(peyronie's disease PD)是一种以阴茎白膜形成纤维样、非顺应性硬结为特征的男科常见疾病,亦称阴茎纤维海绵体炎、结节性阴茎海绵体炎、海绵体纤维化等。其病程分为两个阶段:活动期,持续约 6～18 个月,常发生痛性勃起和阴茎畸形;静止期,主要特点是阴茎不可逆畸形。患者阴茎均有边界清楚的圆形或条索状硬结,常位于背面、侧面和腹侧面,静止期硬结可发生钙化。活动期有痛性勃起,甚至在睡眠中因勃起疼痛而醒来,随时间逐步缓解,但少数表现为持续性痛性勃起。阴茎畸形变现为阴茎向背侧弯曲最为常见,少部分为腹侧弯曲。严重者可因勃起疼痛、性交痛及阴茎严重畸形可导致性交困难和勃起功能障碍。

中医对本病记载较少,常归到"玉茎疽""阴茎痰核"等范畴。明代汪机《外科理例·囊痈》:"一弱人,茎根结核,如天豆许,劳则肿痛"。清代《外症医案汇编·流痰》:"痰阻于皮里膜外,气多肉少之处,无血肉化脓,有形可凭,即成痰块、痰包、痰核、痰病等症。"认为本病主要为气滞、血瘀、痰凝所致。气滞则不

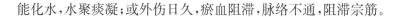

能化水,水聚痰凝;或外伤日久,瘀血阻滞,脉络不通,阻滞宗筋。

一、病因病机

1. 肝经血瘀　忧思恼怒,或思虑过度,气机郁滞;或湿热内侵,凝聚下焦久而化瘀;或局部外伤,瘀阻脉络,气虚血瘀,阻滞宗筋而成。

2. 痰浊内凝　脾失健运,水湿不运,肾阳不振,阳虚水停,聚而成痰,痰浊凝聚,经络失畅,阻于宗筋所致。

二、治疗

1. 首选针灸疗法

(1)辨证取穴与操作

[主穴] 血海、气冲、四满、丰隆。

①瘀血内阻

[主症] 阴茎有损伤史,阴茎硬结,轻者局部隐痛,勃起时明显,严重者时有痛性勃起,致寐差,烦躁,阴茎背侧静脉怒张、青紫或弯曲。舌黯或边有瘀斑,苔薄白,脉涩或弦。

[治则] 活血化瘀,通络散结。

[配穴] 膈俞、中都、地机。

[操作] 配穴每次选2个,泻法或白虎摇头合青龙摆尾。

②痰浊内凝

[主症] 病程较长,阴茎硬结,可呈条索状,数目较多,呈串珠样,勃起隐痛及弯曲,体形较胖,性欲减退,甚或阳痿、早泄,神疲纳呆,胸闷腹胀。舌胖大,苔白腻,脉濡数或弦滑。

[治则] 化痰导浊,软坚散结。

[配穴] 下巨虚、足五里、公孙、阴包。

[操作] 配穴每次选2个,泻法或龙虎交战合赤凤迎源。

(2)辨证释义:血海为脾经穴,功能活血化瘀散结,主治诸血证。气冲为腹部气机运行至通路,功能平冲降逆,活血通络,化瘀散结。四满为足少阴肾经与冲脉之会,冲脉为血海,刺之可理气活血。丰隆为胃经穴,功长于化痰散结,全方共奏活血化瘀,化痰散结,消癥散痕之功。

膈俞为血海,泻之能活血散结。中都为肝经气血深聚之郄穴,泻之可理气活血,通经止痛。地机为脾经气血深聚之郄穴,功善活血理血。全方既疏又调,共奏活血不伤血,化瘀又不伤正之功。

下巨虚为胃经穴,小肠经之下合穴,长于清泻胃肠而利水湿助运化。公孙为脾经别走阳明经之络穴,长于理气化湿,健脾和胃,调和冲脉。足五里为肝经穴,长于清利肝经湿热,化气行水。阴包为足厥阴脉气之所发,功善活血理气,散结利水,疏理下焦。全方共奏化痰导浊,散结软坚之功。

2. 其他针灸疗法

(1)艾灸疗法:适用于阴茎硬结症各证型的治疗。可采用隔橘皮灸、隔附子灸或隔姜灸。每日 1 次,每次 20 分钟,取 4 个穴位治疗。

(2)穴位注射:适用于阴茎硬结症各证型的治疗。选用足五里与水道交替使用,可采用田七注射液、丹参注射液、丹红注射液等针剂治疗,每日或隔日注射一次,反应强烈者亦可隔 2～3 日 1 次,10 次为一个疗程,休息 5～7 天再进行下一疗程的治疗。

(3)穴位贴敷:①温化方适用于痰浊内凝证阴茎硬结症;②活血止痛方适用于瘀血阻滞证阴茎硬结症。每次贴敷 30 分钟～1 小时,反应强烈者可提前揭下,过敏者禁用,每 3 天 1 次,每次选 4 个穴位。

3. 其他外治法

(1)男性性功能康复仪:适用于各证型阴茎硬结症。利用水疗及负压作用扩张阴茎动静脉、淋巴等组织而治疗本病。每周 1 次,每次 30 分钟。

(2)中频电离子导入:可将一个电极板置于硬结部、另一个置于血海穴(瘀血阻滞证)或丰隆穴(痰浊内凝证),导入药物用丹参注射液(瘀血阻滞证)、丹红注射液(瘀血阻滞证)或田七人参注射液(痰浊内凝证),每日 1 次,每次 20 分钟。

(3)其他物理治疗:如体外冲击波治疗、激光、红外线灯等,其中体外冲击波治疗可显著减轻疼痛。

4. 中药经验用药 按辨证分型选用相应方剂加减使用,每日 1 剂,水煎服。

(1)瘀血阻滞:活血通精方加乳香、没药、黑老虎、石见穿。中成药用大黄䗪虫丸,少腹逐瘀丸。

(2)痰浊内凝:温胆涤精方加浙贝、牡蛎、玄参、海藻、昆布。中成药用二陈丸合消瘰丸。

5. 西医常用疗法

硬结区域注射治疗:①采用溶组织梭状芽孢杆菌胶原蛋白酶:一般采用 C 型(CCH-C)0.58mg,6 周为一个治疗周期,连续 4 周期,每周期注射 2 次,间隔 1～3 天。②干扰素:一般使用 IFN-α-2b 每次 5×10^6 U,每周 2 次,根据硬结消散情况决定注射次数。

三、临证指要

1. 应向患者说明该症为良性肿块,无恶变倾向,以消除恐惧心理;改正吸烟酗酒等不良习惯、避免进食过于辛辣刺激性的食物;性生活避免采用过于激烈的方式,症状轻微、硬结较小者不必严格限制性生活次数和方式,中等程度的患者适当降低性生活频率。

2. 阴茎硬结症大多数不能自愈,需要医学干预,越早发现,越早诊治,效果越好。

3. 药物治疗周期较长,常达数月甚至半年以上,而且不能消除硬结,因而应耐心治疗,不能因为一时未取效而丧失信心。以期缓解症状,改善畸形,最大程度恢复性功能。

4. 保守治疗无效者,必要时可行手术整形治疗,剔除硬结组织并矫正阴茎勃起弯曲。

四、医经撷萃

1.《针灸聚英·卷一上·足太阴脾经》:"三阴交,内踝上三寸骨下陷中,主小便不利,阴茎痛。"

2.《针灸资生经·第三·阴茎疼》:"列缺、阴陵泉、少府,主阴痛。气冲,治茎痛。大敦,治阴头痛。肾俞、志室、阴谷、太冲,治阴痛。"

3.《神应经·阴疝小便部》:"阴茎痛,阴陵、曲泉、阴谷、行间、太冲、三阴交、大敦、太溪、肾俞、中极。阴茎痛,阴汗湿,太溪、鱼际、中极、三阴交。"

4.《针灸集成·卷二》:"茎中痛,行间(灸三十壮),又取中极、太溪、三阴交、复溜。"

第四节　阴囊湿疹

阴囊湿疹是一种常见的阴囊炎症性皮肤病,以皮肤形态多样,易于渗出,病程迁延和有复发性倾向为特征。常对称发生,可波及整个阴囊,患处奇痒,病程持久,反复发作,不易根治。本病有急性、慢性之分,急性期瘙痒严重,慢性期相当皮肤皱纹深阔,浸润肥厚,大多干燥有薄痂与鳞屑,当有渗出时则阴囊皮肤水肿型肿胀,结痂与皲裂。

本病属于"绣球风""肾囊风"范畴。阴囊居于人体下部,又为肝经循行的部位,故阴囊疹痒与肝、脾、肾三脏关系密切。其发病与情志的诱发,局部潮湿的刺激有关,易反复发作。

一、病因病机

1. 湿热下注　禀赋之性不耐受,风热湿邪客于肌肤,或嗜食辛辣,多食肥甘,化为湿热,邪气内蕴,或熏蒸于外,壅滞肌肤,或下注会阴,日久成瘀,血热搏结。

2. 阴虚血燥 湿热久稽,伤血耗津,或血燥生风,或风热化燥,气阴两虚,肌肤失养。

二、治疗

1. 首选针灸疗法

(1)体针:辨证取穴与操作

[主穴] 百虫窝、魄户、蠡沟、血海。

①湿热下注

[主症] 阴囊可有丘疹、水疱、搔破后出现糜烂渗出、结痂等变化,瘙痒奇甚,阴囊皮肤红赤、灼痛,身热烦渴,便秘溲赤。舌红,苔薄黄腻,脉濡数。

[治则] 清热凉血,利湿止痒。

[配穴] 然谷、箕门、阴陵泉。

[操作] 配穴每次选2个,泻法或透天凉合白虎摇头。

②脾虚湿蕴

[主症] 阴囊瘙痒,脱屑,局部皮肤肥厚,色素加重,常见有粟粒大丘疹,有轻度糜烂或结痂,时轻时重,缠绵难愈,伴纳呆腹胀,大便黏腻不爽。舌淡红或淡胖,苔黄微腻,脉细滑或弦细略滑。

[治则] 运脾和中,化湿止痒。

[配穴] 足三里、上巨虚、天枢。

[操作] 配穴每次选2个,平补平泻或先补后泻。

③阴虚血燥

[主症] 皮肤粗糙,时见皮损融合成红皮,有糠秕状脱屑,或见红色粟粒状丘疹或小水疱,日久不愈,口干便结,五心烦热。舌红或淡,苔少,脉细或细数。

[治则] 滋养阴血,祛风止痒。

[配穴] 三阴交、脾俞、风市。

[操作] 配穴每次选2个,平补平泻或青龙摆尾合苍龟探穴。

(2)辨治释义:百虫窝又名穴郄,气血汇聚之所,功善活血祛风,利湿止痒。血海长于活血理血,行血止痒。魄户善于宣通肺气,清血止痒。蠡沟为肝经沟通胆经之络穴,泻之善清肝利湿止痒,补之善养血活血止痒。

箕门善利水渗湿通淋。阴陵泉为脾经合水穴,长于健脾利水,化湿和中。然谷长于滋肾阴泻相火,防诸穴利湿太过。诸穴合用,清热泻火,利湿止痒。

足三里长于温中补虚,健脾化湿。上巨虚善于清肠腑湿滞,调理肠胃。天枢为大肠精气汇聚之募穴,性善疏通,走而不守,通腑助运,消积导滞,升清降浊。与主穴合用,运脾和中,化湿止痒。

三阴交为三阴经之会,功转直补三阴,善守而不走,功善养血活血,健脾养阴,补肾调经。脾俞长于健脾胃而生气息。风市为胆经穴,长于祛风止痒,通络散邪。诸穴相配,可滋阴养血,祛风止痒。

2. 其他针灸疗法

(1)穴位注射:卡介菌多糖核酸针。每次 2ml,每个穴位 1ml,每 3 天一次,穴位可选用曲池或足三里,上下交替使用。10 次为一个疗程,休息 5～7 天再进行下一疗程的治疗。

(2)耳针:适用于阴囊湿疹各证型的治疗。以辨证选穴为主,辅以对症选穴、按病选穴或根据经验选穴,常用穴位有心、肝、肺、脾、内分泌、肾上腺,常用治疗方法有压王不留行、莱菔子、磁珠法,每次 6 穴,每 3 天 1 次。

(3)梅花针:适用于阴囊湿疹实证患者,尤其是湿热下注证。选用腰背部夹脊穴,大腿内侧,脾经、肝经循行路径。轻至中度刺激手法,使之微微出血,可加拔罐治疗。每周 2 次,刺激量以达治疗量为度。

3. 其他外治法　中药溶液局部外洗,飞扬止痒方水煎至 100ml,外洗局部,每天 2 次,每次 10 分钟。

4. 中药经验用药　按辨证分型选用相应方剂加减使用,每日 1 剂,水煎服。

(1)湿热互结:葵子利水方加崩大碗、三桠苦、地肤子等。中成药用四妙丸。

(2)脾虚湿蕴:运脾利湿方加白鲜皮、地肤子等。中成药用四妙丸加参苓白术散。

(3)阴虚血燥:归芪止痒方加黄精、女贞子、旱莲草等。中成药用乌蛇止痒丸、润燥止痒丸。

5. 西医常用疗法

(1)急性期无渗液或渗出不多者可用氧化锌油,渗出多者可用 3% 硼酸溶液作湿敷,当渗出减少后局部外抹油剂;慢性期选用软膏、硬膏或涂膜剂。

(2)急性期可选用胶性钙、维生素 C 等针剂注射治疗;或口服抗组胺药,一般采用第二代,以减少副反应;若瘙痒明显者可采用第一代联合第二代口服治疗,可起到适当镇静安神作用,增强止痒功效。

三、临证指要

1. 阴囊湿疹的治疗,往往以湿热居多,而由于发展过程中,各阶段可有不同的证候。早期,风湿热邪,内侵肌肤或湿热互结,蕴结于内,此时多与心、肺、肝经有关。随着病情迁延,邪毒留恋,血热互结,久而化瘀,以致湿热瘀结之势,多与脾、肝经相关。本病后期,缠绵不愈,久而化热伤阴,阴虚血燥,瘀阻血络,血不营肤,阴不润燥,日久与脾、肝、肾经关系密切。因而在治疗上不能拘泥于清热利湿,早期可用清肺热,泻心火,祛肝火治法,中期可用泻脾虚,清肝火治法,而后期应用健脾养血,滋养肝肾之法。

2. 湿疹的发生往往受遗传、饮食、环境及心理因素影响。急性期禁忌烟酒、辛辣等刺激性物,鱼虾过敏者忌食鱼虾,避免过度烫洗,消除体内慢性病灶及其他全身性疾患。

3. 本病最忌搔抓、揉搓、摩擦、烫洗等,凡热水、肥皂、盐水、碱水均不宜应用,若不搔抓,不刺激皮肤,大多数患者可迅速好转。

四、医经撷萃

1.《灵枢·经脉》:"足厥阴之别……经胫上睾,结于茎,气逆则睾肿卒疝,实则挺长,虚则暴痒。"

2.《针灸聚英·卷之一·十五络脉穴》:"足厥阴之别,名曰蠡沟。其病气逆则睾丸卒痛,实则挺长,泻之;虚则暴痒,补之。"

3.《仁斋直指方论·卷之十六·诸淋》:"阴谷二穴,在膝内转骨后大筋下,小筋上,按之有动脉是穴,灸二七壮。治小便淋闭作痛,阴囊肿痒。"

4.《千金翼方》:"七伤为病,小便赤热,乍数时难,或时伤多,或如针刺,阴下常湿,阴痿消小,精清而少,连连独泄,阴端寒冷,茎中疼痛云云。茎中痛灸行间三十壮。"

5.《针灸资生经·第三·阴汗湿痒》:"会阳,治阳气虚乏,阴汗湿。鱼际,疗阴汗。中极、阴跷、腰尻交、阴交、曲泉,主阴痒。会阴,主阴头寒,少府主阴痒。"

第六章　性传播疾病

第一节　淋病与非淋菌性尿道炎

淋病是由淋病奈瑟菌（淋球菌）感染所致，主要表现为泌尿生殖系统的化脓性炎症。非淋菌性尿道炎是指除淋病双球菌以外，几种与性接触传播有关的病原体引起的尿道炎，主要见于沙眼衣原体和解脲支原体等感染，少部分可由阴道毛滴虫、白色念珠菌、单纯疱疹感染引起，是近年来性活跃的男性人群中最常见的性传播疾病。两者临床症状相似，均有尿频、尿急、尿痛，尿道口有分泌物、红肿等，淋病患者症状较重，非淋菌性尿道炎症状相对较轻，部分患者无明显症状。两者区别见下表。

本病属中医"热淋""淋浊""溺浊""白浊""精浊"等范畴。明代戴元礼《证治要诀》："尿道口常流出白色浊物，小便涩痛明显，但尿不浑浊"，明代孙一奎《赤水玄珠》："症见尿时阴茎痛，精浊下滴如败脓，育恶臭，治宜解毒败浊。"清代邹岳《外科真诠》更是说明了本病往往由不洁性交而来："因嫖妓恋童，沾染秽毒……溺管必病，小便淋沥。"由于病因病机及症状类似，淋病及非淋菌性尿道炎均参考本节治疗。

淋病与非淋菌性尿道炎比较如下：

鉴别点	淋菌性尿道炎	非淋菌性尿道炎
病原体	淋病双球菌	沙眼衣原体、解脲支原体多见，少见于阴道毛滴虫、白色念珠菌、单纯疱疹
潜伏期	2～10 天	1～3 周
分泌物	量多、脓性或脓血性、色黄、较黏稠	量少，黏液或黏液脓性，色浅黄较稀薄
尿道疼痛	严重，患者经常惧怕排尿	较轻
排尿困难	有时出现	很少有
全身症状	偶见发热，疲乏等	不明显或无

一、病因病机

1. 淫毒内侵 性交不洁,感受淫毒,邪热内侵,蕴结精道,内注膀胱,气血壅滞,热盛肉腐,膀胱失司,气化失调。

2. 肝郁脾虚 感病日久,肝郁气滞,郁而化火,下侵膀胱,或木郁土壅,伤及脾胃,中气不足,脾虚不能传输精微,白浊淋下,缠绵不愈。

3. 肝肾受毒 房劳伤肾,淫毒逆传,脏腑受累,伤及肝肾,阴虚为甚,阴精亏损。

4. 膀胱虚寒 病久不愈,伤及脾肾,脾肾亏虚,温煦不足,膀胱虚寒,气化失常,湿浊不化,不能摄纳。

二、治疗

1. 首选针灸疗法

(1)辨证取穴与操作

[主穴]水道、中髎、箕门、漏谷。

①淫毒下侵

[主症]有不洁性交或配偶感染史,小便频数,短赤急迫,灼热赤痛,脓液黏稠,色黄量多(见于淋病),或见清稀分泌物,色淡量少(见于非淋),伴口干口苦,会阴胀闷,大便干结。舌红苔黄腻,脉濡滑或数。

[治则]清热利水,排脓解毒。

[配穴]陷谷、三焦俞或委阳、大肠俞。

[操作]配穴每次选2个,泻法或透天凉。

②肝郁脾虚

[主症]病久失治,小便不畅,涩痛作痒,尿道轻微灼痛作痒,晨起尿道口时有分泌物黏糊,尿内有絮状物,尿后尿道下坠,尿意频数,劳甚息减,倦怠乏力,面色不华,纳谷不香,抑郁不解,心烦易怒,可查到或已清除致病微生物。舌淡,边尖红,苔薄腻,脉弦细。

[治则]疏肝健脾,利水通淋。

[配穴]足五里,三阴交或气海俞、阴包。

[操作]配穴每次选2个,平补平泻合赤凤迎源。

③肝肾遗毒

[主症]尿道不适经久不愈,排尿不畅,涩痛不舒,尿时溢浊,点滴淋漓,阴部隐痛,目眩头晕,口渴欲饮,潮热盗汗,腰脊酸楚。苔少,舌红,脉细沉。

[治则]调补肝肾,养阴通淋。

[配穴]京门、肾俞或水分、曲泉。

　　[操作]配穴每次选2个,平补平泻合青龙摆尾。

　　④膀胱虚寒

　　[主症]病久缠绵,尿道口常有清稀分泌物,余沥不尽,时作时止,劳累易发,形寒肢冷,面色失华,腰脊酸软。苔白,舌淡,脉沉细弱。

　　[治则]温肾健脾,化气通淋。

　　[配穴]膀胱俞、中极或肾俞、命门。

　　[操作]灸法或烧山火合青龙摆尾。

　　(2)辨证释义:水道为足阳明胃经穴,适当膀胱之处,为水液的通道,长于疏通三焦,主治膀胱热结,小便不通,及膀胱虚寒,痛引阴中。泻之能清热利湿,利水通淋,灸之能温通利水,使水液渗注膀胱,膀胱得利。中髎为足太阳经膀胱穴,为太阳、少阳、厥阴三脉交结之处,能调理膀胱与肝、胆。膀胱为水脏,故本穴能够利水渗湿,调理下焦,疏通水道。箕门性主开阖,功善利水通淋,刺之可使湿邪从小便而出。漏谷性善渗漏,有健脾利水之功,主治中州不能运化水湿。诸穴合用可清热利湿,利尿通淋,适用于尿道炎各证型的治疗。

　　陷谷为足阳明经气所注之输木穴,故刺之能健脾化湿,降逆利水,是治疗湿邪内蕴之常用穴。三焦俞是三焦之气输注之处,与三焦内外相应,能通调水道,助肾之命火而利水化湿,通调三焦。委阳为足太阳膀胱经所行之火穴,为三焦腑之下合穴,故刺之能通调三焦,通利水道,助膀胱气化,使湿热从三焦行,小便出。大肠俞是手阳明大肠经经气输注之背俞穴,能清热利湿,行气活血。诸穴合用可清热利湿,凉血泻火,适用于尿道炎淫毒下侵证的配用。

　　足五里为足厥阴肝经脉气之所发,肝经环绕阴器,故刺之可清利肝经湿热。三阴交为肝、肾、脾经交会穴,能益气健脾,疏肝理气,益肾通淋,功专足三阴,为生殖系统、泌尿系统疾病常用穴与要穴。气海俞为阳气转输于背部之处,与任脉之气海穴相对应,性善"疏调",能助肾纳气,调和气血。阴包为足厥阴肝经脉气之所发,肝经沿股阴上行而绕阴器,会任脉,抵小腹,故刺之能理气活血,疏理下焦。诸穴合用可疏肝健脾,扶土抑木,利湿通淋,适用于尿道炎肝郁脾虚证的配用。

　　京门属肾募,肾为人体元气之本源,水液之门户,刺之可益肾利水。肾俞为肾经经气输注背部之处,功能滋阴益肾,温阳利水,与京门属俞募配穴法。水分为任脉与足太阴经之交会穴,刺之可泌别清浊,分利水湿,补之能温阳化气,行气利水。曲泉为足厥阴肝经所入之合水穴,泻之能活血疏肝,清热利湿,补之能补肝养血。诸穴合用可调理肝肾活血利湿,养阴通淋,是由于尿道炎肝肾遗毒证的配用。

　　膀胱俞为膀胱经之背俞穴,刺之可疏利膀胱,利水渗湿,强健腰脊,是治疗膀胱气化不利之要穴。中极属膀胱经之募穴,是膀胱之气结聚的部位,具有调

163

节膀胱功能的作用,又是足三阴和任脉之会,刺之能调补肾气,通利膀胱。膀胱俞配中极为俞募配穴法,刺之能温阳化气,行气利水。肾俞是肾脏之背俞穴,补之能益肾升阳,化气利湿。命门穴属督脉,督脉为诸阳之海,取之能振奋阳气,培补元阳,刺之能温肾健脾,化气利水,为治疗阳虚气化不利之要穴。诸穴合用可温肾健脾,化气通淋,适用于尿道炎膀胱虚寒证的配用。

2. 其他针灸疗法

(1)耳针:适用于各证型尿道炎。以辨证选穴为主,辅以对症选穴、按病选穴或根据经验选穴,常用压王不留行、莱菔子、磁珠法,或毫针法,每次 2～4穴,每 3 天 1 次。常用三焦、膀胱、神门、小肠、肾、肝、外生殖器、尿道等穴位。

(2)穴位注射:按照辨证分型选用相应穴位和药物。

①淫毒下侵:喜炎平注射液、热毒清注射液等。

②肝郁脾虚:黄芪注射液、胎盘组织液等。

③肝肾遗毒:卡介菌多糖核酸注射液、生脉注射液,参麦注射液等。

④膀胱虚寒:参附注射液。

淫毒下侵及热毒壅盛选用阳陵泉与阴陵泉交替使用,肝郁脾虚选用足三里与阳陵泉交替使用,膀胱虚寒与肝肾遗毒选用肾俞与膀胱俞交替使用,每日 1 次,15 次为一个疗程,急性者中病即止,慢性者休息 5～7 天可进行下一疗程的治疗。

(3)艾灸疗法:适用于肝郁脾虚、膀胱虚寒证尿道炎,每日 1 次,每次 20 分钟,取 6 个穴位治疗。

3. 其他外治法 中药保留灌肠疗法:适用于湿毒下侵证,采用三花通窍方保留灌肠,每日 1 次,每次保留 30 分钟～1 小时。具有清热利湿,凉血解毒之功。

4. 中药经验用药 按辨证分型选用相应方剂加减使用,每日 1 剂,水煎服。

(1)湿热下注:积雪导赤方。中成药用八正合剂、导赤散。

(2)肝郁脾虚:解郁逍遥方加五爪龙、布渣叶、广金钱、积雪草。中成药用丹栀逍遥丸。

(3)肝肾遗毒:泽地通精方加马蹄金、地胆草、六月雪、沙苑子、金樱子。中成药用一贯煎合六味地黄丸。

(4)膀胱虚寒:温肾强精方加五味子、沙苑子、金樱子、肉桂、肉豆蔻、破故纸。中成药用济生肾气丸。

5. 西医常用疗法

(1)淋病

1)无并发症淋病:头孢曲松钠 250mg,肌注,单次给药;或大观霉素 1g,肌注,单次给药。

2)有并发症淋病(淋病性附睾炎、前列腺炎、精囊炎):头孢曲松 0.25g,肌注,每日 1 次,共 10 天;或大观霉素 2g,肌注,每日 1 次,共 10 天。

(2)非淋菌性尿道炎:多西环素(强力霉素)0.1g,口服,每日 2 次,共 7～10天;或左氧氟沙星 0.5g,静滴,每日 1 次,连用 7 天。

(3)其他:如滴虫、白色念珠菌、疱疹所致者,使用相关抗滴虫、真菌、病毒的药物。

三、临证指要

1. 本病急性发作初期的治疗已经有成熟的西药治疗方案,故应首先考虑西医疗法,针灸治疗在于提高疗效,消除合并症状,防止疾病的发展蔓延。由于失治误治到后期往往演变蔓延为前列腺炎、附睾炎及其他生殖泌尿系统感染,其时也可按"精浊""子痈""五淋"等疾病按中医辨证治疗。

2. 非淋菌性尿道炎与淋病相比,症状较轻,常被忽视,淋病患者不少同时患非淋菌性尿道炎,故治疗时应注意。

3. 本病治疗需要严格按照治疗方案进行,治疗要彻底正规,用药足量,治疗期间禁止饮酒及食用辛辣刺激性食物。疗程结束后,必须检查病原体是否清除。否则会经久不愈而可能发展为附睾炎、前列腺炎。

4. 洁身自爱,禁止不洁性交,外出时不共用浴巾、毛巾及他人内裤,勤洗澡及换内裤。患病后要注意隔离,未治愈前暂停性生活,同时对性伴侣应做淋病及非淋检查、培养,并进行预防性治疗。

四、医经撷萃

1.《针灸资生经·第三·小腹胀满》:"曲骨,治小便淋涩不通。铜人云:小肠俞,治小便赤涩淋沥,小腹痛。"

2.《针灸资生经·第三·小便难》:"太冲,治腰引小腹痛,小便不利状如淋,遗溺,阴痛,面目苍色,胸胁支满,足寒,大便难。水道,治膀胱寒,三焦热,小便不利见小腹痛。会阴,治小便难,窍中热,皮痛,阴端寒冲心。横骨,治腹胀,小便难,阴器纵伸痛。阴包、至阴、阴陵泉(见病)、地机、三阴交,治小便不利。箕门,治小便不通。阴谷,治烦逆溺难,小腹急,引阴痛,股内廉痛。五里,治肠中满,热闭不得溺。行间,治溺难见白浊。"

3.《针灸资生经·第三·淋癃》:"关元,主胞闭塞,小便不通,劳热石淋,又主石淋,脐下三十六疾,不得小便,并灸足太阳。悬钟,主五淋。大敦、气门,主五淋,不得尿。气冲,主腹中满热,淋闭不得尿。长强,疗五淋。曲骨,疗五淋,小便黄。至阴,疗小便淋。中极,治五淋,小便赤涩,尿道痛,失精。复溜,治五淋,小便如散火。次髎,治赤淋见便不利。然谷、曲骨,治淋沥(见小腹痛)。"

4.《针灸聚英·卷之一·手少阴经脉穴》:"少府,小指本节后骨缝陷中,主小便不利。"

5.《针灸聚英·卷之一·足太阳经脉穴》:"心俞,五椎下,主遗精白浊。健忘。肾俞,十四椎下,主两胁满引小腹急痛,小便淋,溺血,小便浊,出精梦泄。小肠俞,十八椎下,主小便赤不利,淋沥遗溺。膀胱俞,十九椎下,主小便赤黄,遗溺。白环俞,二十一椎下,主腰脊痛,疝痛,大小便不利,腰髋疼。上髎,第一空腰踝下一寸,主大小便不利。次髎,第二空侠脊陷中,主大小便不利,小便赤。中髎,三空侠脊陷中,主大小便不利,小便淋沥。下髎,四空侠脊陷中,主大小便不利。承扶,主小便不利。委阳,承扶下一尺六寸,主引阴中不得小便。阳纲,主小便赤涩。至阴,足小指外侧,主小便不利,失精。"

6.《针灸聚英·卷之一·任脉穴》:"关元,脐下三寸,小肠之募,足三阴、任脉之会,主溺血,小黄赤,石淋五淋。石门(一名利机,一名精露,一名丹田,一名命门),脐下二寸,三焦募也,主伤寒小便不利,气淋血淋,小便黄。"

7.《针灸聚英·卷之四·天元大乙歌》:"气海偏能治五淋,若补三里效如神。"

8.《经穴汇解·卷之八·奇穴部第十二》:"小指下里侧,对兑边是穴,治小便赤涩,清补肾水,(肾系)消渴,小便数。阴市,二处在膝上当伏兔,上行三寸,临膝取之,或三二列灸,相去一寸,名曰肾系者。"

9.《医学纲目·卷之十四·肝胆部·闭癃遗溺》:"热淋,小便黄,腹满,阴陵泉、关元各二壮,气冲二七壮)。血淋,气海、丹田各刺灸三七壮。小便热痛,目赤尿如血,列缺(沿皮一寸)、大陵、承浆(各五分);又法:曲骨灸二七壮,阴阳二陵泉各二寸五分。"

10.《针灸大全·卷之一·灵光赋》:"大小肠俞大小便。气海血海疗五淋。"

11.《针灸大全·卷之一·席弘赋》:"气海专能治五淋,更针三里随呼吸。小便不禁关元好。"

12.《黄帝明堂灸经·卷中》:"长强一穴,在腰俞下脊骶端陷者中,灸五壮,主大小便难,五淋。"

13.《针灸聚英·百证赋》:"小便赤涩,兑端独泻太阳经。刺长强于承山,善主肠风新下血。针共阴于气海,专司白浊久遗精。且如育俞、横骨,泻五淋之久积;阴郄、后溪,治盗汗之多出。"

第二节 梅 毒

梅毒是由苍白螺旋体所引起的一种慢性、系统性的性传播疾病。可分为后天获得性梅毒和胎传梅毒(先天性梅毒)。获得性梅毒又可分为早期和晚期梅毒。早期梅毒指感染隐性梅毒螺旋体在 2 年内的梅毒,包括一期、二期和早期隐性梅毒,一、二期梅毒也可重叠出现。晚期梅毒的病程在 2 年以上,包括晚期良性梅毒、心血管梅毒、晚期隐性梅毒等。神经性梅毒在梅毒早、晚期均可发生。胎传梅毒又可分为出生后 2 年内发病的早期梅毒和出生 2 年后发病晚期梅毒。

　　中医在金元时期对于本病就有较深的认识,窦杰《疮疡经验全书》就有关于霉疮的记述,明代汪机《外科理例》、清代陈实功《外科正宗》都记载有下疳、便毒、杨梅疮的治法、医案。至清代,我国第一部梅毒专著陈司成的《霉疮秘录》,揭示了梅毒的传播途径,提出了解毒、清热、杀虫为主的治法,在世界医学史上,首创砷剂治疗梅毒,随后,不少医家更加完善和丰富了本病的治疗方法。本病在中医学里有"杨梅疮""霉疮""杨梅疹""广疮""时疮""花柳毒淋"之称。根据本病不同病期的临床表现,可分为疳疮、横痃、杨梅疮、杨梅结毒及小儿遗毒等。

一、病因病机

　　1. 外染淫毒　性交不洁,精泄之时毒气乘肝肾之虚入里而患病,伤及冲任,发于皮毛,染及玉茎,或接触染毒之物,感受梅疮毒气,蕴热化火,内伤脏腑,外攻肌肤。

　　2. 痰瘀互结　梅疮日久,缠绵难愈,气机逆乱,经脉不通,瘀血阻滞,脾胃受损,痰湿内蕴,痰瘀互结。

　　3. 正虚毒恋　梅疮病久,正气亏虚,无以抗邪,毒邪稽留,内及筋骨,波及五脏,外发肌肤,连及五窍。

二、治疗

　　1. 首选针灸疗法
　　(1)辨证取穴与操作
　　[主穴]第一组　关元　次髎　百虫窝
　　　　　　第二组　阴廉　行间　三阴交
　　①肝经淫毒
　　[主症]阴茎或尿门硬结,初起阴茎丘疹结节,继而隆起浅在溃疡,软骨样硬度而无痛,腹股沟瘰疬肿大疼痛,无明显全身症状或伴胁肋胀闷,心烦易怒,小便短赤,大便秘结。苔黄腻,舌红,脉滑数或弦数。
　　[治则]清肝利湿,解毒散疹。
　　[配穴]阳陵泉、内庭、阳纲、太白。

[操作]配穴每次选2个,泻法或透天凉或白虎摇头。

②湿热壅盛

[主症]颜面部、颈部、四肢、腹股沟出现杨梅疮疹及其他斑丘疹、毛囊及脓疱疹,尤见阴囊及肛周湿丘疹或扁平湿疣,全身多发性瘰疬痰核,或见恶寒发热或寒热往来,热重于湿者可见口干多饮,口苦咽干,便秘溲赤,湿重于热者可见身热不扬,渴不欲饮,腹胀便溏。舌红,苔黄腻,脉濡或滑数。

[治则]清热化湿,散结消疹。

[配穴]合谷、侠溪、膀胱俞、中脘。

[操作]配穴每次选2个,泻法或透天凉、白虎摇头。

③痰瘀互结

[主症]痳疮紫红,腹股沟坚硬突起,或脊核肿大,坚硬无痛,或杨梅结为紫红色小结节,肝脾肿大,胸闷不舒,口苦咽干。纳呆,舌黯红,苔白腻,脉细涩。

[治则]利湿化痰,活血散结。

[配穴]丰隆、急脉、下巨虚、血海。

[操作]配穴每次选2个,导气法或青龙摆尾合白赤凤迎源等。

④气血两虚

[主症]结毒溃破,口大不敛,疮口苍白,脓水稀薄,伴头晕目眩,面色失华或萎黄,畏寒潮湿。舌淡,苔白,脉细沉弱。

[治则]益气养血,固本培元。

[配穴]膈俞、血海、足三里、膏肓俞。

[操作]配穴每次选2个,补法或烧山火。

(2)辨证释义:中医认为本病起因于房事不洁,淫邪入侵,日久化瘀或痰瘀相互博结,耗伤正气,邪恋不去,使气血两虚,阴阳俱损。早期病发于见外阴,与肝、脾、肾经脉密切相关,同时与任、督、膀胱经脉有关,故取肝经火荥穴行间,及足三阴经交会穴三阴交以健脾利水,除湿通络。阴廉,活血行气,通脉止痛。或取次髎以增强膀胱气化之功,利水解毒。百虫窝,活血行血,祛风止痒。取关元温肾壮阳,培元固本,早期防病邪长驱直入内脏,后期阴阳相补,使正气恢复而抗邪。诸穴合用,共奏清肝泻火,除湿解毒,活血散结之功。

阳陵泉,为胆经脉气所入之合土穴,亦为筋会之穴,清肝利胆,泻火利湿。内庭,为胃经所溜为荥水穴,功善引热下行,和土运湿、阳纲,为胆气转输之处,胆为阳道之纲纪,长于清肝泻火,利湿通络、太白,为脾经脉气所注之输土穴,长于健脾化湿,和中通腑。诸穴配用,清利肝胆,泻火利湿,辅以健脾和中,防肝木乘脾,邪毒内侵。

合谷,为原气所过和留止大肠经之原穴,功能疏风清热,清大肠湿热而通涤腑气,行经脉之气而化瘀止痛;膀胱俞为膀胱经气输注于背部之处,功能清热利湿,疏调膀胱,通利水道;中脘为腑会,胃经募穴,长于升清降浊,健脾化湿,理气降浊;侠溪为胆经脉气所溜之荥水穴,功善清肝胆火热湿浊;诸穴合用,清热利湿,和中降逆。

丰隆为胃经络穴,别走太阴,长于化痰降逆,利湿散结;急脉为肝经穴,穴近会阴,功能清利湿热,通络散结;下巨虚为小肠经下合穴,性主清下,长于分清泌浊,分利水湿;血海通治一切血瘀,功善调和气血,散结通瘀。诸穴配用,功能化瘀散结,调和气血,利水化瘀,活血化瘀而散结之功。

膈俞为血会穴,长于补益脾肾,益后天之本而调补脏腑气血;足三里为胃经所入之合水穴,阳明经多气多血,补之能培补后天之本,化生气血;膏肓俞内应心肺,功善补肺气,养心血,调和全身气血。诸穴配用,可补先天之精气,又可调补后天之气血。

2. 其他针灸疗法

(1)艾灸疗法:适用于气血亏虚或痰瘀互结等证型梅毒。按辨证分型取穴,采用悬灸法或热敏灸,每日 1 次,每次 20～120 分钟,按辨证取 6 个穴位治疗。

(2)挑治法:适用于梅毒各证型。选用膀胱经腰背俞穴及夹脊穴,实证用摇旋法,虚证用勾提法,每周 1～2 次,每次选用 2～4 个穴位配合使用,10 次为一个疗程,停用 3～5 天再行下一疗程。

3. 其他外治法

(1)电脑中频及离子导入治疗:适用于梅毒各证型治疗,可将电极板置于双侧少腹部治疗,导入药物可用三花通窍方、红莓通窍方等。具有行气活血,通脉止痛功效。每日 1 次,每次 20 分钟,可多个部位同时进行。

(2)低频脉冲疗法:适用于梅毒各证型的治疗。可代替针刺疗法,尤其适用于惧怕针刺者,根据患者证型可选用关元、气海、水道、足三里、阴陵泉、阳陵泉、三阴交等穴位或辨证选穴、选用波形治疗,每天 1 次,每次 20 分钟。

4. 中药经验用药 按辨证分型选用相应方剂加减使用,每日 1 剂,水煎服。

(1)肝经淫毒:清肝解毒方。中成药用龙胆泻肝丸和四妙丸。

(2)湿热壅盛:清肝解毒方加泽泻、丹皮、六一散、田基黄或佩兰、法半夏、竹茹、石菖蒲、砂仁等。中成药用逍遥败毒丸或栀子金花丸。

(3)痰瘀互结:活血散结方加玄参、牡蛎、浙贝、土茯苓、枳实。中成药用消瘰丸合血府逐瘀丸。

(4)气血两虚:升阳还精方加土茯苓、三桠苦、红景天,或十全大补汤、八珍汤等。中成药用十全大补丸、人参养荣丸合百令片。

5. 西医常用疗法

(1)早期梅毒的治疗(包括一期、二期及病期在 2 年以内的隐性梅毒)。

1)推荐方案:苄星青霉素 G240 万 U,分两侧臀部肌内注射,每周 1 次,共 2 次;或普鲁卡因青霉素每日 80 万 U,连续 15 天。

2)替代方案:头孢曲松 0.5～1g,肌注,每日 1 次,连续 10 天。

3)对青霉素过敏者:多西环素 100mg,口服,每日 2 次,连续 15 天;或盐酸四环素 500mg,口服,每日 4 次,连续 15 天。

(2)晚期梅毒(包括三期皮肤、黏膜、骨骼梅毒,晚期潜伏梅毒及二期复发梅毒或不能确定病期的隐性梅毒)及二期复发梅毒。

1)推荐方案:普鲁卡因青霉素,每日 80 万 U,连续 20 天为 1 个疗程,也可考虑给第 2 个疗程,疗程间停药 2 周;或苄星青霉素 G240 万 U,分两侧臀部肌内注射,每周 1 次,共 3 次。

2)对青霉素过敏者:多西环素 100mg,口服,每日 2 次,连续 30 天;或盐酸四环素 500mg,口服,每日 4 次,连续 30 天。

(3)心血管梅毒、神经梅毒、眼梅毒等首选青霉素治疗,青霉素过敏者可盐酸四环素、多西环素等治疗。

三、临证指要

1. 本病治疗必须按《性传播疾病临床诊疗与防治指南》执行,早期针灸治疗在加强疗效,减少并发症,改善症状,加速皮疹的消退,辅助血清转阴;晚期,可扶正祛邪,促进康复,对于梅毒性关节炎,梅毒致瘫痪症状、眼睛、消化道、心脏损害等均有明显辅助治疗作用,虽然这些情况已极少见。

2. 早期梅毒在治疗后 2～3 年内应定期复查,第一次治疗后隔 3 个月复查,以后每 3 个月复查 1 次,1 年后每半年复查 1 次;晚期梅毒需随访 3 年或更长,第 1 年每 3 个月 1 次,以后每半年 1 次。对血清固定者,要定期复查血清反应滴度,随访 3 年以上判断是否终止观察。如非梅毒螺旋体血清学试验由阴性转为阳性或滴度较前次升高 4 倍以上,属于血清学复发。梅毒性心血管病、梅毒性神经病应终生随访。

3. 早期梅毒的性伴,胎传梅毒的生母及后者的性伴必须接受梅毒检查。

四、医经撷萃

1.《本草纲目》:"杨梅疮,古方不载,亦有无病者,近时起于岭南,传及四方。"

2.《梅疮秘录·梅疮总说》:"梅疮一证……细考经书,古未言及,究其根源,始于午会之末,起于岭南之地,致使蔓延通国,流祸甚广。"

3.《医宗金鉴·外科心法要诀》:"遗毒证多先天遗毒于胞胎,有禀受、邪受之分。禀受者,由父母先患梅毒,而后结胎元……染受者,乃先结胎元,父母后患梅毒,毒气传于胎中。""气化者,或遇生此疮之人,鼻闻其气,或误食不洁之物,或登圊受梅毒不洁之气,脾肺受毒,故先从上部见之。""精化者,由交媾不洁,精泻时,毒气乘肝肾之虚而入于里,此为欲染,先从下部见之。"

4.《疡科荟萃》:"梅疮,有赤游紫癜,如风、如疹、如砂仁、如棉花、如鼓打、如烂柿、如杨梅,或结毒破烂孔穿,各状不一,大约似杨梅者多半,故曰杨梅疮。烂去阳物,掺药不效,名蛀梗,或为卷心。阳物生疮,如杨梅堆满,状如鼓椎,他处不生者,名为独脚杨梅疮。喉癣日久,必成天白蚁蚀鼻者,或毒透肌肤,肢体生癣,硬厣如钱,色红紫者。"

5.《针灸聚英·卷之二·杂病》:"疮疡,河间曰:凡疮疡须分经络部分,血气多少,腧穴远近。从背出者,当从太阳五穴选用至阴、通谷、束骨、昆仑、委中。从鬓出者,当从少阳五穴选用窍阴、侠溪、临泣、阳辅、阳陵泉。从髭出者,当从阳明五穴选用厉兑、内庭、陷谷、冲阳、解溪。从脑出者,则以绝骨一穴。"

6.《针灸资生经·第三·阴肿阴疮》:"膀胱俞,治阴生疮。"

7.《针灸大成·卷之九·骑竹马灸法》:"此二穴,专治痈疽恶疮,发背疖毒、瘰疬诸风,一切病症。先从男左女右臂腕中横纹起,用薄篾一条,量至中指齐肉尽处,不量爪甲,截断;次用篾取前同身寸一寸;却令病人脱去衣服,以大竹扛一条跨定,两人随徐扛起,足离地三寸,两旁两人扶定,将前量长篾,贴定竹扛竖起,从尾骶骨贴脊量至篾尽处,以笔点记,后取身寸篾,各开一寸是穴。灸七壮。此杨氏灸法。按《神应经》:两人抬扛不稳,当用两木凳,搁竹扛头,令患人足微点地,用两人两旁扶之尤妙。又按《聚英》言:各开一寸,疑为一寸五分,当合膈俞、肝俞穴道。"

第三节　尖锐湿疣

尖锐湿疣,又称尖圭湿疣、阴部疣、生殖器疣、阴肛湿疣等。是由人乳头瘤病毒感染所引起的皮肤黏膜疣状增生性病变为主的性传播疾病,多由 HPV6、11 型引起,少部分为 16、18 型。主要侵犯生殖器、会阴和肛门部位,性接触为主要传播途径。人类是 HPV 的唯一宿主,临床主要通过直接接触传染,亦有小部分通过间接接触或自体接种而感染。尖锐湿疣的发病、发展和复发与细胞免疫功能低下有很大关系。由于 HPV 亚临床感染和潜伏感染以及细胞免疫功能低下的原因,致使尖锐湿疣治疗后极易复发。

本病属中医"臊瘊""臊疣""疣目""臊瘊""疣疮"范畴。中医学对本病很早就有认识,认为尖锐湿疣发生的主要病因病机是由于房事不洁或间接接触污秽之物品,湿热淫毒从外侵入外阴皮肤黏膜,导致肝经郁热,气血不和,湿热毒邪博结而成。《诸病源候论·疣目候》:"疣目者,……或生如豆,或如结筋,或三个或十个相连肌里,粗强于肉,谓之疣目,此亦是风邪搏于肌肉而变生也。"由于湿毒为阴邪,其性黏滞,缠绵难去,容易耗伤正气。正虚邪恋,以致尖锐湿疣容易复发,难以根治。

一、病因病机

1. **淫毒内侵** 房事不洁,感受淫毒,留恋肌肤,郁而化热,邪热搏结,气血不和而成骚瘊。

2. **湿毒内蕴** 嗜食肥甘,烟酒过度,湿热内蕴,气血不和,或外邪内侵,凝结肌肤。

3. **正虚邪聚** 湿毒淫邪,黏滞顽固,缠绵难愈,日久耗气伤阴,气血受损,正虚邪聚,日久难愈。

二、治疗

先使用火针或微波、或激光祛除疣体,然后采用针灸疗法。

1. 首选针灸疗法

(1)辨证取穴与操作

[主穴] 曲池、阳陵泉、足五里、三阴交、足三里。

①湿热蕴结

[主症] 皮损潮湿红润,继生淡红或暗红色丘疹,表面呈菜花状或鸡冠状,融合重叠,灰白粉红,凹凸不平,重者脓物秽臭或伴口苦口干,小便短赤,便结或溏泄,尿黄。舌红,苔黄腻,脉滑数或濡。

[治则] 清热利湿,解毒散结。

[配穴] 阴陵泉、昆仑或膀胱俞、中极。

[操作] 配穴每次选2个,泻法或透天凉。

②瘀毒互结

[主症] 疣体增大,体部呈菜花状,伴有秽臭,瘙痒明显,肛门内湿疣则有里急后重感或便血,如感染则可见发热,周身不适等症状。舌暗红,苔黄腻,脉弦涩。

[治则] 泻热化瘀,解毒散结。

[配穴] 膈俞、血海或蠡沟、丘墟。

[操作] 配穴每次选2个,泻法或透天凉。

③正虚毒蕴

[主症] 湿疣反复发作,屡治不愈,局部皮肤潮红,易破损,部分角质增厚,

表面变硬,或伴体弱神倦,少气懒言,纳呆便溏,小便清长。舌淡白,或光红少苔或白腻,脉细弱或细数。

［治则］匡扶正气,清毒散结。

［配穴］太溪、膏肓或脾俞、章门。

［操作］配穴每次选 2 个,平补平泻或赤凤迎源。

(2)辨治释义:曲池为手阳明大肠经脉气所入之合土穴,本经之母穴,其性善游走通导,能清血中之伏热,行血中之气,由表入里,走而不守,长于宣气行血,消肿散结。阳陵泉为筋气聚会之筋会,足少阳经脉气所入之合土穴,功善疏解肝木之郁火,清利胆中之湿热。足五里为肝经穴,刺之可清利肝经湿热。三阴交为肝、肾、脾经交会穴,能双调气血,双补阴阳,补脾之中兼顾清肠腑湿滞,补肾助命门以温煦脾阳,功专直达三阴,善守而不走,泻之能行气通滞、疏理下焦、清调精室。足三里为足阳明胃经之合土穴、下合穴。本经为多气多血之经,补之能升,补益气血,升阳举陷,泻之能降,运化脾胃,化积导滞,通经活络,升清阳而降浊阴。

阴陵泉为足太阴脾经合水穴,刺之可利水渗湿,通利三焦。昆仑为足太阳膀胱经经气所行之经火穴,性善疏通,刺之可清热利湿,化瘀通络。膀胱俞为膀胱经之背俞穴,穴近膀胱,可通调膀胱而利水渗湿。中极为膀胱经之募穴,又是足三阴与任脉之会,是膀胱之气结聚的部位,具有调节膀胱功能的作用,刺之能补益肾气,疏利膀胱,清热利湿。膀胱俞合中极为俞募配穴法,合之则清热利湿,通经散结之效佳。

膈俞为八会穴之血会,邻近膈膜,通治血症,刺之可和血理血。血海为足太阴脾经穴,刺之可引血归脾,主治血分疾病,可理血止痛,活血通络。蠡沟为肝经之络穴,泻之可清热利湿、疏肝理气。丘墟为足少阳胆经之原穴,功善疏肝利胆,活血通经。丘墟与蠡沟为原络配穴法,合之则清肝利湿之力强。

太溪为足少阴肾经之输穴、原穴,为回阳九针之一,为滋阴之要穴,功善益肾补虚,滋阴降火,益阴填髓。膏肓俞位于心膈之间,能补肺气,养心血,调和周身之气血,善益先天之精,补后天之本,统理全身气血阴津,而为补虚之要穴,治疗五劳七伤,诸虚百损之常用穴。脾俞为脾经之背俞穴,内应于脾,功善升运,补之灸之能健脾益气,温补中阳而益气养血,是治疗气血亏虚之常用穴。章门穴是肝经和胆经交会穴,又是脾经之募穴,八会穴之脏会,故刺之能调中补虚,调和气血。穴章门与脾俞为俞募配穴法,针灸之可健脾益气,养血生精。诸穴合用可益气养血,补肾滋阴而扶正祛邪,适用于尖锐湿疣正虚毒蕴证的配用。

2. 其他针灸疗法

(1)火针:米粒大小以下的采用直刺法,体积较大者可刺其根部,疣体一般

1周后可干枯而自然脱落。

(2)艾灸疗法:对于疣体,可采用直接灸,艾炷置疣体上点燃,直至艾火燃尽,反复灸致疣体干枯,然后等待数日脱落结痂。随后按辨证选穴,采用直接灸或悬灸,以提高免疫力,防止复发。

(3)穴位注射:可使用卡介菌多糖核酸针、胸腺肽针、转移因子针,也可根据证型选用中药注射剂。本疗法在于提高患者免疫功能,减少复发。每次选取2个主穴治疗,2～3日1次,10次为一个疗程,休息5～7天可进行下一疗程的治疗。

3. 其他外治法

六神丸外涂:取六神丸适量,研磨后用醋将其调成糊状,外涂于疣体,保留10小时,清水洗去,3天后疣体开始干枯,直至脱落,疣体大者可每5天一次,直至疣体全部脱落,注意勿涂及正常组织。

4. 中药经验用药

主方:解毒消疣方,按辨证分型加减使用,每日1剂,水煎服。

(1)湿热蕴结:主方加黄芪、五爪龙。中成药用湿毒清胶囊、栀子金花片、四妙丸。

(2)瘀毒互结:主方加王不留行、丹参、桃仁。中成药用鳖甲煎丸合瘀毒清胶囊。

(3)正虚毒蕴:主方加黄芪、五爪龙、太子参、杜仲、黄精、鸡血藤。中成药用人参养荣丸、百令片合血毒丸。

5. 西医常用疗法

(1)物理疗法:采用微波、CO_2激光、高频电治疗、液氮冷冻、光动力治疗。必要时手术切除等方法将疣体去除。

(2)0.5%鬼臼毒素或足叶草莓酯,外涂疣体,一个小时后用清水冲洗干净,数天后疣体可干枯脱落,若未全部脱落,可重复使用,绝对避免药物外漏接触正常皮肤,否则会导致皮肤破溃,若药物外流即用清水清洗,保持干燥。

三、临证指要

1. 尖锐湿疣采用物理治疗的技术已非常完备,采取激光、微波等方法快速消除疣体,疗效快速,安全,但不能有效防止复发,运用针灸、穴位注射、疣体火针穿刺等方法,可明显提高患者的免疫功能,防止复发。

2. 尖锐湿疣治疗后3个月内,应每2周随诊1次,如有新发皮损应及时处理,复发多在最初3个月,3个月后根据具体情况延长随访时间至末次治疗6个月。

3. 杜绝不洁性交,一方有病,对方应及时检查治疗。本病可能合并其他性病,应进行必要的检查。

4. 包皮过长者,应行手术切除过长的包皮,以维持局部清洁干燥,患处瘙痒时,切忌用手搔抓,以防继发感染。

四、医经撷萃

1.《诸病源候论·疣目候》:"疣目者,人手足也,或生如豆,或如结筋,或二个或十个相连肌里,粗强于肉,渭之疣目,此亦是风邪搏于肌肉而变生也。"

2.《针灸资生经·第七·癣疥疮白癜风疣目》:"疣目,着艾炷疣目上灸之,三壮即除。支正,治生疣目。"

3.《外科正宗·枯筋箭》:"枯筋箭,乃忧郁伤肝,肝无荣养,以致筋气外发。初起如赤豆大,枯点微高,日久破裂,钻出筋头,蓬松枯搞……"

4.《医宗金鉴·外科心法要诀》:"枯筋箭由肝失荣,筋气外发亦豆形,破筋头如花蕊。"

5.《针灸大成·卷之六·手太阳小肠经穴》:"支正,腕后五寸,手太阳络脉,别走少阴。《铜人》针三分,灸三壮。《明堂》灸五壮。主风虚,惊恐悲愁,癫狂,五劳,四肢虚弱,肘臂挛难屈伸,手不握,十指尽痛,热病先腰颈酸,喜渴,强项,疣目。实则节弛肘废,泻之;虚则生疣小如指,痂疥,补之。"

第四节　生殖器疱疹

生殖器疱疹是以生殖器部位出现群集小水疱和溃疡为特征的性传播疾病,主要由单纯疱疹病毒(HSV-1 及 HSV-2)感染外阴、肛门生殖器皮肤黏膜所引起。本病的传播途径包括水平传播和垂直传播,好发于皮肤与黏膜交界处。HSV 进入人体后,可终生潜伏,在人体抵抗力低下及疲劳时可再度活跃而反复发作。

本病属于中医的"疳疮""妒精疮""阴疮""瘙疳""热疮"等范畴。《神农本草经》最早记载了"阴疮"病名。《医宗金鉴·外科卷下》清晰描述了其名称与分类:"生于马口之下者,名下疳;生茎之上者,名蛀疳;茎上生疮,外皮肿胀包裹者,名袖口疳;疳久而遍溃者,名蜡烛疳;痛引睾丸,阴囊肿坠者,名鸡膆疳;痛而多痒,溃而不深,形如剥皮烂杏者,名瘙疳;生马口旁,有孔如棕眼,眼内作痒。"并对其病因病机及症状作了详细的论述:"诸疳原由有三:一由男子欲念萌动,淫火猖狂,未经发泄,以致败精浊血,留滞中途结而为肿。初起必先淋漓溲溺涩痛,次流黄浊败精,阳物渐损,茎则肿痛腐烂。""一由房术热药,涂抹玉茎,洗擦阴器,侥幸不衰,久顿不泄,以致火郁结肿,初起阳物痒痛坚硬,渐生疙瘩,色紫腐烂,血水淋漓,不时兴举。""一由娼家妇人阴器,瘀精浊气未净,辄与交媾,以致淫精传染梅毒,初起皮肿红亮,甚如水晶,破流腥水,麻痒时发,肿痛日增。"《诸病源候论》记载:"诸阳气在表,阳气盛则表热,因运动劳役,腠理则虚而开,为风邪所客,风热相搏,留于皮肤则生疮。初作癗浆,黄汁出,风多则痒,热多则痛,血气乘之则多脓血,故名热疮也。"由于前阴是宗筋之所,主督脉经络,循阴器合篡间,又肝、脾二经循股阴而上,过阴器,且肾开窍于二阴,是疮生于此,属肝、脾、肾、督、任等经脉。

一、病因病机

1. 外感淫毒　性交不洁,感受湿热淫毒,搏结于外阴,秽浊之邪凝聚,郁而化火,气血失和,发于肌肤而为阴疮。

2. 正虚邪恋　淫毒阴邪,循经走窜,流于肌肤,蕴结日久,黏腻固滞,久留不去,困结于下焦,耗气伤阴,经久不愈。

二、治疗

1. 首选针灸疗法

(1)辨证取穴与操作

[主穴]曲池、血海、百虫窝、三阴交、足三里。

①淫毒下注(急性期)

[主症]不洁性交3~5天后,或潜伏期急性复发,局部先有灼痒及轻度紧张感,或伴有会阴部、大腿内侧发神经痛。随即出现红斑,继而出现簇集性小水疱,粟粒至绿豆大,内容澄清,破裂后随之发生糜烂或溃疡,痒痛交作,口干口苦,尿赤便结。舌红,苔黄腻,脉弦数或滑数。

[治则]清热泻火,利湿解毒。

[配穴]行间、曲骨或大都、阴廉。

[操作]配穴每次选2个,泻法或透天凉白虎摇头。

②正虚邪恋(潜伏感染和复发)

[主症]疱疹反复发作,症状较轻,愈合期短,发作间歇期长短不一,伴心烦不宁,口干咽燥,头晕腰酸,不寐多梦,抑郁焦虑,或心悸气短,神疲体倦,纳少便溏。舌红少苔或舌淡胖大剥苔,脉细数或细弱无力。多见于复发性生殖器疱疹反复发作或发作间歇期。

[治则]滋补肝肾,利湿解毒或健脾益气、化湿解毒。

[配穴]阴交、命门或腰阳关、膏肓俞。

[操作]配穴每次选2个,平补平泻或赤凤迎源。

(2)辨治释义:曲池为大肠经之合土穴,本经之母穴,性善游走通导,能泻三阴之热邪,行血中之滞气,功专祛风清热,调和气血,利湿解毒。血海为脾经穴,主治血症,善于理血和血,泻之可清热凉血,行血解毒。百虫窝为经外奇穴,善治瘙痒等皮肤病而得名,位居脾经,与血海相邻,泻之可活血通经,凉血解毒。三阴交为足三阴交会穴,刺之能运脾化湿,柔肝理血,健肾通淋而退湿毒,是治疗生殖器疱疹之常用穴。足三里为胃经之合土穴、下合穴,胃经多气多血,补之能健脾化湿,和胃降逆而扶正祛邪,通经解毒,泻之能升清降浊,运脾化滞,通经活络而涤痰散浊,祛湿解毒。诸穴合用可清热泻火,利湿解毒,扶正祛邪,适用于生殖器疱疹各证型的治疗。

行间为足厥阴肝经脉气所溜之荥火穴,本经之子穴,性善清泻,长于清肝泻火,凉血解毒。曲骨为任脉与肝经之会,穴居下焦,故泻之可清肝利湿,凉血解毒。大都为脾经之荥火穴,本经之母穴,泻之可运脾化湿,泻热消肿。阴廉为足厥阴肝经脉气所发,肝藏血,刺之可活血通经,调理下焦。诸穴合用可清热泻火,利湿解毒,适用于生殖器疱疹淫毒下注证的配用。

阴交为任脉经气所发,任脉、冲脉、足少阴交会之处,刺之能温下元,理精血而扶正祛邪。命门穴属督脉,督脉为诸阳之海,穴当两肾俞穴中间,为肾气之行所,元气之所系,真阳之所存,取之能培补元阳,化气祛湿。腰阳关为督脉与膀胱经交通之交,督起于胞中,贯脊属肾而主一身之阳,刺之可温肾壮阳,化气利水。膏肓俞位于心膈之间,内应心肺,能补肺气,养心血,益肾精,健脾阳,统理全身气血阴津,而为补虚之要穴与常用穴。诸穴合用可温肾健脾,益气养血而扶正祛邪,适用于生殖器疱疹正虚邪恋证的配用。

2. 其他针灸疗法

(1)艾灸疗法:适用于正虚邪恋型生殖器疱疹患者。每日1次,每次20分钟,取6个穴位治疗。悬灸或直接灸,甚至化脓灸。

(2)穴位注射:可使用卡介菌多糖核酸针、胸腺肽针、转移因子针等,也可根据证型选用中药注射剂:①淫毒下注:热毒清注射液、喜炎平注射液等;②正虚邪恋:黄芪注射液、参麦注射液、胎盘组织液等。淫毒下注选阳陵泉与阴陵泉交替使用,正虚邪恋选足三里与肾俞交替使用。3日注射一次,15次为一个疗程,休息5~7天可进行下一疗程的治疗。

(3)耳针:适用于各证型生殖器疱疹。以辨证选穴为主,辅以对症选穴、按病选穴或根据经验选穴,常用压王不留行、莱菔子、磁珠法,或毫针法,每次2~4穴,每3天1次。

(4)子午流注开穴法:适用于各证型生殖器疱疹。根据患者证型及就诊时间开穴治疗,每次20分钟,间歇运针,每日1次。

3. 其他外治法

(1)紫草30g,虎杖30g,大黄30g,甘草15g,水煎成500ml放置温度合适后外洗患处,适用于疱疹发作期间的治疗。

（2）疱疹溃破糜烂处可用中成药喉风散、西瓜霜、珍珠层粉外喷。

4. 中药经验用药

按辨证分型选用相应方剂加减使用，每日1剂，水煎服。

（1）湿毒下注：清肝解毒方加减。中成药用龙胆泻肝丸、栀子金花丸。

（2）正虚邪恋：扶正解毒方加减。中成药用百令片、补中益气丸、参苓白术散、人参养荣丸。

5. 西医常用疗法　主要用抗病毒药物治疗，其次可选用免疫刺激或免疫调节增强剂。

（1）抗病毒药物

1）初发生殖器疱疹：阿昔洛韦200mg，口服，每日5次，共7～10日；或阿昔洛韦400mg，口服，每日3次，共7～10日；或伐昔洛韦500mg，口服，每日2次，共7～10日；或泛昔洛韦250mg，口服，每日3次，共7～10日。

2）复发生殖器疱疹间歇疗法：阿昔洛韦200mg，口服，每日5次，共5日；或阿昔洛韦400mg，口服，每日3次，共5日；或伐昔洛韦500mg，口服，每日2次，共5日；或泛昔洛韦250mg，口服，每日3次，共5日。

3）生殖器疱疹频繁复发者，可采取长期抑制疗法，如阿昔洛韦400mg，口服，每日2次；或伐昔洛韦500mg，口服，每日1次；或泛昔洛韦250mg，口服，每日2次。疗程一般为4～12个月。

（2）免疫刺激或免疫调节增强剂

卡介菌多糖核苷酸针2ml，肌注，每周2～3次，连用2～3个月。或使用白介素、干扰素治疗。

三、临证指要

1. 西医治疗本病主要是针对发作期皮损的时候给予治疗，但这种被动的治疗不利于控制本病的复发，因而在不发作期应与中西医结合疗法，同时增强患者免疫力，可明显减少复发。

2. 生殖器疱疹的复发与一些诱发因素有关，饮酒、辛辣食物、感冒、疲劳、紧张、焦虑、性交是常见的诱因。由于生殖器疱疹极易复发，患者心理压力大，引起心理紧张，以及其他不良情绪，而心理因素又可影响该病的自然过程。规律的生活习惯、适当体育锻炼、良好的心理状态和避免诱发因素，医者及时给予医学咨询、心理咨询、药物治疗等综合处理措施可减少和预防复发。

四、医经撷萃

1.《诸病源候论》："内有客热，外感风湿而成"。

2.《外科启玄》："妇人阴户内有疮，名阴疮，是肝经湿热所生，久而有虫作痒,腥臊臭。或因男子交女过之,此非肝经湿热,乃感疮毒之气。”

3.《圣济总录》:“热疮本于热盛,风气因而乘之,故谓之热疮”。

4.《医宗金鉴·外科心法要诀》:“痛而多痒,溃而不深,形如剥皮烂杏者,名瘙疳”。

5.《针灸资生经·第三·阴肿阴疮》:“膀胱俞,治阴生疮。”

第五节　传染性软疣

传染性软疣是由痘病毒中的传染性软疣病毒引起的表皮传染性疾病。可通过接触传染,自体传染或通过不洁性交传播。好发生于外生殖器、面、颈、臂、躯干等部位。以皮肤发生蜡样光泽的小丘疹、顶端凹陷、能挤出乳酪状软疣小体为特征。传染性软疣多发生于儿童及性生活活跃的青年,多因密切接触而传播,也可自体接种。儿童的传染多在集体生活中与患儿接触而被传染,成人的传染多与性交有关,也可以通过浴室等公共场所感染本病病毒。

本病属中医归于“鼠乳”“水痊”等范畴。隋代巢元方《诸病源候论》记载了病名和病因病机,“鼠乳者,身面忽生肉如鼠乳之状,谓之鼠乳。此亦是风邪搏于肌肉而变生也。”

一、病因病机

1. 邪热相搏　外感邪热风毒,或嗜食酒辣,内生湿热,郁阻肌肤腠理,循肝内行,积久化毒,或皮肤破损接触,染毒而致。

2. 瘀结肌腠　房事不洁,腠理不密,邪毒内侵,凝聚肌肤而发病。

二、治疗

1. 针灸疗法

(1)火针疗法

操作:根据疣体大小选用细火针(针尖直径 0.5mm)、中火针(针尖直径 0.75mm)或粗火针(针尖直径 1.2mm),以疣体为腧局部选穴,患者采用适当体位,一般以卧位为佳,局部消毒,5%利多卡因乳膏外涂,约 30~60 分钟,待局麻起效后,将针烧至通红,在病灶中央深刺一针,然后再在其周围浅刺数针,注意勿伤及周围肌肤,轻者在表面涂上碘伏,数日后可自行结痂脱落,创面大者可在表面涂上红霉素软膏,用无菌纱布贴敷,胶布固定。

注意事项:

1)一般左手持灯,右手持针,靠近施术部位,烧针后迅速针刺,烧针顺序为先烧针身,后烧针尖,针身发红而针尖变冷者不宜进针。

2)火针针尖部位可蘸取一定量的燃用油,可使针尖燃烧均匀。

3)操作时左手先将所要针刺部位的皮肤捏起,右手持针快速刺入。

4)出针时用消毒干棉球按压针孔片刻。

(2)毫针刺法

1)辨证取穴与操作

[主穴]曲池、阳陵泉、急脉、丰隆。

①邪热相搏

[主症]皮损顶端中央有小白点或凹陷如脐窝,伴有痒感,口干味苦。苔薄黄、舌偏红、脉浮数。

[治则]祛风清热,散结消疣。

[配穴]风门、足五里或合谷、蠡沟。

[操作]烧山火或先针刺后加灸或温针灸,或灸法。

②瘀积肌腠

[主症]皮损顶端中央有小白点或凹陷如脐窝,发作日久,甚至成片发作,色灰白或正常肤色,周围微红,境界明显,能挤出乳酪状物。苔薄白,舌黯红,脉涩。

[治则]活血化瘀,散结散疣。

[配穴]血海、漏谷或膈俞、地机。

[操作]泻法,或赤凤迎源合青龙摆尾。

2)辨治释义:曲池为大肠经之合土穴,本经之母穴,性善游走通导,功专清热泻火。阳陵泉为八会穴之筋会,胆经之合土穴、下合穴,功善疏肝理气,清肝利湿,理筋散结,为肝经湿热所致诸疾之常用穴。急脉为足厥阴肝经脉气所发,功善行气活血,通络散结。丰隆为足阳明胃经络穴,别走太阴,能够沟通脾胃二经,故刺之能够祛湿化浊,涤痰散结。诸穴合用可清热利湿,行气活血,消肿散结,可治疗各证型传染性软疣。

风门位居肩背部,风邪易袭之处,内应于肺,足太阳与督脉之交会穴,而太阳主一身之表,督脉统一身之阳,刺之能疏通太阳与督脉之经而卫外固表,祛风清热。足五里为足厥阴肝经脉气之所发,刺之可清肝利湿,消肿散结。合谷乃大肠经之土穴、原穴,性能清轻走表,升而能散,泻而能降,既能清热散风,又能清热泻肺,是治疗邪热郁积之皮肤病之常用穴与要穴。蠡沟为肝经之络穴,善于沟通肝胆经之经气,泻之能清肝利湿,泄热化湿,是治疗湿热郁结之常用穴。诸穴合用可祛风清热,利湿散结,适用于传染性软疣邪热相搏证的配用。

血海为足太阴脾经穴,主治血分疾病,可行血止痛,活血通络。漏谷性善渗漏,有健脾利湿,行水导滞之功。膈俞为八会穴之血会,刺之可和血理血,活血通经。地机为脾经之郄穴,主治血证,刺之可行气活血,化瘀通经。诸穴合用可行气活血,消肿散结,适用于传染性软疣瘀积肌腠证的配用。

2. 其他外治法

(1)外涂法:六神丸 1 支,将其研磨成粉末,以适量红霉素软膏将其调成黏糊状,涂于软疣上,保留一天,日后疣体可干枯而脱落。

(2)针挑法:局部消毒后使用针从根部刨除疣体,用无菌纱块按压止血后再次消毒,面积较大者可局部无菌纱布贴敷,胶布固定。

(3)激光或微波治疗。

3. 中药经验用药　按辨证分型选用相应方剂加减使用,每日 1 剂,水煎服。

(1)邪热相搏:解毒消疣方加减。中成药用四妙丸、龙胆泻肝丸。

(2)瘀积肌腠:活血消疣方加减。中成药用皮肤病血毒丸。

4. 西医常用疗法　软疣小体清除法:一般先常规消毒,然后将损害中的软疣小体完全挤出,挑出或小镊子夹出,最后涂以 2～3％碘酊或 50％石炭酸或 33％三氯醋酸,同时压迫止血,处理经一周后一般可以痊愈。

三、临证指要

1. 注意卫生,患病者应与健康者隔离,分开衣物、洗浴用具、提倡淋浴。

2. 洁身自爱,禁止性乱。有性传播者,应作其他传播性疾病的检查。配偶也应予检查治疗。

四、医经撷萃

1.《诸病源候论》:"鼠乳者,身面忽生肉,如鼠乳之状,谓之鼠乳也。此亦是风邪搏于肌肉而复生也"。

2.《针灸资生经·第七·癣疥疮白癜风疣目》:"疣目,着艾炷疣目上灸之,三壮即除。支正,治生疣目。"

3.《针灸聚英·卷之二·玉机微义》:"身面疣瘤,《宝鉴》云:艾灶灸十壮,即用醋摩雄黄涂纸上,剪如螺狮魇大,贴灸处,用膏药重贴,二日一易,候痒挤出脓如豆粉愈。"

第七章 男科杂病

第一节 迟发型性腺功能减退症

迟发型性腺功能减退症（late-onset hypogonadism in male，LOH）是一种与年龄增长相关的临床和生物化学综合征，其特征具有一定临床症状和血清睾酮水平降低（低于年轻健康成年男性正常参考值的范围），此种状态严重影响生活质量，并给机体多种器官、系统的功能带来不利的影响。好发年龄一般大于40岁，主要有体能下降、性功能障碍、精神心理障碍及血管舒缩功能异常、注意力不集中、记忆力减退及情绪不稳定等症状，其中最常见的临床特征是性欲减退。其病因总的来说不是十分清楚，但发病的必要条件是男性老龄化及伴随而来的雄激素水平下降。还可能与下丘脑-垂体-性腺轴功能紊乱、过度肥胖、不良生活方式或其他疾病的影响甚至遗传因素等有关。20世纪本病曾被命名为"男性更年期综合征""中老年男性雄性激素部分缺乏综合征"，并得到广泛认可与应用，至2002年被重新命名为迟发型性腺功能减退症。

关于男性随着年龄增长而出现活动效能的降低，思维和体力的减弱，以及协调功能的丧失等一系列生理病理变化，早在《内经》中就开始有记载，《素问·上古天真论》："丈夫……五八肾气衰，发堕齿槁；六八阳气衰竭于上，面焦，发鬓颁白；七八肝气衰，筋不能动，天癸竭，精少，肾脏衰，形体皆极；八八则齿发去。"该书最早系统描述了描述男子衰老的过程与病因病机。而《千金翼方·卷十二·养老大例》："人年五十以上，阳气日衰，损与日至，心力渐退，忘前失后，兴居怠惰，计授皆不称心，视听不稳，多退少进，日月不等，万事零落，心无聊赖，健忘嗔怒，情性变异，食欲无味，寝处不安。"更详细地描述了老年男性常见的症状。由于中医诊断疾病是证候诊断，加上男性随着年龄的增长但不像女性那样有一个明显的"绝经"标志，其病证相对年龄的变化来说比较模糊。因此后世医家基本没有把这种年龄阶段变化的症状综合形成证候来论述，而是把这一阶段的各种症状归纳到各个病（如阳痿、虚劳、郁证等）中去，年龄因素只作为病因病机了。因而传统上中医学一般将其归于"天癸绝""脏躁""虚劳""郁证""阳痿""不寐""健忘""内伤发热"等范畴。

一、病因病机

1. 心肺气虚 年老体虚,劳倦过度,生气之源匮乏;或老年久病劳咳,耗伤肺气,累及于心,心肺之气耗损所致。

2. 肾精不足 人过中年,房事不节,肾精耗损;或后天失养,久病劳损,肾气不充,日久肾气渐衰,天癸渐竭,阴阳失调,脏腑虚损。

3. 阴虚火旺 年老体弱,阴精自亏,加上情欲妄动,房事过度,肾阴内损;或妄服温燥,劫夺肾阴,虚热内生,热灼阴伤,虚火内炽。

4. 心肾不交 劳神太过,忧思过度,郁而化火,耗伤心肾之阴;或虚劳久病,肾精不足,阴液虚损,水亏于下,不能上滋心阴而火亢于上;心阳偏亢,火炽于上,水亏火旺,致心肾不交。

5. 脾虚肝郁 抑郁恼怒,肝失疏泄,横逆犯脾,脾胃受损,生化乏源,生血不足,肝失所养;或脾失健运,湿壅木郁,肝失疏泄,气血不和所致。

6. 心胆气虚 年老体虚,心力渐衰;或卒然受惊,胆气不舒;或思虑过度,气虚益甚,心气衰则神不安,胆气衰则失决断。

7. 脾肾阳虚 饮食不节,损伤脾胃,脾气亏虚;或思虑过度,伤及脾阳,脾病及肾;或房事不节,耗伤肾气,元阳不足,命门火衰,温煦无缘所致。

二、治疗

1. 首选针灸疗法

(1)辨证取穴与操作

①心肺气虚

[主症]心悸怔忡,胸闷气短,失眠多梦,神疲乏力,动则汗出。舌淡嫩,苔薄白,脉细弱。

[治则]补益心肺,益气安神。

[取穴]肺俞、中府、心俞、巨阙、神门、内关。

[操作]补法或烧山火或青龙摆尾合苍龟探穴。

②肾精不足

[主症]腰膝酸软,头晕目眩,耳鸣失聪,健忘寐差,小便频数,发脱齿摇,迎风流泪。舌淡,苔薄白,脉细或沉。

[治则]补肾益精,养阴填髓。

[取穴]悬钟、肾俞、太溪、大赫、百会。

[操作]补法及灸法。

③阴虚火旺

[主症]头晕耳鸣,腰酸膝软,失眠健忘,梦遗滑精,阳痿早泄。舌红少津,

苔少或剥,脉细数。

[治则] 滋阴降火,养心安神。

[取穴] 太溪、水泉、阴郄、四神聪、少海、本神。

[操作] 平补平泻或赤凤迎源。

④心肾不交

[主症] 心烦不寐,多梦易惊,心悸怔忡,头晕耳鸣,五心烦热,潮热盗汗,梦遗早泄,腰酸膝软,口燥咽干。舌尖红,苔少,脉细数。

[治则] 交通心肾,清心安神。

[取穴] 照海、然谷、神门、内关、鸠尾、神道。

[操作] 平补平泻或赤凤迎源。

⑤肝郁脾虚

[主症] 面色不华,抑郁寡言,敏感多疑,或心烦易怒,焦躁不安,面易升火,纳呆胁胀,口干口苦。舌淡或胖有齿痕,苔薄白或微黄,脉弦细。

[治则] 疏肝健脾,养血柔肝。

[取穴] 肝俞、期门、脾俞、章门、丘墟、滑肉门。

[操作] 烧山火或先针刺后加灸或温针灸,或灸法。

⑥心胆气虚

[主症] 焦虑抑郁,多愁善感,自卑胆怯,寐差噩梦,神思敏感,悲观消极,嫉妒猜疑。舌淡,苔薄白,脉弦细。

[治则] 养心益胆,安神定志。

[取穴] 心俞、巨阙、膻中、胆俞、日月、阳陵泉。

[操作] 平补平泻或赤凤迎源,或灸法。

⑦脾肾阳虚

[主症] 精神疲倦,畏寒肢冷,腰膝酸软,形体消瘦,肌肉疼痛,性欲减退,阳痿早泄,纳呆便溏,小便清长,或感阴部汗多,清晰冰凉,少腹冷痛。舌淡胖或有齿痕,苔白,脉沉细无力,尺弱。

[治则] 温肾壮阳,健脾益气。

[取穴] 脾俞、肾俞、命门、关元、阴谷、太白。

[操作] 补法或烧山火或捻转补法,灸法。

(2)辨治释义:肺俞为肺经气输注与胸背之处,穴性宜补,既善升清,又善肃降,能补益肺气,补虚疗损,充实腠理。中府为肺经募穴,胸中经气聚集之处,功善调肺,补益肺气,宣肺降逆,俞募相配。心俞功善养心安神,调理气血。巨阙为心经经气汇聚之通道,长于宽中理气,宁心安神。神门为手少阴心经脉气所输注之输土穴,功善调心,补之能调养心气,养血安神。内关为心包经别络于三焦经之络穴,长于宁心安神,疏通上中下三焦气机。诸穴相配,共奏补益心肺,养心安神,行气宽中之功。

悬钟为髓会,足三阳之大络,功充髓壮骨。肾俞为肾之经气输注于背部之穴,功能益肾生精,滋养肾阴,填精益髓。太溪为肾经之输土穴,功善益肾补虚,大赫为足少阴肾经与冲脉交会穴,功能温肾益气。百会为足三阳经、督脉于头顶相会之处,功能升阳益气,宁神镇静。诸穴合用,可滋补肾精、宁神镇静之功。

太溪为足少阴肾经脉气所注之输土穴,功善滋阴降火,益肾补虚。水泉为肾经气血深聚之郄穴,功善滋阴清热,活血通经。阴郄为手少阴经气血深聚之郄穴,性善清养,功能滋心阴而降心火,养心血而安心神。四神聪穴居巅顶,神之所居,功善滋阴调神。少海为手少阴心经脉气所入之合水穴,本经为火,因水克火,刺本穴能清心火安心神。本神为胆经穴,为胆经与阳维脉之会,功善清脑安神。诸穴合用共奏滋阴降火、养心安神之功。

照海为足少阴肾经脉气归聚之处,生发阴跷之脉,为阴跷脉之起始穴,功善滋阴泻火,通络安神。然谷为足少阴肾经所溜之荥火穴,性清泻,功善滋阴降火,清泄相火。神门功善清心泻火,养血安神。内关为心包经别阴入阳之络穴,通于阴维脉,尤善宽胸理气,宁心安神。鸠尾功善通调任督,清心安神。神道长于养心安神,清热宁心。诸穴合用,功善益深水上滋心阴,使心火不亢,降心火,下温肾阴,使肾水不寒,从而交通心肾,镇静安神。

期门为肝经募穴,功善疏肝理气,化瘀散结。肝俞功善疏肝解郁,养血柔肝。章门穴属于足厥阴肝经、八会穴之脏会穴,为肝经与带脉之会,同时又为脾经之募穴,联通肝脾二经,功善疏肝健脾,理气和胃,调和肝脾之气血。脾俞功善健脾和胃,益气温中。四穴合用,为俞募配穴法,既疏肝调气,防木克土太过,又健脾理气,疗脾土壅塞。丘墟为胆经原穴,功善疏肝利胆,通经活血。滑肉门为胃经穴,性善滑利通降,能助肠蠕动而调理胃肠,利湿降逆而助运化水谷。诸穴共奏调肝健脾,理气调血之功。

心俞为心之精气输注于背之处,功善调心气、养心血、宁心神。膻中为任脉穴,为任脉与足太阴、足少阴、手太阳、手少阳之交会穴,亦为心包经募穴,八会穴之气会,刺之可调气降逆,宽胸利气。巨阙为心经汇集之募穴,功善宁心安神,宽胸理气。胆俞为胆之精气输注于背之处,功善利胆解郁,疏肝行气。日月为胆经穴,为胆之募穴,胆经与膀胱经之会,功善疏肝利胆,疏调胆虚。以上四穴为俞募配穴法。阳陵泉为胆经所入之合土穴,亦为筋会穴,功善疏肝解郁,清肝利胆,全方总奏养心益胆,安神定志之功。

脾俞、肾俞穴分别为脾、肾而脏经气输注于背部之处。命门为元气之所系,真阳之所存。关元为人身元气之根,藏精之阁,为任脉与冲脉、足三阴经之会。阴谷为足少阴经所入之合水穴。太白为脾经脉气所注之输土穴。诸穴配用长于温煦先天之火,又可调补后天之火,温肾健脾,壮阳益气。

2. 其他针灸疗法

(1)艾灸疗法:适用于本病属心肺气虚、肾精不足、肝郁脾虚、心胆气虚及脾肾阳虚证者。每日 1 次,每次 20～120 分钟,按辨证取穴,均可用悬灸法。心肺气虚,肾精不足、脾肾阳虚尤可用隔姜、附子、盐灸;肝郁脾虚、心胆气虚尤可用雀啄灸或使用热敏灸法。

(2)穴位贴敷:①壮阳方适用于肾精不足证及脾肾阳虚证;②温化方适用于心肺气虚、心胆气虚、肾阴不足及肝郁脾虚证,每次贴敷 30 分钟～1 小时,反应强烈者可提前揭下,过敏者禁用,每 3 天 1 次,每次选 4 个穴位。

(3)耳针:适用于迟发型性腺功能减退症各证型治疗。以辨证选穴为主,辅以对症选穴、按病选穴或根据经验选穴,常用穴位有心、肾、肝、神门、脾、肾内分泌、肾上腺、交感、皮质下、脑、脑干、内生殖器、外生殖器等,常用治疗方法有压钦针、磁珠法,或毫针刺法,每次 2～4 穴,每 3 天 1 次。

(4)子午流注开穴针刺法:适用于迟发型性腺功能减退症各证型的治疗。根据患者证型及就诊时间开穴治疗,每次 20 分钟,每日 1 次。

(5)梅花针:选用腰背部夹脊穴,多轻刺激手法或先轻后中度刺激手法。

(6)督脉灸:适用于 LOH 属心肺气虚、肾精不足、肝郁脾虚、心胆气虚证者。

3. 其他外治法

(1)微波穴位照射:适用于各证型迟发型性腺功能减退症。照射下腹部双八髎穴或辨证选穴,每日 1 次,每次 20 分钟选 1 个穴位。

(2)电脑中频及离子导入治疗:适用于各证型,按不适部位放置电极或辨证选穴,导入药物可用黄芪注射液、胎盘组织液、生脉注射液,参麦注射液、柴胡注射液等。每日 1 次,每次 20 分钟,可多个部位同时进行。

(3)低频脉冲疗法:适用于 LOH 各证型的治疗,可代替针刺疗法,尤其适用于惧怕针刺者,根据患者证型可选用关元、气海、水道、足三里、阴陵泉、阳陵泉、三阴交等穴位或辨证选穴、选用波形治疗,每天 1 次,每次 20 分钟。

4. 中药经验用药 按辨证分型选用相应方剂加减使用,每日 1 剂,水煎服。

(1)心肺气虚:保元汤合生脉饮加山茱萸、菟丝子、韭菜子、肉桂等。中成药用百合固金丸、七味都气丸、人参养荣丸、百令片。

(2)肾精不足:八子填精方加知母、黄柏、二至丸、远志、茯神。中成药用五子衍宗丸、百令片。

(3)阴虚火旺:滋肾育精方加减。中成药用知柏地黄丸、杞菊地黄丸、天王补心丹。

(4)心肾不交:三才交泰方加减。中成药用乌灵胶囊。

（5）肝郁脾虚：解郁逍遥方加五爪龙、黄芪、茯神、远志等。中成药用逍遥丸、柴胡疏肝丸。

（6）心胆气虚：安神定志丸合酸枣仁汤加四神丸、淡附子、肉桂、山茱萸、菟丝子、茯神。中成药用安神定志丸。

（7）脾肾阳虚：温肾强精方加减。中成药用金匮肾气丸、济生肾气丸、附桂理中丸。

5. 西医常用疗法　睾酮补充治疗（TST）初始 3 个月为试验治疗期，疗程一般为 3～6 个月：如十一酸睾酮软胶囊 80～160mg，分 1～2 次服用。经过 3 个月的试验治疗期，如患者症状和体征明显改善，提示症状与睾酮水平降低有关，应继续用药。如症状和体征没有改善，应停止治疗，重新寻找病因。在长期治疗期，应注意治疗的安全性及有效性，权衡 TST 的风险和收益，一旦出现不良反应及时停药。

三、临证指要

1. 本症正虚邪实交错并存，除了明显的肾脏精气亏虚外，其他脏腑虚弱，虚实并见，标本互为因果，临床证型多变，治疗时不仅要把握正虚，还要兼顾标实，明确诊断尤为重要。

2. 本症与宿疾交错并存，中老年人常常患有高血压、冠心病、糖尿病等多种疾病，这些疾病往往与本症互为因果，胶结并存，治疗上应坚持辨病与辨证相结合的原则，若宿病与新病表现为不同的证候，则应权衡新病与宿疾孰轻孰重，分而治之。

3. 临证时尤应注意补肾与活血，由于肾气虚衰，精血不足，是本症的病机基础，固护肾气、调冲精血是治疗本病的关键所在。而由于气机郁闭日久，肝气不疏，瘀血内阻，经脉不通，本症逐渐加重，因此补肾与活血贯穿始终。

4. 心理辅导与疏肝解郁药物不可或缺，此类患者的发病常与精神因素有关，七情对本症有直接的影响，加强精神疏导，避免情绪波动，让病人知道本病是增龄过程的反应，这对治疗有很大的帮助。

四、医经撷萃

1.《针灸甲乙经·卷七》："心澹澹然善惊，身热……手清逆气……曲泽主之。"

2.《针灸甲乙经·卷八》："胆胀者，阳陵泉主之。"

3.《针灸甲乙经·卷九》："心澹澹而善惊恐、心悲，内关主之。"

4.《千金要方·卷十四》："卒狂鬼语，针其足大踇趾爪甲下，入少许即止。"

5.《千金要方·卷十九》："男子虚劳失精阴缩，灸中封五十壮。"

6.《千金翼方·卷十二》:"健忘忽忽,针间使入五分。"

7.《标幽赋》:"用大钟治心内之呆痴。"

8.《针灸摘英集》:"治男子脏气衰惫,真气不足,一切气疾九不瘥,不思饮食,气力全无,燔针针任脉气海一穴,针入五分,可灸百壮。次以毫针针足阳明经三里二穴。"

9.《玉龙歌》:"肾败腰虚小便频,夜间起止苦劳神,命门若得金针助,肾俞艾灸起遭迍。肝家少血目昏花,宜补肝俞力便加。痴呆之症不甚亲、不识尊卑枉骂人,神门独治痴呆病,转手骨开得穴真。"

10.《铜人腧穴针灸图经》:"肾俞治肾虚劳羸瘦。耳聋肾虚,水脏久冷。"

11.《针灸资生经·第三》:"虚劳尿精,灸第七椎两旁各三十壮,或曲泉百壮。虚劳白浊,灸脾俞百壮或三焦俞、肾俞、章门各百壮。"

12.《针灸资生经·第四》:"曲泽治心痛善惊。灵道治悲恐。下廉治暴惊。鱼际治心痹悲恐。少冲治悲恐善惊。上管治心风惊悸。少府治悲恐畏人。神门、蠡沟、巨阙治惊悸少气。梁丘治大惊乳痛。阴郄、间使、二间、厉兑治多惊。神庭治惊悸不得安寝。气冲、章门治不得卧。期门治大喘不得卧。太渊治咳嗽,烦怒,不得卧。白环俞治腰脊冷疼,不得久卧。隐白、天府、阴陵泉治不得卧。神庭疗风痫惊悸,不得安寝。太渊、肺俞、上管、条口、隐白疗不可卧。环跳,岐伯云:疗卧伸缩回转不得。大椎疗卧不安。气海、阴交、大巨主惊不得卧。公孙主不嗜卧。攒竹等主卧。"

第二节　股　　癣

股癣是特指发生在腹股沟、会阴部及臀间部位的浅部真菌感染。常见于肥胖人士,患者常先有足癣、手癣或甲癣多年,单侧或双侧发生,然后才波及股部及会阴部,多好发于腹股沟部位。很少波及阴囊,但常侵犯阴茎和阴毛区。

股癣属中医学"圆癣"范畴,常呈圆形,故名之。早在隋代《诸病源候论》中就提到"作圆文隐起,四畔赤,亦痒痛是也"。还记载了"此由风湿邪气客于腠理,复值寒与气血相搏"的病因病机论述。

脾胃湿热内蕴,生风化燥,肌肤失养,或皮肤腠理洞开,外风袭人以致于结聚不散,气血不和,或湿毒聚集,外感湿热之毒,蕴积皮肤;或久居湿地、感染湿毒,脾胃二经湿热下注而成,而多由肥胖痰湿之体患病。染病日久,正虚邪盛或素体亏虚,外阴不洁,秽浊积垢,邪热内聚,日久伤气耗阴而成。

股癣主要由红色毛癣菌、犬小孢子菌等感染引起。本病通过直接或间接接触传染,也可通过自身感染(先患手、足、甲癣等)而发生。

一、病因病机

肥胖痰湿之体,外受风热湿毒之邪,蕴结肌肤。

二、治疗

1. 首选针灸疗法

体针辨证取穴与操作

湿热下注

[主症] 初起为小丘疹,奇痒,逐步向四周蔓延,边缘呈现环状高起,病灶中央有自愈倾向,有水疱、脓疱、结痂等损害,日久数个皮疹可融合成我环形或地图形。苔薄白,舌淡红,脉细弦。

[治则] 清热利湿。

[主穴] 百虫窝、血海、三阴交、蠡沟、风市、委中。

[操作] 泻法或透天凉。

[辨治释义] 百虫窝又名血郄,气血汇集之处,功善祛风止痒,活血杀虫。血海长于活血理气,行血止痒。三阴交养血活血,健脾利湿。蠡沟为肝经络穴,功能清肝利湿,活血止痒。风市为胆经穴,长于祛风止痒,通经散邪。委中为膀胱经下合穴,性善疏、清降,功能清热凉血,活血解毒。

2. 其他针灸疗法

(1)梅花针:重点扣刺皮损中央,皮损周围轻扣刺,适应于各证型股癣。

(2)穴位注射:鱼腥草注射液、清开灵注射液、双黄连注射液等双侧曲池、阳陵泉或足三里各注射 1ml。

3. 中药经验用药　按辨证分型选用相应方剂加减使用,每日 1 剂,水煎服。

湿热下注:千荷清精方加减。中成药用四妙丸、龙胆泻肝丸。

4. 西医常用疗法　使用克霉唑、咪康唑等软膏外涂患处,外用药物效果不佳时可考虑口服抗真菌类药物,如伊曲康唑 100mg 每天,疗程 2～4 周或特比萘芬 250mg 每天,疗程 2～4 周。

三、临证指要

1. 应注意个人的卫生,不与患者共用衣物,浴盆,毛巾等,内衣应宽松。在治疗股癣的同时,积极治疗其他部位的癣病。

2. 勤换内衣及被褥,避免将内衣与足袜一同清洗,以免增加足部真菌传至内衣几率。

3. 勤洗澡,保持阴部清洁,尽量避免使用皮质激素、抗生素及免疫抑制剂。

四、医经撷萃

1.《医宗金鉴·刺灸心法要诀·卷七·足部主病针灸要穴歌》:"血海,主治诸血疾,兼治诸疮病自轻。"

2.《针灸资生经·第三·阴汗湿痒》:"会阳,治阳气虚乏,阴汗湿。鱼际,疗阴汗。中极、阴跷、腰尻交、阴交、曲泉,主阴痒。会阴,主阴头寒。少府,主阴痒。"

3.《针灸资生经·第七·厉节风》:"举体痛痒如虫啮,搔之皮便脱作疮,灸曲池。"

4.《针灸资生经·第七·癣疥疮白癜风疣目》:"日中时灸病处影上三壮。咒曰:癣中虫,毛戎戎,若欲治,待日中。又法:八月八日日出时,令病人正当东向户长跪,平举两手,持户两边,取肩头小垂际骨解宛宛中灸,两火俱下,各三壮,若七壮,十日愈。"

附 录

经 验 方

二画

八子填精方:菟丝子、杞子、覆盆子、五味子、车前子、沙苑子、金樱子、娑罗子。

三画

三才交泰方:熟地、黄连、黄柏、天冬、肉桂、党参、灯心草、砂仁、甘草。

三花通窍方:三桠苦、槐花、黄柏、皂角刺、路路通、野葡萄根。

千荷清精方:槐花、千里光、败酱草、荷包草、野葡萄根、藤梨根、蛇莓。

千雪清精方:千荷清精方、车前草、六一散、积雪草、灯心草、六月雪、地锦草、瞿麦、生地。

飞扬止痒方(外用方):大飞扬、小飞扬、荆芥、防风、生地、苦参、蛇床子、苍术、野菊花、地肤子、石膏、滑石、甘草、白鲜皮。

四画

丹红通精方:水蛭、红景天、失笑散、丹参、桃仁、红花、穿破石、川牛膝、黄芪、牡蛎、黄精、枸杞子。

升阳还精方:黄芪、白术、党参、茯苓、枸杞子、熟地黄、当归、川芎、淡附片、肉桂、淫羊藿、仙茅、巴戟天、炙甘草。

五画

平火旺水方:玄参、黄柏、石斛、麦冬、沙参、生地、熟地、泽泻、丹皮、山栀子、芡实、地骨皮。

归芪止痒方加减:当归、黄芪、川芎、白芍、生地、熟地、防风、白蒺藜、荆芥、丹参、甘草。

六画

壮阳方(外用方):附子、蛇床子、淫羊藿、肉桂、麝香。

红莓通窍方:马鞭草、红花、蛇莓、失笑散、毛冬青、延胡索。

七画

扶正祛瘀方:黄芪、太子参、龟板、山茱萸、田七、白术、茯苓、陈皮、菟丝子、半枝莲、全蝎、泽兰、甘草。

麦红养精方:麦冬、黄芪、红景天、天冬、石斛、五味子、生地、丹皮、玄参、茜草、怀牛膝。

芪滑通窍方汤:黄芪、滑石、穿山甲、王不留行、天龙、地龙、楮实子、茯苓、车前子、菟丝子、肉苁蓉、扁豆花、甘草。

运脾利湿方:五爪龙、黄芪、白术、淮山、扁豆、薏苡仁、地肤子、萆薢、丹皮、土茯苓、甘草。

岗稔宁精方:岗稔根、茜草炭、藕节炭、大蓟、小蓟、侧柏炭、蒲黄炭、丹皮、荔枝核、莲须、白茅根。

八画

金关固精方:潼蒺藜、芡实、桑螵蛸、覆盆子、莲须、龙骨、牡蛎、淮小麦、莲子。

泽地通精方:熟地、山茱萸、淮小麦、泽泻、丹皮、炙黄芪、黄精、怀牛膝、野葡萄根、失笑散、水蛭。

九画

活血补肾方:三棱、莪术、丹参、水蛭、穿破石、桃仁、红花、川牛膝、桑螵蛸、覆盆子、益智仁、黄芪。

活血方(外用方):熟大黄、蒲黄、五灵脂、延胡索、麝香。

活血通精方:桃仁、红花、丹参、川牛膝、水蛭、穿破石、三棱、莪术、蒲黄、五灵脂。

宣志振痿方:石菖蒲、远志、柴胡、淮小麦、酸枣仁、淮山、巴戟天、丹参、白芍、白术、茯神、葫芦巴。

十画

积雪导赤方:积雪草、地锦草、车前草、灯心草、瞿麦、六一散、六月雪、生地黄。

积雪通淋方:积雪草、琥珀、荔枝草、六月雪、车前草、黛灯心、瞿麦、六一散。

消痈排毒方:皂角刺、当归尾、甘草、金银花、赤芍、乳香、没药、天花粉、陈皮、浙贝、白芷、野菊花、七叶一枝花、紫背天葵子、水牛角。

益肾升阳方:菟丝子、山茱萸、黄芪、当归、熟地、川芎、白芍、党参、白术、茯苓、淫羊藿、仙茅、巴戟天、车前子、五味子、枸杞子、覆盆子、金樱子、沙苑子、熟附子、肉桂、甘草。

通癃开闭方:川牛膝、黄芪、路路通、车前子、黄柏、肉桂、皂角刺、泽兰、知母、桔梗。

十一画

清肝解毒方:败酱草、金银花、土茯苓、丹参、苦参、淮山、黄芩、马齿苋、大青叶。

清热活血方:水蛭、野葡萄根、藤梨根、蛇莓、穿破石、川牛膝、槐花、丹参、延胡索、失笑散、甘草。

十二画

葵子利水方:冬葵子、瞿麦、土茯苓、滑石、车前子、甘草、枳实、黄芩、猪苓、川牛膝。

葡藤解毒方:野葡萄根、藤梨根、蛇莓、槐花、败酱草、蒲公英、紫花地丁、黄芪。

景天通精方:失笑散、水蛭、红景天、巴戟天、仙茅、淫羊藿、黄芪、鹿角片、沙苑子、怀牛膝、野葡萄根。

温胆涤精方:法半夏、陈皮、枳实、竹茹、白蔻仁、白背叶根、萆薢、益智仁、乌药、石菖蒲。

温肾强精方:淫羊藿、巴戟天、仙茅、肉苁蓉、黄芪、鹿角片、潼蒺藜。

温化方(外用方):细辛、延胡索、白芥子、甘遂、麝香。

滋肾育精方:熟地、山萸肉、淮小麦、泽泻、丹皮、黄芪、黄精。

十三画

暖肝温阳方:当归、枸杞子、小茴香、肉桂、乌药、沉香、茯苓、沙苑子、车前子、金樱子、淡附子、菟丝子。

解毒消疣:山慈菇、虎杖、板蓝根、野葡萄根、藤梨根、蛇莓、槐花、败酱草、蒲公英、甘草。

解郁逍遥方:柴胡、白芍、延胡索、娑罗子、荔枝核、川楝子、梅花、乌药。

主要参考书目

1. 北京中医学院.中医学基础[M].上海:上海科学技术出版社,1978.

2. 南京中医学院.针灸学[M].上海:上海科学技术出版社,1979.

3. 山东中医学院.针灸甲乙经校释[M].北京:人民卫生出版社,1980.

4. 河北医学院.灵枢经校释[M].北京:人民卫生出版社,1982.

5. 山东中医学院,河北医学院.黄帝内经素问校释[M].北京:人民卫生出版社,1982.

6. 张善忱,张登部.针灸甲乙经腧穴重辑[M].山东:山东科学技术出版社,1982.

7. 周树东.金针梅花诗钞[M].合肥:安徽科学技术出版社,1982.

8. 汪机.针灸问对[M].南京:江苏科学技术出版社,1985.

9. 李鼎.针灸学释难[M].上海:上海中医学院出版社,1986.

10. 邓铁涛.奇难杂证新编[M].广州:广东科技出版社,1989.

11. 金维新.不孕症的诊断与中医治疗[M].北京:科学技术出版社出版,1992.

12. 廖元兴,王照浩,杨秀强.性病的中西医诊治[M].四川:四川科学技术出版社,1992.

13. 戚广崇.实用中医男科手册[M].北京:知识出版社,1995.

14. 戚广崇.袖珍中医男科处方手册[M].上海:文汇出版社,2001.

15. 高武.针灸聚英[M].北京:人民卫生出版社,2006.

16. 陆瘦燕.针灸论著医案选[M].北京:人民卫生出版社,2006.

17. 伦新.单穴防病治病妙用[M].北京:人民卫生出版社,2006.

18. 图娅.针灸学笔记[M].北京:科学技术出版社,2006.

19. 王富春.实用针灸技术[M].北京:人民卫生出版社,2006.

20. 杜思敬.针灸摘英集[M].黄龙祥,黄幼民整理.北京:人民卫生出版社,2007.

21. 沈雪勇.经络腧穴学[M].2版.北京:中国中医药出版社,2007.

22. 王启才.针灸治疗学[M].2版.北京:中国中医药出版社,2007.

23. 朱震亨.丹溪心法[M].王英,竹剑平,江凌圳整理.北京:人民卫生出版社,2007.

24. 王执中.针灸资生经[M].黄龙祥,黄幼民整理.北京:人民卫生出版社,2007.

25. 魏稼,高希言.各家针灸学说[M].北京:中国中医药出版社,2007.

26. 吴富东.针灸医籍选读[M].2版.北京:中国中医药出版社,2007.

27. 张仁.针灸技法精选[M].上海:上海科学技术出版社,2008.

28. 管宏钟,张选国.针灸学笔记图解[M].北京:化学工业出版社,2009.

29. 靳瑞.针灸医籍选[M].上海:上海科学技术出版社,2009.

30. 王富春.腧穴类编[M].2版.上海:上海科学技术出版社,2009.

31. 张晋.针灸大成较释[M].北京:人民卫生出版社,2009.

32. 张智龙.针灸临床穴性类编精解[M].北京:人民卫生出版社,2009.

33. 陆德铭,陆金根.实用中医外科学[M].上海:上海科学技术出版社,2010.

34. 冷方南.中医男科临床治疗学[M].北京:人民军医出版社,2011.

35. 秦国政.中医男科学[M].北京:中国中医药出版社,2012.

36. 陈达灿,范瑞强.皮肤性病科专病中医临床诊治[M].3版.北京:人民卫生出版社,2013.

37. 陈以国,王淑娟,成泽东.针灸歌赋注释发挥[M].沈阳:辽宁科学技术出版社,2013.

38. 陈志强.男科专病中医临床诊治[M].3版.北京:人民卫生出版社,2013.

39. 王晓峰,朱积川,邓春华.中国男科疾病诊断治疗指南(2013版)[M].北京:人民卫生出版社,2013.

40. 袁少英,覃湛.古今名医临证实录丛书 男科病[M].北京:中国医药科技出版社,2013.

41. 那彦群,叶章群,孙颖浩,等.中国泌尿外科疾病诊断治疗指南手册(2014版)[M].北京:人民卫生出版社,2014.

42. 王千秋,刘全忠,徐金华.性病传播临床诊疗与防治治疗[M].上海:上海科学技术出版社2014.6.

57检